KNAUR
MENSSANA

Dr. Martin Hirte

Impfen ab 60

Hilfe bei der individuellen Impfentscheidung

KNAUR
MENSSANA

Besuchen Sie uns im Internet:
www.mens-sana.de

MIX
Papier | Fördert gute Waldnutzung
FSC® C014496

Originalausgabe Februar 2025

Ein Imprint der Verlagsgruppe
Droemer Knaur GmbH & Co. KG, München
Maria-Luiko-Straße 54, 80636 München

Redaktion: Ralf Lay
Covergestaltung: ZERO Werbeagentur, München
Satz und Layout: Adobe InDesign im Verlag
Druck und Bindung: GGP Media GmbH, Pößneck
ISBN 978-3-426-56036-5

Kontaktadresse nach
EU-Produktsicherheitsverordnung:
produktsicherheit@droemer-knaur.de

2 4 5 3 1

Inhalt

Einleitung: Glück und Gesundheit im Alter

Wenn Sie dieses Buch lesen, so gehören Sie wohl zu den Menschen, die sich fragen, welchen Empfehlungen der präventiven Medizin man Vertrauen schenken kann. Viele der im Alter empfohlenen oder angepriesenen Maßnahmen – von Krebsfrüherkennung über regelmäßige »Check-ups« und die Einnahme von Cholesterinsenkern bis hin zu Impfungen – mögen zwar einen gewissen Nutzen haben, aber etwaige Nachteile und Risiken werden selten kommuniziert. Letztlich entscheidend ist die Frage: Verbessert sich dadurch meine Lebensqualität, lebe ich dadurch länger? Die Antwort fällt, wie ich am Beispiel der Impfempfehlungen zeigen werde, nicht immer eindeutig aus.

Insgesamt hat sich die körperliche Gesundheit der älteren Generation in den letzten Jahrzehnten deutlich verbessert. Die Menschen arbeiten weniger hart als früher, leben gesünder, sind fitter und fühlen sich jünger. Das Gefühl, alt zu werden, verschiebt sich alle vier bis fünf Jahre um ein Jahr nach hinten, und heutige 64-Jährige haben das subjektive Empfinden, dass das Altsein im Schnitt erst mit 75 Jahren beginnt (Wettstein 2024).

Die Lebenserwartung stieg seit den 1950er-Jahren bei Männern von 65 auf 78 Jahre und bei Frauen von 68 auf 83 Jahre. Selbst 85-Jährige haben heute noch eine Lebenserwartung von fünf bis sechs Jahren. Da demgegenüber die Geburtenrate sinkt, wächst der Anteil der über 65-Jährigen an der Bevölkerung stetig. Lag er 1950 noch bei 10 Prozent, beträgt er seit den 2020er-Jahren deutlich über 20 Prozent.

Entgegen der allgemeinen Vorstellung leben die meisten alten Menschen zu Hause, und viele können sich noch selbst versorgen. Nur 4 Prozent der über 65-Jährigen und 16 Prozent der über 85-Jährigen werden in Alten- oder Pflegeheimen betreut.

Alterung ist aus wissenschaftlicher Sicht kein von der Natur »geplantes« oder programmiertes Phänomen, sondern eine Begleiterscheinung der versiegenden Fortpflanzungsfähigkeit: »Es besteht kein evolutionärer Druck mehr, das weitere Überleben des

Organismus zu sichern« (MPI 2024). Schäden an Erbsubstanz, Zellen und Geweben häufen sich und werden nicht mehr komplett repariert, die Blutgefäße verkalken, die Entgiftungsfunktion von Nieren und Leber lässt nach. Es stellt sich das eine oder andere »Zipperlein« ein, meist Beschwerden im Bewegungsapparat und manchmal auch eine chronische Krankheit, die nicht mehr heilbar ist.

Alt werden ist also ein allmählicher Prozess. Es wird jedoch im Zusammenhang mit biografischen Ereignissen – Eintritt in den Ruhestand, Geburt von Enkelkindern, Todesfälle im Freundeskreis – oft als plötzlicher Umbruch wahrgenommen. Bei solchen Anlässen fällt vielleicht auf, dass der Gleichgewichtssinn nicht mehr so gut funktioniert oder dass das Kurzzeitgedächtnis nicht mehr so zuverlässig ist wie früher. Hinzu kommt ein allmähliches Nachlassen der Sehkraft, der körperlichen Fitness, der Energie und der Beweglichkeit. Auch wird es mühsamer, mit den immer rascheren technischen und gesellschaftlichen Veränderungen Schritt zu halten.

Im Alter werden die Menschen ängstlicher, vorsichtiger und langsamer. Sie fühlen sich verletzlicher. Dieses Gefühl wird verstärkt durch unsere von ökonomischen Interessen dominierte Gesellschaft, die alten Menschen den Verlust von Leistungsfähigkeit ankreidet und das Rentenniveau niedrig hält, um die Rentenkassen und die Wirtschaft zu schonen. Die Lebensqualität im Alter hängt jedoch nicht zuletzt von der finanziellen Sicherheit und dem Lebensstandard ab. Deutschland nimmt im europäischen Rentenvergleich einen der hintersten Plätze ein. 60 Prozent der Rentner müssen mit weniger als 900 Euro im Monat auskommen und knapp 20 Prozent gelten als armutsgefährdet, mehrheitlich Frauen. Es ist daher kein Wunder, dass zwei Drittel der jüngeren Deutschen befürchten, im Alter arm zu sein (Dlf 2024).

Dies widerspricht eklatant dem Ideal einer humanen Gesellschaft, in der jeder Mensch respektiert wird und seinen Platz hat. Die französische Philosophin Simone de Beauvoir stellt in ihrem Buch *Das Alter* die Frage: »Wie müsste eine Gesellschaft beschaffen sein, damit ein Mensch auch im Alter ein Mensch bleiben kann?

Die Antwort ist einfach: Er muss immer schon als Mensch behandelt worden sein.« (Beauvoir 1970)
Die meisten älteren Menschen sind trotz ihrer bescheidenen Mittel mit ihrem Leben zufrieden. Viele gehen relativ gesund in Rente und haben nun Zeit für Dinge, die sie bisher aufgeschoben haben. Sie kümmern sich um Familienangehörige, meist um ihre Enkelkinder, oder finden Erfüllung in zivilgesellschaftlichem Engagement. So geben sie Erfahrung und Wissen an die nächsten Generationen weiter.
Es ist gut belegt, dass im Alter zwar manche kognitiven Funktionen schwinden, aber andere Qualitäten zunehmen: Selbstreflexion, Selbstbeherrschung, Spiritualität sowie die Fähigkeit, verschiedene Blickwinkel einzunehmen, Kompromisse zuzulassen und Grenzen des Wissens anzuerkennen – alles Eigenschaften, die als »Altersweisheit« bezeichnet werden. Sie sind weitgehend unabhängig von Intelligenz, Bildung oder sozioökonomischem Status und tragen viel zu Glück und Gesundheit im Alter bei (MDR 2021).

Von Platon überliefert ist der Ausspruch des Sokrates: »Beginnt doch das Auge des Geistes erst dann scharfblickend zu werden, wenn das des Leibes seine Schärfe zu verlieren anfängt.« (Platon 1885)

Der Weisheitsforscher Igor Grossmann empfiehlt, ältere Menschen mit sozialen Schlüsselrollen zu betrauen, in denen es um juristische Entscheidungen, psychosoziale Beratung und Ausgleich zwischen Gruppen geht (Grossmann 2010). Der Philosoph Wolfgang Thorwart sieht in alten Menschen mögliche Träger gesellschaftlicher Veränderungen, denn sie haben das Privileg, nichts mehr verlieren zu können. »Nur die Radikalität des Alters kann uns retten.« (Thorwart 2017)
Mit fortschreitendem Alter spielt der Gedanke, wie viel Zeit eigentlich noch bleibt, eine immer größere Rolle. Was kann man für ein erfülltes Leben noch verändern, welches Versäumte kann man noch nachholen? Wem muss man verzeihen, bei wem muss man um Verzeihung bitten, wen muss man noch einmal umarmen? Wie soll man »die letzten Dinge« regeln?

Die abschließende Aufgabe im Leben ist die geistige und emotionale Vorbereitung auf das Sterben und den Tod. Wem es gelingt, eine Spiritualität zu entwickeln, die über den Tod hinausweist, der hat Trost gefunden und kann leichter Abschied nehmen. Der Regisseur Christoph Schlingensief schrieb kurz vor seinem Tod: »Eigentlich geht es um das Glück, geliebt zu werden und an einen Ort zu gehen, an dem man sich geborgen fühlt.« (Dlf 2020)

Was Sie über Impfungen wissen müssen

Das Immunsystem im Alter

Die Verletzlichkeit alter Menschen zeigt sich auch in der nachlassenden Leistungsfähigkeit des Immunsystems – im ärztlichen Jargon spricht man von »Immunseneszenz« (Großkopf und Simm 2022). Das Gedächtnis des Immunsystems für Infekte, die sich während des Lebens ereignet haben, bleibt zwar auch im Alter weitgehend erhalten. Betroffen von der Alterung ist aber das unspezifische adaptive Immunsystem, das die Abwehr gegen neue Erreger arrangiert. Die Thymusdrüse, in der die T-Lymphozyten ausreifen, die zuständig für die zelluläre Abwehr sind, stellt nach und nach ihren Dienst ein. Dadurch sinkt die Zahl neu gebildeter T-Lymphozyten. Im Knochenmark wird durch die Ausbreitung von Fettgewebe der Platz knapp für die Reifung der B-Lymphozyten, die für die Produktion von Antikörpern zuständig sind. Auch die Fähigkeit, Fieber zu bilden und damit Abwehrvorgänge zu unterstützen, lässt im Alter nach.

Das Ergebnis ist eine erhöhte Anfälligkeit für Infektionskrankheiten und ein längerer und unter Umständen komplizierterer Verlauf. So erkranken alte Menschen oft schwerer an Grippe oder COVID-19 und ziehen sich eher eine Lungenentzündung, einen Harnwegsinfekt oder eine Blutvergiftung (Sepsis) zu. Das alternde Immunsystem reagiert auch schlechter auf Impfungen, was deren Wirkung unsicherer macht.

Eine weitere Alterungsfolge – möglicherweise der Versuch des Organismus, den Verlust an Abwehrzellen zu kompensieren – ist die vermehrte Ausschüttung von entzündungsfördernden Botenstoffen (Zytokinen). Dadurch kann sich eine chronische niedriggradige Entzündung einstellen, das sogenannte »Inflammaging«. Es begünstigt die Entstehung von Altersdiabetes, kardiovaskulären Erkrankungen, chronisch-obstruktiver Lungenerkrankung (COPD), Rheuma und Krebs und fördert insgesamt die Altersgebrechlichkeit.

Das Immunsystem behält jedoch auch im Alter eine gewisse Lernfähigkeit, und manche Abwehr- und Gedächtniszellen sind sogar effektiver als bei jüngeren Menschen (Zöphel 2022). Wer daher auf seine Gesundheit achtet, kann ein leistungsfähigeres Immunsystem haben als jüngere Menschen, die ein stressiges Leben haben, rauchen oder regelmäßig Alkohol trinken. Ältere Menschen, die in den Jahren vor der Coronapandemie einen gesunden Lebensstil pflegten, hatten ein wesentlich geringeres Risiko für Komplikationen, Krankenhausaufenthalt oder Tod durch COVID-19 (Wang 2024).

Die Fähigkeit des Immunsystems, Krankheitserreger abzuwehren und Gesundheit zu erhalten, hat viel mit dem Lebensstil zu tun.

Auch die meisten chronischen Krankheiten sind durch die Lebensweise mitbedingt. Eine wichtige Aufgabe von uns Ärzten besteht daher darin, die Menschen zu einem gesunden Lebensstil zu befähigen:

- gesunde, ausgewogene Ernährung,
- tägliche Bewegung wie Spazierengehen, Radfahren oder Schwimmen,
- Ruhephasen, Stressvermeidung und ausreichender Schlaf,
- Vermeiden von Risikofaktoren wie Über- oder Untergewicht, Rauchen und Alkohol,
- Pflege von familiären und freundschaftlichen Beziehungen, in denen man miteinander spricht, sich berührt, in den Arm nimmt.

Medikation im Alter

Mit der Lebenserwartung steigt auch die Zahl der Menschen, die an einer chronischen Krankheit leiden, etwa Bluthochdruck, Arteriosklerose, Herzschwäche, Diabetes, Arthrose, Depressionen, Demenz oder Krebs. Die vielen Millionen alter Menschen bilden einen bedeutenden und immer weiter wachsenden Absatzmarkt für die Pharmaindustrie.

Im Schnitt nehmen 60- bis 70-Jährige heute täglich acht bis neun Medikamente ein – mit unüberschaubaren Wechsel- und Nebenwirkungen. Bei Hochbetagten sind es oft sogar zehn oder mehr Arzneien (ÄZ 2018). Experten beklagen die hohe Zahl ärztlicher Fehlverordnungen bei älteren Menschen. Die Mehrzahl der 80-Jährigen leidet an mindestens einem anhaltenden Begleitsymptom: Jede zehnte Krankenhausaufnahme hängt mit Arzneimittelnebenwirkungen zusammen (Dlf 2019a).
Oft werden beispielsweise starke Schmerzmittel, Psychopharmaka oder Anti-Parkinson-Mittel verschrieben, die das Denkvermögen, die Kommunikation, die Orientierung und den Gleichgewichtssinn beeinträchtigen und dadurch Unfälle und Knochenbrüche begünstigen. Psychopharmaka und die häufig verschriebenen Magensäureblocker steigern das Risiko, an einer Pneumonie zu erkranken. Die länger dauernde Einnahme von Schmerzmitteln wie Ibuprofen kann zum Herzinfarkt und zu Magenblutungen führen (Nau 2021).
Verschreibungspflichtige Medikamente gehören heute zu den häufigsten Todesursachen (Gøtzsche 2024). Gerade alte Menschen brauchen daher Ärzte, die vorsichtig und kritisch bei der Verordnung medizinischer Maßnahmen sind. Vielen alten Menschen geht es mit weniger Medikamenten deutlich besser. Für Ärzte gibt es Verzeichnisse mit Medikamenten, die bei älteren Menschen vermieden (PRISCUS-Liste) oder vorrangig verordnet werden sollten (FORTA-Liste).
Für ältere Menschen werden auch immer mehr Impfungen empfohlen, ohne dass Nutzen und Risiken in jedem Fall ausreichend abgewogen oder kommuniziert werden. Deutschland und Österreich sind bei diesen Empfehlungen in Europa international Spitzenreiter.
Mit den neuartigen mRNA-Impfstoffen gegen COVID-19 hat die Entwicklung weiter Fahrt aufgenommen. Die Hersteller arbeiten an mRNA-Impfstoffen gegen zahlreiche weitere Krankheiten und auch gegen Krebs und haben schon mal die personelle Aufstockung der STIKO gefordert (Montag 2024). In absehbarer Zukunft ist mit einer starken Zunahme der Impfempfehlungen für Senioren zu rechnen. Die Impfbereitschaft soll durch Strategien der Ge-

sundheitskommunikation gesteigert werden – auf Neudeutsch »Nudging« (Montag 2024).

Der Nutzen von Impfungen

Das Konzept des Impfens ist bestechend: der Schutz vor schweren Krankheiten durch einen wenig belastenden medizinischen Eingriff. Es werden abgeschwächte oder abgetötete Erreger, manchmal auch nur Teile von Erregern oder ihre entgifteten Giftstoffe in den Muskel gespritzt, was dazu führt, dass das Abwehrsystem mit der Bildung von Antikörpern und teilweise auch Abwehrzellen reagiert. Dadurch entsteht eine mehr oder weniger ausgeprägte Immunität gegen den jeweiligen Krankheitserreger.

Impfkampagnen haben einem Teil der schweren Infektionskrankheiten die Zähne gezogen. Sie haben mit dazu beigetragen, dass die Pocken verschwunden sind und Diphtherie, Polio oder Masern nur noch in wenigen Ländern der Welt eine ernst zu nehmende Rolle spielen. Auch Tetanus ist überall dort, wo dagegen geimpft wird, extrem selten geworden. Als effektiv haben sich weiterhin Impfstoffe gegen Erkrankungen erwiesen, die nur in bestimmten Regionen auftreten, wie FSME (Zeckenenzephalitis), Gelbfieber, Hepatitis A oder die Japanische Enzephalitis.

Impfungen funktionieren allerdings nicht immer so, wie gewünscht:

- Manche Impfstoffe haben eine sehr kurze Wirkdauer (zum Beispiel Keuchhusten, COVID-19).
- Manche erzeugen zwar Antikörper im Blut, aber kaum auf der Schleimhaut (zum Beispiel Keuchhusten, Influenza, COVID-19, RSV).
- Manche wirken nur gegen bestimmte Untergruppen eines Erregers, was ihre Wirksamkeit einschränkt (zum Beispiel Pneumokokken, Influenza, COVID-19).
- Manche haben ein besonders hohes Risiko von Nebenwirkungen (zum Beispiel Herpes Zoster, FSME, COVID-19).

Dadurch ist das Verhältnis zwischen Nutzen und Risiko einer Impfung nicht immer eindeutig positiv, und es fehlen Studien zu der Frage, welche Impfungen wirklich zu einer besseren Lebensqualität oder einem längeren Leben führen. Ein wichtiger Aspekt der Impfentscheidung bleibt die individuelle Risikoeinschätzung durch die Betroffenen selbst.
Gegen die verheerenden Infektionskrankheiten Malaria, Tuberkulose und HIV, von denen vor allem Menschen in den ärmeren Ländern betroffen sind, gibt es bisher keine wirksamen Impfstoffe.

Die Geschichte des Impfens

Bereits um das Jahr 1000 n. Chr. hatte man in China herausgefunden, dass man nach überstandenen Pocken immun gegen die Erkrankung war. So wurden Kleinkinder künstlich mit Pocken infiziert, um sie im späteren Leben vor erneuter Ansteckung zu schützen. Die mit dieser Methode verbundenen hohen Risiken erschienen bei der damals sehr hohen Kindersterblichkeit erträglich.
Schriften aus dem 18. Jahrhundert belegen, dass diese Art Impfung auch in der arabischen Medizin bekannt war. Die Methode breitete sich nach Europa aus. Man ging dazu über, Pockenimpfstoff von besonders milden Pockenfällen zu isolieren, um möglichst wenig Schaden anzurichten (Variolation). Der Erfolg war jedoch gering, die Nebenwirkungen waren oft schwerwiegend.
Am 14. Mai 1796 führte der englische Wundarzt Dr. Edward Jenner (1749–1823) an einem Jungen die erste Pockenimpfung durch, die aus dem Inhalt einer Kuhpockenpustel hergestellt war. Jenner hatte beobachtet, dass Menschen, die sich bei Kühen infiziert hatten, den Pocken gegenüber resistent waren. Sechs Wochen nach der Impfung des Jungen infizierte er ihn mit echten Pocken – ein Versuch, der heute vor keiner Ethikkommission Bestand hätte – und hatte offensichtlich Immunität erzielt, denn der Junge erkrankte nicht.
Die Pockenimpfung blieb zunächst umstritten, denn der Impfstoff

war nicht standardisiert und hatte nur eine geringe Schutzwirkung (erst der im 20. Jahrhundert eingeführte gefriergetrocknete Impfstoff zeigte bessere Impferfolge). Da die Pockenerkrankung jedoch weiterhin grassierte und Zigtausende von Menschenleben forderte, wurde ab Anfang des 19. Jahrhunderts in den westlichen Ländern nach und nach die Pockenimpfung eingeführt.
Am 8. April 1874 erklärte die deutsche Regierung durch das Reichsimpfgesetz die Pockenschutzimpfung zur Pflichtimpfung. Gleichzeitig wurde die Entschädigung für Bürger garantiert, die durch die Impfung gesundheitlich beeinträchtigt wurden. Einer von 16 000 erlitt nämlich schwere Nebenwirkungen, vor allem die gefürchtete Impfenzephalitis mit Todesfolge oder schwerer körperlicher und geistiger Behinderung (ÄZ 2005).
Ende des 19. Jahrhunderts wurde aufgrund der Arbeiten des französischen Chemikers und Physikers Louis Pasteur (1822–1895), der Mikroben als Ursache von Krankheiten identifiziert hatte, die Entwicklung von Impfstoffen vorangetrieben. Er hatte unter anderem die Erreger der Geflügelcholera untersucht und dabei entdeckt, dass Erreger, die mehrere Wochen im Labor »vergessen« worden waren, abgeschwächt waren und nicht mehr krank machten. Die damit infizierten Hühner waren sogar vor einer späteren Choleraerkrankung geschützt. Pasteur entwickelte immunologische Modelle zur Funktion von Impfungen und erste Verfahren zur Impfstoffherstellung. Er schuf in Anlehnung an die Kuhpocken auch den Begriff »Vakzination« (vom lateinischen Wort *vacca* [»Kuh«]) für die Impfung mit lebenden oder toten Erregern. Das deutsche Wort »Impfung« stammt aus dem Gartenbau und leitet sich vom lateinischen *imputare* und griechischen *emphyteúein* ab, was »einpflanzen, pfropfen« bedeutet.
Die zunächst entwickelten Impfstoffe waren gegen die großen Seuchen gerichtet: Pocken (1798), Tollwut (1885), Pest (1897), Diphtherie (1925), Tuberkulose (1927), Wundstarrkrampf (1927) und Gelbfieber (1937). Bereits 1926 gab es auch erste Versuche mit einer Keuchhustenimpfung.
Die damaligen Impfstoffe waren nach heutigen Kriterien schlecht gereinigt und hatten sehr viele Nebenwirkungen. Bis zum Zweiten Weltkrieg waren Impfungen zudem nur für die bessergestellten

Bevölkerungsteile in den westlichen Industrieländern erschwinglich. Die Erkrankungszahlen etwa an Tetanus gingen daher kaum zurück. Erst nach dem Zweiten Weltkrieg konnten aufgrund der wissenschaftlichen Fortschritte weitere Impfstoffe, nun auch gegen andere Viruserkrankungen, entwickelt werden: Kinderlähmung (Totimpfstoff 1955, Lebendimpfstoff 1962), Masern (1964), Mumps (1967), Röteln (1970) und Hepatitis B (1981).

In den Fünfziger- und Sechzigerjahren wurden die ersten großflächigen Impfkampagnen gestartet: In Europa und den USA wurde die Polio-Schluckimpfung in allen Bevölkerungsschichten propagiert (»Schluckimpfung ist süß – Kinderlähmung ist grausam«), was zu einem dramatischen Rückgang der Erkrankungszahlen führte.

Ab 1967 unternahm die Weltgesundheitsorganisation WHO erstmalig den Versuch, eine Krankheit weltweit auszurotten: die Pocken. Überall wurde die Pockenimpfung verpflichtend, unter ständiger Überwachung von Durchimpfungs- und Erkrankungszahlen. Letztlich brachte jedoch erst die konsequente Isolierung der Erkrankten und ihrer Kontaktpersonen den Durchbruch. Im Jahr 1980 erklärte die WHO die Erde als pockenfrei, 1982 wurde in Deutschland die Impfpflicht gegen Pocken aufgehoben.

Ab dem Jahr 1974 startete die WHO weitere weltweite Impfprogramme, die »Expanded programs on immunization«. Bis dahin waren weniger als 5 Prozent der Kinder in den ärmeren Ländern der Welt geimpft worden. Nun sollten die Kinder in allen Ländern der Welt gegen Tuberkulose, Diphtherie, Tetanus, Keuchhusten, Kinderlähmung und Masern immunisiert werden. Seit den Neunzigerjahren kamen dazu noch die Impfungen gegen Hepatitis A und B, Pneumokokken, Meningokokken, Hib, Mumps, Röteln, Windpocken, Rotaviren und in betroffenen Ländern die Impfung gegen Gelbfieber.

Ein großer Erfolg dieser Impfprogramme war das Verschwinden der Kinderlähmung in der westlichen Hemisphäre in den 1990er-Jahren. Die Krankheit kommt heute nur noch in Afghanistan und Pakistan vor, mit wenigen gemeldeten Fällen. Auch der Rückgang weiterer Erkrankungen wie Diphtherie, Hib, Masern und Röteln ist in erster Linie auf die Impfungen gegen diese

Krankheiten zurückzuführen. Beflügelt durch diese Erfolge hat sich die WHO die Ausrottung von Polio, Masern und Hepatitis B zum Ziel gesetzt.
Die Gefährlichkeit der meisten Infektionskrankheiten, ablesbar an den Todesfallstatistiken, war allerdings in vielen Ländern schon vor Beginn der großen Impfprogramme rückläufig. Hierzu trug vor allem der steigende Lebensstandard bei: bessere Wohnverhältnisse, bessere Ernährung, sauberes Trinkwasser.
Todesfälle durch klassische Seuchen wie Diphtherie oder Masern sind in den reichen Ländern heute eine extreme Rarität. Der Großteil der Infektionskrankheiten hat für den Einzelnen kaum noch eine Bedeutung.

Die Herstellung und Zusammensetzung von Impfstoffen

Totimpfstoffe

Um Impfimmunität zu erzielen, wird der Organismus gezielt mit bestimmten Antigenen konfrontiert. Sie bestehen aus abgetöteten Viren (FSME, Grippe, Tollwut), aus Proteinen von Krankheitserregern (Keuchhusten, Pneumokokken, Herpes Zoster, Hepatitis B) oder aus entgifteten Giftstoffen von Bakterien (Tetanus, Diphtherie).
Ein neueres Prinzip sind die genetischen Impfstoffe, die während der Coronapandemie entwickelt wurden. Sie lösen in den Zellen des Empfängers die Produktion des erwünschten Impfantigens aus.
Alle Impfstoffe für Erwachsene außer dem Reiseimpfstoff gegen Gelbfieber sind Totimpfstoffe, enthalten keine vermehrungsfähigen Erreger und werden mit einer Spritze intramuskulär verabreicht.
Die Erreger werden auf Kulturmedien unterschiedlicher Herkunft angezüchtet, etwa in Hühnerei (Grippevirus) oder Hühnerzellen

(FSME, Tollwutvirus), und dann mit Chemikalien abgetötet beziehungsweise »inaktiviert«. Manche Impfantigene werden ebenso wie die mRNA-Impfstoffe gentechnisch in Hefe- oder Bakterienkulturen hergestellt (Hepatitis B, Pneumokokken, Herpes Zoster). Trotz ausgefeilter Filtrationsverfahren lassen sich nicht alle Stoffe, die bei der Produktion eine Rolle spielen, komplett entfernen. Impfstoffe enthalten Bestandteile aus den Kulturen, etwa Proteine von Hühnerei, Hühnerembryonen oder Hefen. In manchen Impfstoffen finden sich auch Spuren von Formaldehyd oder Antibiotika. Dies kann in seltenen Fällen allergische Reaktionen hervorrufen. Besonders kritisch sind DNA-Verunreinigungen etwa in HPV- oder mRNA-Impfstoffen.

In Impfstoffen, die nur ein schmales Spektrum von Antigenen enthalten, werden Hilfsstoffe (Adjuvanzien) wie Aluminiumhydroxid zur Verstärkung der Wirkung eingesetzt, etwa in denen gegen Tetanus, Diphtherie, Keuchhusten, Hepatitis B, Pneumokokken und FSME. Die toxische Wirkung dieser Substanzen ist erst wenig erforscht. Aluminiumsalze werden nach einer Impfung in geringen Mengen im Nervengewebe abgelagert, wo sie oxidativen Stress verursachen können (Gherardi 2019, Ćirović 2021). Im Immunsystem können sie die Funktion von Zellen stören, die das Zusammenspiel des Abwehrsystems steuern (Glanz 2015, Terhune 2018). Nicht zuletzt können sie auch körpereigene Proteine als Feind »markieren«, wenn diese ähnliche Strukturen aufweisen wie das Impfeiweiß. Der britische Chemiker Christopher Exley, der seit Jahren die Wirkung von Aluminium erforscht und als »Aluminiumpapst« gilt, spricht von einer Wirkung als »indirektem Adjuvans« (Exley 2010). Bei genetischer Disposition können dadurch entzündliche Immunreaktionen und Autoimmunerkrankungen ausgelöst werden (Shoenfeld 2011, Esposito 2014).

Die WHO schreibt in ihren Leitlinien zur klinischen Bewertung von Impfstoffen:

> »Während die meisten impfstoffbedingten Nebenwirkungen innerhalb von 1 bis 2 Wochen nach einer Dosis auftreten, besteht der begründete Verdacht, dass Krankheiten, die erst viele Monate nach der letzten Dosis auftreten, mit einer früheren Impfung in Zusammenhang stehen

könnten. Beispielsweise besteht bei einigen starken Adjuvanzien die hypothetische Sorge, dass die Häufigkeit von Autoimmunerkrankungen in genetisch prädisponierten Subpopulationen zunehmen könnte.« (WHO 2017)

Das *Paul-Ehrlich-Institut* spricht von einem »begrenzt bleibenden Wissensstand«. Man könne Adjuvanzien nicht generell zulassen, sondern müsse ihre Sicherheit immer zusammen mit dem jeweiligen Impfstoff beurteilen (PEI 2019). Dies entbindet jedoch nicht von der Notwendigkeit, die Sicherheit der Adjuvanzien selbst eingehend zu untersuchen, denn jedes hat sein eigenes Nebenwirkungsprofil bis hin zu toxischen und autoimmunen Effekten (Doshi 2020).

mRNA-Impfstoffe

Mit der Coronapandemie wurde das Zeitalter der genetischen Impfstoffe eingeläutet. Sie bestehen nicht wie herkömmliche Impfstoffe aus einem Antigen, gegen das der Körper Antikörper bilden soll, sondern aus gentechnisch hergestellten Botenstoffen (messenger-RNA, mRNA), die den Bauplan für die Produktion von Antigen enthalten.

Bei einer Impfung werden Milliarden dieser mRNA-Moleküle, verpackt in Fett-Nanopartikel (LNP), in den Muskel gespritzt. Sie dringen in die Zellen von Muskeln, Lymphknoten, Blutgefäßen oder Körperorganen ein und geben dort das Signal zur Produktion von Impfantigen, im Fall von SARS-CoV-2 zur Produktion von dessen Spikeprotein. Körperzellen geimpfter Menschen werden praktisch zu winzigen Impfstofffabriken umfunktioniert.

Das Spikeprotein wird anschließend aus den Zellen geschleust und löst eine Abwehrreaktion aus, bei der die gekaperten Zellen von Killerzellen zerstört werden. Die Struktur des Spikeproteins wird nun an Abwehrzellen übermittelt, die Antikörper gegen das Spikeprotein bilden. Sie zirkulieren im Blut und können bei einer neuerlichen Infektion die Viren markieren und Abwehrvorgänge einleiten.

Die Theorie ist faszinierend, doch bei der praktischen Anwendung der COVID-19-Impfstoffe haben sich große Probleme ergeben.

Die Aktivität und die Verteilung der mRNA-Partikel im menschlichen Körper sind nicht unter Kontrolle. Im Herstellungsprozess werden die mRNA chemisch verändert, um sie vor der Körperabwehr zu schützen. Sie sind dadurch langlebig und bleiben nicht wie ursprünglich behauptet an der Injektionsstelle. Impf-Nanopartikel sind noch Wochen nach der Impfung im Blut oder in Lymphknoten nachweisbar und gelangen auch in Organe wie Leber, Milz, Herz, Lunge, Gehirn sowie Eierstöcke und Hoden (Merchant 2021, Röltgen 2022).

Durch die Massenproduktion der mRNA-Impfstoffe sind Reinheit und gleichbleibende Qualität nicht garantiert. Ein Teil der mRNA-Partikel ist fehlgebildet oder verkürzt (Tinari 2021, BMJ 2021, BZ 2022). Dadurch kommt es zu Fehlablesungen und zur massenhaften Produktion unerwünschter Proteine. Dies könnte für einen Teil der zahlreichen Nebenwirkungen verantwortlich sein (Focus 2022).

Besonders besorgniserregend ist die erhebliche Verunreinigung der mRNA-Impfstoffe mit DNA-Strängen, die sich in das menschliche Erbgut einfügen können (Demasi 2023). Mögliche Folgen sind Autoimmunangriffe auf betroffene Gewebe und das zumindest theoretische Risiko von Krebserkrankungen.

mRNA-Impfstoffe haben deutlich mehr Nebenwirkungen als konventionelle Impfstoffe, darunter auch schwere Komplikationen wie Thrombosen, Lähmungserkrankungen, Herzmuskelentzündungen und schwer fassbare Autoimmunreaktionen. Bis dato fehlen verlässliche Sicherheitsuntersuchungen. Aufgrund des enormen Zeitdrucks bei der Entwicklung wurden weder Studien zur Verteilung und zum Abbau im Körper durchgeführt noch Langzeitstudien zum Ausschluss von Auswirkungen etwa auf die Fruchtbarkeit oder die Entstehung von Krebs.

Die mRNA-Impfstoffe haben ein schlechtes Nutzen-Risiko-Verhältnis. Sie sind unausgereift und riskant.

Ungeachtet der unkontrollierbaren Risiken sind eine Reihe von mRNA-Impfstoffen in Entwicklung, etwa gegen Krankheiten wie RSV (respiratorisches Synzytial-Virus), Influenza, Zytomegalie, Herpes Zoster, Epstein-Barr-Virus, Borreliose, HIV und andere Coronaviren.

Die Zulassung von Impfstoffen

In Deutschland werden Impfstoffe durch das Bundesinstitut für Impfstoffe und biomedizinische Arzneimittel *Paul-Ehrlich-Institut* zugelassen, geprüft und für den Handel freigegeben. Die Finanzierung dieser Einrichtung erfolgt aus Steuermitteln.

In Österreich wird die Zulassung durch das Bundesamt für Sicherheit im Gesundheitswesen *(BASG/AGES Medizinmarktaufsicht)* erteilt. Sie finanziert sich hauptsächlich über Gebühren der Pharmaunternehmen für Zulassungs- oder Änderungsanträge.

Auch die Schweizerische Zulassungs- und Aufsichtsbehörde für Heilmittel *Swissmedic* finanziert sich zu vier Fünfteln über Gebühren der Antragsteller und über eine Umsatzbeteiligung an den von ihr zugelassenen Medikamenten.

Auf Ebene der Europäischen Union ist die *EMA (European Medicines Agency)* zuständig für die Impfstoffzulassung. Zwingend vorgeschrieben ist die europäische Zulassung für Impfstoffe, die gentechnologisch hergestellt sind. Auch die *EMA* finanziert sich über Gebühren der Antragsteller. Pikanterweise war Emer Cooke, die Präsidentin der *EMA*, jahrelang Lobbyistin der größten europäischen Pharmaorganisation *EFPIA*.

In vielen westlichen Ländern erwirtschaften die Zulassungsbehörden einen Großteil ihres Budgets durch Gebühren, die sie von der pharmazeutischen Industrie erhalten: in den USA 65 Prozent, in Europa 89 Prozent und in Australien 96 Prozent. Zusätzliche Einnahmen werden durch »beschleunigte Zulassungsverfahren« generiert, die in Europa inzwischen 50 Prozent aller Neuzulassungen ausmachen.

Behörden, die sich über Gebühren der Antragsteller finanzieren, stehen in einem erheblichen Interessenkonflikt, denn sie werden von denselben Firmen alimentiert, deren Produkte sie beurteilen sollen. Viele Zulassungsbehörden arbeiten quasi als Dienstleistungsbetriebe für die Pharmaindustrie. Die Industrienähe der Behörden hat auch einen »Drehtüreffekt« zur Folge: Nach der Pensionierung arbeiten viele Beamte für die gleichen Unternehmen, die sie vorher reguliert und vermutlich geschont haben (Demasi 2022). Die Zulassungen der COVID-19-Impfstoffe in den Jahren 2020 bis 2022 waren der Gipfel der Fahrlässigkeit. Die Politik hatte massiven Druck auf die EMA ausgeübt (n-tv 2020). Sicherheit und Wirksamkeit der Impfstoffe waren in keiner Weise ausreichend untersucht, und es dauerte Monate, bis sich die Öffentlichkeit ein Bild vom geringen Nutzen und der schlechten Verträglichkeit der Impfstoffe machen konnte.

Transparency International kritisierte das Fehlen verbindlicher Richtlinien und Vorschriften für die Veröffentlichung klinischer Studienergebnisse. So seien bei den zwanzig wichtigsten Impfstoffen gegen SARS-CoV-2 nur die Hälfte der klinischen Studien und nur 7 Prozent der Verträge veröffentlicht worden. Für 88 Prozent der registrierten Studien hätten keine öffentlich zugänglichen Protokolle vorgelegen, was bedeutet, dass wichtige Details unbekannt blieben (TI 2021).

Im Grunde müssen die Behörden gesetzlich verpflichtet werden, in erster Linie den Interessen der Verbraucher und nicht denen der Pharmafirmen oder der Politik zu dienen. Nur restriktive und transparente Zulassungsbedingungen schützen die Verbraucher vor den massiven kommerziellen Interessen der Pharmaindustrie. Die Überwachung von Arzneimitteln und Impfstoffen nach der Zulassung *(postmarketing surveillance)* sollte einer Behörde übertragen werden, die vom Gesundheitsministerium unabhängig ist, mit der Zulassung nichts zu tun hat und somit nicht unter dem Druck steht, ihre eigenen Entscheidungen zu rechtfertigen.

Impfempfehlungen werden von der breiten Bevölkerung nur dann akzeptiert, wenn bei den Behörden die Bereitschaft erkennbar ist, Antworten auf die vielen ungelösten Fragen rund um die Anwendung von Impfstoffen zu finden. Solange immer nur von »Impfmüdigkeit« die Rede ist, fehlt dazu offensichtlich der Wille. Gerade die Debatte um die Impfpflicht und die Diffamierung und Ausgrenzung der Ungeimpften während der Coronapandemie hat dem Vertrauen in das Impfwesen immensen Schaden zugefügt.

Die deutsche Impfkommission STIKO

In Deutschland waren die Impfempfehlungen ursprünglich Sache der Bundesländer, wodurch die Impfpläne innerhalb der Bundesrepublik sehr unterschiedlich ausfielen. Das Bundesseuchengesetz legte 1961 jedoch eine Entschädigungspflicht der Bundesländer für Impfschäden durch öffentlich empfohlene Impfungen fest. Die Länder sahen sich somit genötigt, ihre Empfehlungen besser abzusichern und zu vereinheitlichen. Daher wurde 1972 die *Ständige Impfkommission* (STIKO) am *Robert Koch-Institut* (RKI) ins Leben gerufen.

Das RKI ist Leitinstitut für die Erkennung, Überwachung und Verhütung von Infektionskrankheiten und zentrale Forschungseinrichtung des Bundesministeriums für Gesundheit, vor allem auf dem Gebiet der Infektionskrankheiten.

Im Jahr 1991 beschloss die Konferenz der Gesundheitsminister, dass die Empfehlungen der STIKO künftig die Grundlage für die öffentlichen Impfempfehlungen der Länder bilden. Die gesetzlichen Kassen sind zur Kostenübernahme aller von der STIKO empfohlenen Impfungen verpflichtet.

Die Berufung der STIKO-Mitglieder erfolgt durch das »Bundesministerium für Gesundheit im Benehmen mit den obersten Landesgesundheitsbehörden« (Paragraf 20, 2 IfSG) für jeweils drei Jahre und maximal drei Amtsperioden, wobei die Berufungskriterien im Dunkeln bleiben. Die immer wieder betonte Unabhängigkeit der STIKO ist schon allein dadurch infrage gestellt. Auch die Ansiedelung der Impfkommission beim *Robert Koch-Institut*, das dem Gesundheitsministerium unterstellt ist, lässt an der Unabhängigkeit zweifeln.

Die STIKO-Empfehlungen dienen im Fall von haftungsrechtlichen Ansprüchen Impfgeschädigter als »vorweggenommenes wissenschaftliches Gutachten« und begründen im Schadensfall auch einen Versorgungsanspruch an den Staat (»Staatshaftung«). Voraussetzung ist allerdings, dass ein vom *Paul-Ehrlich-Institut* zugelassener Impfstoff verwendet wurde.

Welche geballten finanziellen Interessen auf das öffentliche Impfwesen einwirken, zeigt die Tatsache, dass Impfstoffe durch die immer umfangreicheren Impfempfehlungen zur umsatzstärksten Präparategruppe auf dem deutschen Arzneimittelmarkt geworden sind. Der Staat verdient dabei mit, indem er Mehrwertsteuer auf Impfstoffe erhebt, und unterliegt dadurch einem pikanten Interessenkonflikt.

Kritik an den STIKO-Empfehlungen kommt unter anderem aus der verfassungsrechtlichen Perspektive. Sie hätten eine vorrangig gesundheitspolitische Zielsetzung und vernachlässigten, dass zum Erreichen dieser Ziele die Gesundheit des Impflings eingesetzt werden muss. Impfnebenwirkungen würden weitgehend ausgeklammert, Impfkomplikationen als »selten« relativiert. Damit werde übersehen, dass für den Betroffenen auch seltene Risiken relevant sind. Die Impfempfehlungen erlaubten daher »keinen sachgerechten Abwägungsvorgang« und würden der gesetzlichen Informationspflicht des Staates in verfassungswidriger Weise nicht gerecht. Für den Betroffenen genüge der Hinweis nicht, sein eigener Tod oder eine dauerhafte gravierende Gesundheitsbeschädigung seien ein seltenes Ereignis (Zuck 2017).

Der Kinderarzt Stefan Nolte schrieb:

> »Ziel des öffentlichen Gesundheitswesens und seiner Ausführungsorgane, in diesem Fall auch der niedergelassenen Ärzte, darf es nicht sein, Menschen zu Impfungen zu überreden und zu bedrängen, sondern für die größtmögliche Wirksamkeit und Sicherheit der Impfstoffe zu sorgen und durch rechtzeitige und umfassende Information über Nutzen und Risiken der Impfungen Überzeugungsarbeit für Impfungen zu leisten. Die pauschalen Impfempfehlungen der STIKO, die ein individuelles Impfvorgehen ausdrücklich nicht vorsehen, sollten hinterfragt und ausgedünnt werden« (Nolte 2015).

Dass die Impfempfehlungen nicht ausschließlich wissenschaftlich begründet sind, sondern auch politischem Druck gehorchen, zeigten die Empfehlungen zur COVID-19-Impfung (ÄZ 2021).
In der Schweiz werden die Impfempfehlungen vom Bundesamt für Gesundheit (BAG) herausgegeben. Dieses lässt sich dabei von einem Expertengremium beraten, der Eidgenössischen Kommission für Impffragen (EKIF). Sie besteht aus maximal fünfzehn Mitgliedern, die nach nicht veröffentlichten Kriterien berufen werden.
Der Impfplan in Österreich wird vom Bundesministerium für Soziales, Gesundheit, Pflege und Konsumentenschutz in enger Zusammenarbeit mit dem Nationalen Impfgremium herausgegeben. Dieses besteht aus siebzehn Experten, die für die Dauer von jeweils drei Jahren vom zuständigen Bundesminister bestellt werden. »Die Mitglieder des Nationalen Impfgremiums üben ihre Tätigkeit persönlich, unabhängig und unentgeltlich aus.« (BMSGPK 2024)

Interessenkonflikte im Impfwesen

In der STIKO befinden sich seit 2024 achtzehn Fachleute, ausnahmslos klare Impfbefürworter: Kliniker und Wissenschaftler unter anderem aus den Bereichen Immunologie, Virologie, Mikrobiologie, Pädiatrie, Gynäkologie, Allgemein- und Arbeitsmedizin. Sie sollen Interessenkonflikte auf der Website des *Robert Koch-Instituts* offenlegen, tun dies aber oft nur halbherzig.
Mehr als die Hälfte der STIKO-Mitglieder unterliegt gravierenden Interessenkonflikten. Einige erhalten direkte oder indirekte Forschungsförderung von Pharmaherstellern oder der *Bill & Melinda Gates Foundation*, andere halten pharmagesponserte Vorträge oder unterstützten in öffentlichen Ämtern die restriktiven Pandemiemaßnahmen von Bund und Ländern (Montag 2024, Hirte 2024).
Praktische Erfahrung scheint bei der Berufung zur STIKO nicht ausschlaggebend zu sein, denn es sind nur zwei niedergelassene

Ärzte vertreten. Patientenvertreter fehlen völlig. Seit 2024 sind dagegen zwei Experten aus den Bereichen Modellierung und Kommunikation vertreten. Dabei dürfte die Absicht Pate gestanden haben, neue Impfstoffe auch etwa auf der unpopulären mRNA-Basis möglichst schnell und reibungslos unter die Leute zu bringen.
Alexander Konletzky vom Verein Ärztinnen und Ärzte für individuelle Impfentscheidung kritisierte:

> »Offensichtlich bestand bei der Neubesetzung der STIKO kein Interesse, die Bedürfnisse von Patientinnen und Patienten wirklich ernst zu nehmen. Stattdessen baut man jetzt auf kommunikative Tricks, um darüber hinwegzugehen. Beeinflussung mittels Nudging tritt an die Stelle von evidenzbasierter Aufklärung und individueller Beratung. [...] Die Bevölkerung und die Ärztinnen und Ärzte in Deutschland sollten sich endlich von der Vorstellung verabschieden, bei der STIKO handele es sich um eine Einrichtung, die unabhängig agiere und vorrangig das Patientenwohl im Auge habe.« (ÄFI 2024)

Interessenkonflikte bestehen nicht nur in der deutschen Impfkommission. In praktisch allen Ländern der Welt und bis in die Spitze der Weltgesundheitsorganisation WHO hinein werden Impfexperten finanziell von der Industrie »umarmt«.
Interessenkonflikte der Schweizer Kommission für Impffragen *EKIF* sind nachzulesen auf der Website des Bundesrats unter dem Stichwort »Interessenbindungen«. 2024 saßen fünf der vierzehn *EKIF*-Mitglieder im Beirat von *VacUpdate*, einer Organisation, deren Impfveranstaltungen unter anderem von GlaxoSmithKline, MSD, Pfizer und Sanofi-Pasteur gesponsert werden. Der *EKIF*-Vorsitzende war im Vorstand von VASAS, einer Interessengemeinschaft, die von GSK und AstraZeneca gesponsert wird.
Die Mitglieder des österreichischen Nationalen Impfgremiums geben zwar regelmäßig Erklärungen zu Interessenkonflikten ab, diese bleiben aber unter Verschluss; eine Information der Öffentlichkeit ist nicht vorgesehen. Das zeugt von einem seltsamen Demokratieverständnis, denn die Bürger hätten als Erste ein

Recht darauf, über die diversen Aktivitäten der von ihnen gewählten und bezahlten Staatsdiener und Experten unterrichtet zu werden.

Legendär sind die Interessenkonflikte in den USA – einem Land, in dem der Marktradikalismus für einen übermächtigen Einfluss der Industrie sorgt. Bei der Arzneimittelbehörde FDA wurde ein gigantischer »Drehtüreffekt« aufgedeckt: Mindestens 2700 ehemalige FDA-Mitarbeiter wechselten in den letzten Jahren zur Pharmaindustrie, 1100 derzeitige FDA-Mitarbeiter haben den umgekehrten Weg eingeschlagen und sind von der Industrie zur Behörde gewechselt (Vergano 2022). Auch die staatliche Infektionsschutzbehörde der USA CDC (Centers for Disease Control and Prevention) hat eine lange Geschichte von finanziellen Abhängigkeiten und beunruhigenden Interessenkonflikten. Sie nimmt finanzielle Zuwendungen von Impfstoffherstellern an und sponsert gemeinsam mit der Pharmaindustrie Organisationen, die die Ausweitung von Impfempfehlungen und Impfpflichten zum Ziel haben (Lenzer 2015, Doshi 2017, Huntoon 2020). Die Unabhängigkeit und wissenschaftliche Relevanz der von den CDC abgegebenen Empfehlungen ist dadurch mehr als fraglich.

Die Weltgesundheitsorganisation WHO wird mittlerweile zu 80 Prozent von privaten Geldgebern, Konzernen und Stiftungen finanziert, die die Organisation buchstäblich gekapert haben. Mit etwa einem Fünftel der Privatspenden ist die *Bill & Melinda Gates Foundation* die größte private Geldgeberin. Die privaten Gelder sind meist zweckgebunden und beeinflussen massiv die Politik der WHO. Sie hat sich mehr und mehr zu einer Organisation entwickelt, die Gesundheit durch Impfprogramme herstellen will. Andere wichtige Aufgaben bleiben dagegen unterfinanziert (BUKO 2017).

Die fünfzehnköpfige Impfkommission der WHO, die Strategische beratende Expertengruppe für Impfungen (SAGE), ist mit der Aufgabe betraut, Impfprogramme zu koordinieren und zu überwachen. Während einer Onlinesitzung im Jahr 2020 legten sieben SAGE-Mitglieder Verbindungen zur *Bill & Melinda Gates Foundation* offen (Loffredo und Greenstein 2020).

Bleibt noch zu erwähnen, dass die *Bill & Melinda Gates Foundation* keine Ethik- und Nachhaltigkeitsstandards in ihrer Investitionspolitik hat und mehr als eine Milliarde Dollar in Pharmaunternehmen wie die Impfstoffhersteller GSK, Pfizer, Sanofi und Merck, in Öl-, Kohle-, Chemie- und Bergbau-Giganten sowie in Coca-Cola investiert. Die WHO wird also durch Geschäftsgewinne aus Big Food und Big Pharma finanziert. Das riesige Vermögen von Bill Gates ist nicht zuletzt dadurch zustande gekommen, dass Microsoft seit Jahrzehnten systematische Steuervermeidung betreibt.

Die *Bill & Melinda Gates Foundation* und die von ihr finanzierte *Global Alliance for Vaccines and Immunization (GAVI)* gehörten zu den vier Nichtregierungsorganisationen, die während der Coronapandemie in einer Art Machtübernahme die internationale Pandemiepolitik koordinierten und Gelder gezielt in die Entwicklung von Tests, Behandlungen und Impfungen investierten (WELT 2022).

Die deutsche Journalistin Kathrin Hartmann stellte in ihrem Buch *Aus kontrolliertem Raubbau* fest:

> »Noch nie in der Geschichte hatte eine einzige sogenannte Wohltätigkeitsorganisation so viel globale Macht wie die *Bill & Melinda Gates Foundation*. Wie ein Krebsgeschwür wächst ihr Einfluss in alle gesellschaftlich relevanten Bereiche hinein und beansprucht dort zunehmend Deutungshoheit und Kontrolle über Gesundheit, Bildung, Klima, Landwirtschaft und Welternährung.« (Hartmann 2015)

Eine Reform der WHO und ihrer Finanzierung ist dringend notwendig, um sie von Wohltätigkeitskapitalisten wie Bill Gates unabhängig zu machen.

Die Impfempfehlungen im Alter

Die Impfschemata in den deutschsprachigen Ländern erfassen nicht mehr wie früher lediglich das Kindesalter, sondern alle Altersgruppen.

Die Impfempfehlungen der STIKO ab dem Alter von 60 Jahren (Stand 2024) enthalten die Impfungen gegen

- Tetanus und Diphtherie alle zehn Jahre,
- Keuchhusten einmalig im Erwachsenenalter,
- Pneumokokken einmalig,
- Herpes Zoster zweimal im Abstand von zwei bis sechs Monaten,
- Influenza einmal jährlich im Herbst,
- COVID-19 einmal jährlich im Herbst,
- FSME in Risikogebieten alle drei bis fünf Jahre,
- RSV einmalig ab 75 Jahren.

Die Empfehlungen in Österreich für Menschen ab 60 Jahren enthalten die Impfungen gegen

- Tetanus und Diphtherie alle fünf Jahre,
- Keuchhusten zweimal im Erwachsenenalter,
- Pneumokokken zweimal im Abstand von mehr als einem Jahr,
- Herpes Zoster ab 50 Jahren zweimal im Abstand von zwei Monaten,
- Influenza einmal jährlich im Herbst,
- COVID-19 einmal jährlich im Herbst,
- FSME alle drei Jahre,
- RSV einmalig.

Die Empfehlungen in der Schweiz für Menschen ab 65 Jahren enthalten die Impfungen gegen

- Tetanus und Diphtherie alle zehn Jahre,
- Pneumokokken einmal,
- Herpes Zoster zweimal im Abstand von zwei Monaten,
- Influenza einmal jährlich im Herbst,
- COVID-19 einmal im Herbst,
- FSME in Risikogebieten alle zehn Jahre.

Hier noch zum Vergleich die Impfempfehlungen ab 65 Jahren in Dänemark:

- Influenza jährlich,
- COVID-19 einmal im Herbst.

Und in Schweden:

- Pneumokokken einmalig ab 75 Jahren,
- Influenza jährlich im Herbst für über 65-Jährige,
- COVID-19 im Winterhalbjahr für über 80-Jährige und Pflegeheimbewohner,
- RSV einmalig ab 75 Jahren.

Impfen: moralische Verpflichtung?

Ein häufig vorgetragenes Argument für Impfungen ist der »Herden-« oder auch »Gemeinschaftsschutz«. Das bedeutet, dass durch die Impfung eines Großteils der Bevölkerung der entsprechende Krankheitserreger seltener wird oder verschwindet und damit auch für die Ungeimpften die Erkrankungswahrscheinlichkeit sinkt.

Mit dem Argument des Herdenschutzes wird versucht, moralischen Druck auszuüben. Manche Medizinethiker argumentieren, der Herdenschutz, den eine hohe Impfrate gewährt, stelle ein öffentliches Gut dar, an dem jeder teilhat. Das führe zur Verpflichtung, zu diesem Gut beizutragen und sich selbst oder seine Kinder impfen zu lassen.

Ein Herdenschutz ist jedoch nur dann zu erwarten, wenn die Impfung nicht nur die betreffende Krankheit verhindert, sondern auch deren Übertragung. Die Impfungen gegen Masern, Röteln, Diphtherie und Haemophilus influenzae B (Hib), den Erreger einer bakteriellen Hirnhautentzündung, haben diese Wirkung. Bei ihnen ist ein Appell an die Verantwortung für die Gemeinschaft gerechtfertigt. Alle anderen Impfungen haben eine Bedeutung nur für die Geimpften selbst und allenfalls ihre Partner (zum Beispiel Hepatitis B). Die Gründe sind:

- Manche Impfstoffe zielen nicht auf den Erreger, sondern nur auf deren Gifte (Tetanus, Diphtherie).
- Manche wirken nicht oder nicht ausreichend auf die Schleimhäute (Polio-Totimpfstoff, Keuchhusten, Influenza, COVID-19, RSV).
- Manche verlieren nach relativ kurzer Zeit ihre Wirkung (Keuchhusten, Influenza, Pneumokokken, RSV, COVID-19).

Es geht letztlich nicht um die generelle Entscheidung, zu impfen oder nicht zu impfen. Will man eine informierte Entscheidung treffen, muss man sich mit jeder einzelnen Impfung und der Krankheit, gegen die sie gerichtet ist, beschäftigen: Wie häufig oder selten ist die jeweilige Krankheit, wie gefährlich ist sie, wie gut wirkt die Impfung, welche Risiken hat sie?

Impfpflicht?

Spätestens seit der Verabschiedung des Patientenrechtegesetzes im Jahr 2013 ist klar: Ohne Aufklärung und freiwillige Zustimmung darf kein medizinischer Eingriff durchgeführt werden, also auch keine Impfung. Impfwillige müssen differenziert über jede Impfung informiert werden, einschließlich der Offenlegung von Risiken und ungeklärten Fragen.
Im Zusammenhang mit der Coronapandemie wurde im Frühjahr 2022 intensiv über eine Impfpflicht debattiert. Hauptargumente der Befürworter waren die angebliche Überlastung des Gesundheitssystems und die Herbeiführung eines Herdenschutzes. Beides war eine Lüge (Schmiechen 2021, Roos 2022).
Der Jurist Volker Boehme-Neßler nahm in seinem Gutachten zur COVID-19-Impfpflicht folgendermaßen Stellung:

> »Durch eine Impfpflicht nimmt der Staat den Bürgerinnen und Bürgern diese hochkomplexe, riskante und sehr intime Entscheidung ab. Aus selbstbestimmten Bürgern und Bürgerinnen werden Objekte des staatlichen Handelns. Das verstößt gegen die Menschenwürdegaran-

tie der Verfassung. Sie verlangt, dass der Staat Menschen niemals als Objekte behandelt, immer als selbstbestimmte Subjekte.« (Boehme-Neßler 2022)

Von Impfpflichtbefürwortern wird immer wieder auch eine angebliche »Impfmüdigkeit« als Argument angeführt – eine Behauptung, die durch die ständig wachsende Zahl geimpfter Kinder widerlegt wird. Die Impfraten liegen in Deutschland seit Jahren höher als in vielen anderen EU-Ländern, selbst in Ländern mit Impfpflicht.

Schon vor dem »Masernschutzgesetz«, das im Grunde ein Impfpflichtgesetz ist, waren in Deutschland 97 Prozent aller Vorschulkinder gegen Masern geimpft. Eine akute Bedrohungslage gab es zu keinem Zeitpunkt. Dennoch wurde die Impfung in Deutschland 2020 für Kinder und Beschäftigte in Gemeinschaftseinrichtungen gesetzlich vorgeschrieben – ganz offensichtlich politischer Aktionismus und Wichtigtuerei. Eine gut begründete Klage gegen das »Masernschutzgesetz« wurde 2022 vom Bundesverfassungsgericht zurückgewiesen (BVG 2022).

Die zur Durchsetzung einer Impfpflicht diskutierten oder eingeführten Sanktionen – Kindergartenausschluss, Sorgerechtsentzug, Geldstrafen, Beugehaft, Zwangsvollstreckung – führten und führen zu Zweifeln und Widerstand in Teilen der Bevölkerung. Das Vertrauen in das öffentliche Gesundheitswesen wurde nachhaltig gestört. Der Staat geriet in Verdacht, die kommerziellen Interessen der Pharmaindustrie zu bedienen. »Wenn die Wissenschaft dem Staat dient und der Staat der Unternehmenswelt, dann werden alle korrupt, und die Gesellschaft rückt einen Schritt näher an die Wiederkehr der dunkelsten Zeiten der Medizin.« (Rawlinson 2017)

Die kontinuierlichen Ausweitungen und Verschärfungen des Infektionsschutzgesetzes und die Zwangsmaßnahmen während der Coronapandemie haben offengelegt, wie wenig die Selbstbestimmung über die eigene Gesundheit und den eigenen Körper respektiert wird, wenn erst einmal der Anspruch erhoben wird, dass sich niemand mehr anstecken und niemand mehr sterben darf. Wenn dieser Anspruch nicht aufgearbeitet und aufgegeben wird, droht bei einer eventuellen neuerlichen Pandemie ein totalitärer technokratischer Gesundheits- und Hygienestaat. Chinas letztlich gescheiterte Zero-COVID-Politik ist ein warnendes Beispiel.

Impfpflicht ist ein (bio-)politisches Instrument von Macht und Kontrolle über den physischen Leib der Bürger, eine Art staatlich organisierte Körperverletzung. In Anlehnung an die Menschenrechte wird ein Menschenrecht auf Gesundheit konstruiert, das keiner ernsthaften ethischen, philosophischen oder juristischen Prüfung standhält.

Die Entscheidung für oder gegen eine Impfung betrifft den innersten Kern der Persönlichkeit. Sie ist eine Abwägungsentscheidung zwischen den Gefahren der jeweiligen Krankheit und Nutzen und Risiken der dagegen gerichteten Impfung. Impfpflichten greifen erheblich in die Entscheidungsfreiheit des Einzelnen und das Grundrecht Artikel 2, 2 GG ein: »Jeder hat das Recht auf Leben und körperliche Unversehrtheit. Die Freiheit der Person ist unverletzlich.«

Das Impfdogma mit dem Bestreben nach Zwangsimpfungen ist nicht nur potenziell gewaltsam, sondern auch wissenschaftsfeindlich, denn es gefährdet eines der Grundprinzipien der freien Wissenschaft: die Möglichkeit, die jeweils herrschende Lehrmeinung infrage zu stellen. In den sozialen Medien wurden kritische Äußerungen zur COVID-19-Impfung zensiert. In Italien werden seit Einführung der Impfpflicht 2017 impfkritische Ärzte und Politiker mit Redeverboten belegt, und öffentliche Debatten über das Thema »Impfpflicht« werden unterbunden.

Eine staatlich verordnete Impfpflicht steht dem legitimen Anspruch auf eine selbstbestimmte informierte Entscheidung entgegen. Niemand darf gegen seinen Willen zum Mittel für bestimmte Zwecke gemacht werden. Niemand darf medikamentösen Maßnahmen unterworfen werden, die gesundheitliche Schäden oder Todesfälle verursachen können.

Eine Impfpflicht ist nicht nur totalitär, sondern auch überflüssig, denn wenn bei einer hochgefährlichen Infektionskrankheit er-

hebliche Schäden und/oder eine Überlastung des Gesundheitssystems drohen und wenn in einer solchen Situation gut wirksame und nebenwirkungsarme Impfstoffe zur Verfügung stehen, dann wird die Akzeptanz ausreichend hoch sein.
David L. Sackett, einer der Pioniere der beweisgestützten Medizin (*evidence based medicine*, EBM), schrieb 2002:

> »Die Präventivmedizin weist alle drei Elemente von Arroganz auf. Erstens ist sie aggressiv, verfolgt symptomlose Menschen und sagt ihnen, was sie tun müssen, um gesund zu bleiben. Gelegentlich beruft sie sich auf die Kraft von Gesetzen (Impfungen, Sicherheitsgurte) und schreibt einzelnen Patienten oder der gesamten Bevölkerung jeden Alters und jeder Lebensphase etwas vor. Zweitens ist die Präventivmedizin überheblich, da sie davon überzeugt ist, dass die von ihr befürworteten Maßnahmen denjenigen, die sie annehmen und befolgen, im Durchschnitt mehr nützen als schaden werden. Und schließlich ist die Präventivmedizin anmaßend und greift diejenigen an, die den Wert ihrer Empfehlungen infrage stellen.« (Sackett 2002)

Eine gewisse Mitwirkungspflicht bezüglich Impfungen gibt es in Deutschland bei Bewerbern um einen Arbeitsplatz, bei dem immungeschwächte Patienten (Krebspatienten, Frühgeborene) durch ansteckende Krankheiten gefährdet werden könnten. Hierzu zählen Masern, Mumps, Röteln, Windpocken, Keuchhusten und neuerdings auch COVID-19. Nach Paragraf 23a des deutschen Infektionsschutzgesetzes darf der Arbeitgeber in diesen Fällen Daten des Bewerbers über dessen Impf- und Antikörperstatus erheben, »um über die Begründung eines Beschäftigungsverhältnisses oder über die Art und Weise einer Beschäftigung zu entscheiden«. Der Bewerber oder Arbeitnehmer kann zwar nicht gezwungen werden, seine Daten herauszugeben, aber es bleibt offen, welche Konsequenzen der Arbeitgeber daraus zieht (DÄ 2016).

Die Pharmaindustrie

Der Konzentrationsprozess auf dem Impfmarkt

Ähnlich wie auf anderen Märkten findet auch im Bereich der Impfstoffherstellung ein zunehmender Konzentrationsprozess statt. Gab es Anfang der Siebzigerjahre noch über 25 Impfstoffhersteller, so werden die heutigen Impfstoffe im Wesentlichen von vier international operierenden Pharmariesen produziert und vermarktet: GlaxoSmithKline beziehungsweise GSK (Großbritannien), Sanofi (Frankreich), Pfizer (USA) und Merck Sharp & Dohme (MSD, USA).

Im Produktportfolio der Pharmagiganten spielen nationale Interessen keine Rolle. Eher werden Impfempfehlungen an die vorhandenen Impfstoffe angepasst als umgekehrt. In Europa werden die meisten Impfstoffe heute nur noch von einem oder zwei Herstellern angeboten.

Die Einnahmen durch den Verkauf von Impfstoffen steigen schneller als die aus anderen Sparten des Pharmamarkts. Zwischen 2014 und 2020 kletterten die Umsätze aus der Impfstoffproduktion weltweit von 32 auf 59 Milliarden Euro, bis 2023 stiegen sie – vor allem durch die COVID-19-Impfstoffe – weiter auf 80 Milliarden Euro. Pfizer nahm 2022 allein mit dem Impfstoff *Comirnaty* 32 Milliarden Dollar ein, das entsprach fast einem Drittel seines gesamten Jahresumsatzes (PPW 2019, Statista 2024). GSK machte 2023 mit dem Gürtelrose-Impfstoff *Shingrix* im ersten Jahr der Vermarktung einen Jahresumsatz von mehr als einer Milliarde Euro und übertraf damit alle Umsatzerwartungen (Reuters 2023).

Die vier großen Impfstoffhersteller zählen zu den zehn größten pharmazeutischen Unternehmen der Welt. Sie sind börsennotierte Aktiengesellschaften, die von einer Handvoll großer Investmentgesellschaften wie Blackrock, Vanguard oder State Street kontrolliert werden und dadurch netzwerkartig miteinander verbunden sind (Banal-Estañol 2020). Sie setzen ihre ganze Marktmacht ein, um die Umsätze zu steigern, und entwickeln dabei eine beträchtliche kriminelle Energie: Alle wurden in den USA schon zu hohen Geldstrafen verurteilt wegen Fälschungen von Studien, falschen Angaben zur Sicherheit von Medikamenten, Werbung für nicht zugelassene Anwendungen von Arzneimitteln oder Schmiergeldzahlungen an Ärzte (Groeger 2014). Die Pharmaindustrie ist neben der Öl- und Autoindustrie die Branche mit den meisten Rechtsverstößen (Rawlinson 2017).

Während einer Diskussion über den *Vioxx*-Skandal – die Firma Merck zahlte 2007 mehr als vier Milliarden Schadenersatz an Patienten, die durch das riskante Rheumamittel geschädigt worden waren – sagte Catherine DeAngelis, Herausgeberin des *Journal of the American Medical Association:*

> »Was die Menschen daraus lernen sollten, ist, dass man nichts, aber auch gar nichts glauben sollte, was von einem Pharmaunternehmen veröffentlicht wird. Glauben Sie es einfach nicht. Das ist der Ausgangspunkt.« (NPR 2007)

Interessengelenkte Impfforschung

Die medizinische Wissenschaft ist in immer stärkerem Maße von privaten Geldgebern abhängig. Dies ist Folge des neoliberalen Umbaus von Universitäten und Forschungseinrichtungen: Markt und Wettbewerb sollen gestärkt, die Hochschulen »entfesselt« werden.

Die öffentliche Finanzierung der Forschung wird seit Jahren immer weiter zurückgefahren, und die freie, unabhängige und evidenzbasierte Wissenschaft, die die Interessen der Verbraucher und Patienten wahrnimmt, wird immer mehr ins Abseits gedrängt (Lieb 2015, Dlf 2019b). Stattdessen bestimmen kommerzielle Interessen mehr und mehr die Forschungsgegenstände mit dem Ziel, gewinnbringende Patente und Produkte zu schaffen. Der Öffentlichkeit gegenüber werden die Produkte als wirksam und attraktiv dargestellt, ihre Nachteile werden heruntergespielt. Studien, die ungünstige Ergebnisse bringen, werden oft erst gar nicht publiziert.

»Die Verantwortung der Pharmaindustrie gegenüber ihren Aktionären bedeutet, dass hierarchische Machtstrukturen, Produkttreue und PR-Propaganda Vorrang vor wissenschaftlicher Integrität haben.« (Jureidini und McHenry 2022)

Impfstudien, die von der Pharmaindustrie selbst durchgeführt oder an private klinische Forschungsunternehmen vergeben werden, sind mit Vorsicht zu genießen. Oft sind nur ausgebuffte Statistiker in der Lage, zwischen den Zeilen zu lesen und möglichen Manipulationen auf die Spur zu kommen. Die Rohdaten der Studien werden in der Regel nicht veröffentlicht, was unabhängige Überprüfungen erschwert.

Vor allem bei den COVID-19-Impfstoffen gab es Manipulations- und Vertuschungsversuche. Die Rohdaten der Pfizer-Studie zum COVID-19-Impfstoff Comirnaty sollten ursprünglich erst 2097 veröffentlicht werden. Der britische Evidenzmediziner Tom Jefferson schrieb empört:

»In Anbetracht der unzureichenden und überstürzten Tests und der Kultur der Geheimhaltung ist es fraglich, ob eine informierte Einwilligung [in die Impfung, d. Verf.] gültig ist, bevor nicht alle Dokumente [...] veröffentlicht sind.« (Demasi 2021)

Im Januar 2022 ordnete ein texanisches Gericht die Veröffentlichung der gesamten Pfizer-Unterlagen von 450 000 Seiten bis Herbst 2022 an. Eine unabhängige Gruppe von Fachleuten machte sich an die Auswertung. Im Vorwort des ersten Teils der Analyse hieß es, hier sei möglicherweise ein massives Verbrechen gegen die Menschheit dokumentiert, denn der fraglichen Wirkung des Pfizer-Impfstoffs stünden massive Nebenwirkungen gegenüber (Wolff 2023).

In den Zulassungsstudien der Impfstoffhersteller wird oft gar nicht geprüft, ob tatsächlich die jeweilige Krankheit verhindert wird. Gerade bei selteneren Krankheiten wären dazu sehr große Probandengruppen notwendig. Ersatzweise werden in solchen Fällen Antikörperbestimmungen vor und nach der Impfung durchgeführt. Ob dies jedoch einem anhaltenden Schutz gleichkommt, zeigt sich meist erst nach jahrelanger Anwendung. Die Zunahme schwerer Lungenentzündungen in den Jahren nach der Einführung der Pneumokokkenimpfung in Großbritannien (Laurance 2008) zeigte, dass wir beim Versuch, Krankheiten durch Impfungen zu verhindern, vor unvorhersehbaren Folgen nicht sicher sind.

Die COVID-19-Impfstoffe hatten nach den ersten Veröffentlichungen eine angebliche Wirksamkeit von 90 bis 100 Prozent – in der Realität zeigte sich aber eine weit schlechtere und nur wenige Monate anhaltende Wirkung.

Die in einer Studie nachgewiesene Wirkung einer Impfung ist nicht gleichbedeutend mit ihrem Nutzen.

Für die Untersuchung der Impfstoffsicherheit in Zulassungsstudien gibt es keine international gültigen Standards. Die Weltgesundheitsorganisation WHO empfiehlt, Studienteilnehmer bis zu sechs Monate auf schwerwiegende unerwünschte Wirkungen (Krankenhausaufenthalt, Todesfälle) zu überwachen, bei Impfstoffen mit neuen Adjuvanzien sogar mindestens zwölf Monate, um auch das Auftreten von Autoimmunerkrankungen oder anderen immunvermittelten Nebenwirkungen zu erfassen (WHO 2017). Von den Herstellern wird meist jedoch nur dokumentiert, was sich in einem Zeitraum von vier Wochen nach der Verabreichung ereignet.

Die WHO hält Studien mit echten Placebo für sinnvoll und angemessen, um die Wirksamkeit und Sicherheit neuer Impfstoffe zu untersuchen (Rid 2014). Es gibt jedoch kaum Zulassungsstudien, in denen die Vergleichsgruppen mit einem echten Placebo (Kochsalzlösung) »geimpft« werden. Als Scheinplacebo dienen in der Regel andere Impfstoffe oder Adjuvanzien wie Aluminiumsalze. Dadurch rechnen sich Nebenwirkungen heraus, die durch das Scheinplacebo verursacht werden.

»Um den Nutzen von Impfstoffen zu optimieren, möglichen Schaden zu reduzieren und das Vertrauen der Öffentlichkeit zu erhalten, ist zu dokumentieren, dass ein bestimmter Impfstoff einen positivon Nettoeffekt auf die allgemeine Gesundheit hat.« (Stabell Benn 2023)

Die Impfforschung sollte über kurz oder lang in öffentliche Hand übergehen. Für nachhaltige Impfprogramme braucht es große Studien mit langer Laufzeit, um Langzeitwirkung und Langzeitnebenwirkungen zuverlässig und unabhängig von Interessenkonflikten zu erfassen. Trotz der Kosten würde sich das für die Gesundheitssysteme finanziell lohnen, weil man herausfinden würde, welche Impfstoffe wirklich nützlich und welche entbehrlich oder schädlich sind.

Korruption in der Wissenschaft

Die meisten wissenschaftlichen Untersuchungen zu Medikamenten und Impfstoffen werden von Forschern oder privaten Instituten in enger Zusammenarbeit mit den jeweiligen Herstellern durchgeführt. Gelder der Industrie fließen auch als »Drittmittel« an die medizinischen Fakultäten der Universitäten und ermöglichen dort die Anstellung von wissenschaftlichem Personal, das dann Forschung für den Geldgeber durchführt.

Die Interessenkonflikte dieser Wissenschaftler sind offensichtlich: »Wes Brot ich ess, des Lied ich sing.« Die von ihnen durchgeführten Studien sind mehr dem Geldgeber als der wissenschaftlichen Wahrheitsfindung verpflichtet, Qualität und Aussagen sind den Marketingzielen der Pharmaindustrie untergeordnet. Viele Wissenschaftler nehmen durch ihre Forschungsarbeit auch eigene finanzielle Interessen wahr: Teils haben sie Patentrechte an ihrem Forschungsgegenstand, teils halten sie Aktien oder andere Beteiligungen an Firmen, deren Produkte untersucht werden (Krimsky 1996).

Ausmaß und Folgen der Manipulation von Forschungsdaten sind seit Jahren Gegenstand der medizinischen Forschung. Auch die Arzneimittelkommission der deutschen Ärzteschaft hat sich mit dem Thema beschäftigt und eine Übersicht im *Deutschen Ärzteblatt* veröffentlicht (Schott 2010).

Interessenkonflikte von Wissenschaftlern verzerren die Präsentation und Interpretation von Forschungsdaten.

Fließen Gelder aus der Pharmaindustrie, werden die untersuchten Produkte durchweg positiver beurteilt und Nebenwirkungen werden deutlich seltener beobachtet. Bei zwei Dritteln aller klinischen Studien (*randomized controlled trials*, RCTs) ist mindestens ein Forscher mit Interessenkonflikten beteiligt. Darüber hinaus verheimlicht mindestens jeder zweite Autor deklarationspflichtige Interessenkonflikte (Rasmussen 2015, Ahn 2017, Hakoum 2017).

Auf dem freien Markt bieten sogenannte *Clinical Research Organizations* ihre Dienste an und sind in der Lage, auf Wunsch jede beliebige Studie mit vorgegebenen Resultaten durchzuführen.

Während der Coronapandemie hat sich gezeigt, dass auch die Politik versucht, die Wissenschaft zu vereinnahmen. Handverlesene »Experten« und »Modellierer« bekamen Zugang zu den politischen Machtzentralen, um mit zweifelhaften Vorhersagen politische Entscheidungen zu rechtfertigen. Politiker übten massiven Druck auf die Impfkommissionen aus, damit sie die Impfung auch für Kinder, Jugendliche und Schwangere empfehlen. Die mit dem Bundesverdienstkreuz dekorierte Wissenschaftsjournalistin Mai Thi Nguyen-Kim forderte gar, die Meinungsvielfalt in der Wissenschaftskommunikation einzuschränken (Nguyen-Kim 2020).

Der Chefredakteur des *British Medical Journal* schrieb im Herbst 2020:

> »Der medizinisch-politische Komplex neigt dazu, die Wissenschaft zu unterdrücken, um die Mächtigen zu stärken und zu bereichern. Je erfolgreicher und reicher die Mächtigen werden und je mehr sie sich an der Macht berauschen, desto mehr werden unbequeme Wahrheiten der Wissenschaft unterdrückt. Wenn gute Wissenschaft unterdrückt wird, sterben Menschen.« (Abbasi 2020)

Manipulierte und unterschlagene Studien

Fälschungen oder Manipulationen wissenschaftlicher Daten gehören in der pharmazeutischen Forschung zum Tagesgeschäft. Es werden Versuchsprotokolle nachträglich geändert, Versuchspersonen ohne Begründung aus den Studien wieder ausgeschlossen oder Konkurrenzprodukte unterdosiert. Angaben zu Nebenwirkungen werden irreführend dargestellt und heruntergerechnet. Auch die Zusammensetzung der Vergleichsgruppen in einer Studie kann manipuliert sein. Ein Review aus dem Jahr 2016 zu pharmakologischen Studien kam zu dem Ergebnis:

> »Es gibt deutliche Hinweise darauf, dass ein Großteil der Informationen über unerwünschte Ereignisse unveröffentlicht bleibt und dass die Anzahl und das Spektrum der unerwünschten Ereignisse in unveröffentlichten Versionen höher ist als in veröffentlichten Versionen derselben Studie.« (Golder 2016)

In Wirksamkeitsstudien zur Grippeimpfung waren die Versuchspersonen, die eine Impfung bekamen, durchschnittlich gesünder als die in der Kontrollgruppe und hatten daher auch eine niedrigere Sterblichkeit; dies wurde dann auf das Konto des Impfens gebucht. Dieser sogenannte *healthy user effect* führte 2022 auch zur Empfehlung einer vierten COVID-19-Impfung, die den Herstellern einen zusätzlichen Umsatz von vielen Milliarden Dollar einbrachte (Prasad 2022).

Im November 2021 meldete sich die Mitarbeiterin einer Firma, die in Texas Zulassungsstudien für den COVID-19-Impfstoff von Pfizer durchführte, als Whistleblowerin beim *British Medical Journal*. Sie berichtete, dass ihr Arbeitgeber Daten fälschte, die Verblindung der Patienten aufhob, erkrankte Studienteilnehmer nicht untersuchte und die Sicherheit der Versuchspersonen durch mangelnde Überwachung und Herunterspielen von Nebenwirkungen gefährdete (BMJ 2021). In der *Welt* erschien im März 2023 ein Artikel mit der Überschrift »Die vielen Ungereimtheiten bei der Pfizer-Zulassungsstudie«. Demnach waren schwere Nebenwirkungen und 21 Todesfälle in der Impfgruppe als nicht impfbezogen gewer-

tet und über 300 Probanden der Impfgruppe ohne Begründung aus der Studie ausgeschlossen worden (Welt 2023).
Der britische Mediziner und Journalist Ben Goldacre schrieb in seinem Buch *Die Pharma-Lüge*:

> »Wir gehen davon aus, dass Medizin auf wissenschaftlichen Erkenntnissen und den Ergebnissen ordentlicher Studien basiert. In Wahrheit sind viele dieser Studien mangelhaft. Wir gehen davon aus, dass Ärzte die Forschungsergebnisse kennen. In Wahrheit halten die Pharmakonzerne etliche Erkenntnisse unter Verschluss. Wir gehen davon aus, dass Ärzte gute Fortbildungen absolvieren. In Wahrheit wird ein Großteil ihrer Weiterbildung von der Pharmaindustrie finanziert. Wir gehen davon aus, dass die Regulierungsbehörden nur wirksame Arzneimittel zulassen. In Wahrheit genehmigen sie auch miserable Präparate, deren zum Teil fatale Nebenwirkungen Ärzten und Patienten verschwiegen werden.« (Goldacre 2013)

Der prominente dänische Internist und ehemalige Leiter des nordischen Cochrane-Zentrums Peter Gøtzsche formuliert es noch drastischer. In seinem Buch *Tödliche Medizin und organisierte Kriminalität* vergleicht er die Pharmabranche mit der Mafia, die mit Erpressung, Bestechung und Behinderung der Justiz ihre Geschäfte absichert. »Pharmakonzerne begehen solche Straftaten andauernd; deshalb ist kein Zweifel daran möglich, dass ihr Geschäftsmodell die Kriterien für das organisierte Verbrechen erfüllt.« (Gøtzsche 2014)

Pharmaindustrie und Medizinbetrieb

Aus den Marketingabteilungen der pharmazeutischen Industrie prasselt ein Trommelfeuer kostenloser »Zeitschriften« und Werbebroschüren auf die Ärzte ein, voll mit geschönten Informationen zum Impfthema – ganz zu schweigen davon, dass viele ärztliche Fortbildungen zum Thema »Impfungen« von Impfstoffherstellern gesponsert sind. So wird die eigentliche Aufgabe der Ärzte unterminiert: die Interessen ihrer Patienten wahrzunehmen, indem

sie sich über medizinische Maßnahmen von unabhängiger Seite informieren und sich dazu eine eigene Meinung bilden.
Die Abhängigkeit der Ärzteorganisationen und -zeitschriften von pharmazeutischen Anzeigen war schon mehrfach Gegenstand wissenschaftlicher Untersuchungen. Ärztliche Standesorganisationen beziehen 10 bis 50 Prozent ihrer Einkünfte aus Anzeigen der Pharmaindustrie in den Verbandszeitschriften. Das bringt diese Organisationen in große Gefahr, ihre Objektivität zu verlieren:

»Die potenziellen Interessenkonflikte, die sich aus pharmazeutischen Anzeigen in ärztlichen Zeitschriften ergeben, dürften erheblich sein. Der Einfluss auf finanzielle Unabhängigkeit und Gebaren von Standesorganisationen ist unbekannt.« (Glassman 1999)

Ein Großteil der Fortbildungen, die Ärzte verbindlich besuchen müssen, wird von Pharmaunternehmen gesponsert. Ihre Produkte werden von den dankbaren Veranstaltern bevorzugt erwähnt. Bei Impfkongressen findet sich vor den Saaltüren ein bunter Jahrmarkt von Werbeständen, in den Pausen wird dort mit Snacks und Getränken für das leibliche Wohl der Veranstaltungsteilnehmer gesorgt. Die meisten Ärzte begrüßen dieses Sponsoring, da dadurch die Teilnehmergebühr sinkt – obwohl ihnen bewusst sein müsste, dass in den Vorträgen zum Großteil vorgefasste Meinungen serviert werden (Tabas 2011). Das Aktionsbündnis MEZIS fordert seit Jahren, dass pharmafinanzierte Fortbildungen nicht mehr für die ärztliche Fortbildung zertifiziert werden dürfen.
Ärzte werden finanziell von der Industrie auch direkt »umarmt«. Im Juni 2016 legten 54 Pharmakonzerne erstmals offen, wie viel Geld sie an Ärzte in Deutschland zahlen. Demnach flossen im Jahr 2015 575 Millionen Euro an mehr als 71 000 Ärzte, Fachkreisangehörige und medizinische Einrichtungen (Correctiv 2017).
Marc Girard, französischer Sachverständiger und Gutachter in medizinischen Schadenersatzprozessen, schrieb zu diesem Thema:

»Die Pharmaindustrie hat nicht nur die Macht, Fachleute mit Geld oder anderen Gefälligkeiten an sich zu binden, sondern sie kann auch

> Wissenschaftler ausbilden und fördern, die dann als Berater für Zulassungsbehörden und akademische Einrichtungen tätig sind.« (Girard 2004)

Der bereits zitierte Peter C. Gøtzsche formuliert es wieder noch drastischer:

> »Leider können Sie Ihrem Arzt auch nicht vertrauen. Das Wissen, das Ärzte über Medikamente haben, wurde von der Pharmaindustrie sorgfältig zusammengestellt und manipuliert, und die Ärzte wissen viel zu wenig über Nebenwirkungen von Medikamenten. Sie sind auf sich alleine gestellt.« (Gøtzsche 2023)

Das Sponsoring von staatlichen Institutionen durch Pharmaunternehmen ist ebenfalls gang und gäbe. Mit 61 Millionen Euro sammelte das Bundesgesundheitsministerium (BGM) in den Jahren 2013 und 2014 einen Großteil der privaten Sponsorleistungen für die Bundesverwaltung ein, angeblich für bundesweite Plakataktionen. Man fragt sich, warum Behörden private Gelder annehmen und sich damit dem Verdacht der Einflussnahme aussetzen. 2019 und 2020 erhielt das BGM Geld- und Sachleistungen im Wert von über 132 Millionen Euro vor allem »zur Bewältigung der Coronapandemie«, darunter 400 000 Euro von Sanofi-Aventis und 351 000 Euro von AstraZeneca. Der US-Pharmagigant Gilead spendete Arzneimittel – vermutlich Remdesivir – im Wert von 5,3 Millionen Euro. Zudem bekam das BGM »Gutscheine zur Platzierung von Informationen« von Twitter, LinkedIn, Google und Facebook, wohl um seine Sicht der Dinge effektiver zu verbreiten. Transparency International kritisierte grundlegend, dass die Bundesregierung an der Praxis von Sponsoring und Spenden festhält. »Generell ist es kritisch zu sehen, wenn staatliche Aufgaben durch externe Private finanziert werden.« (ApoAdhoc 2021)

Das Berliner *Robert Koch-Institut* (RKI), das dem Bundesgesundheitsministerium unterstellt und für Infektionskrankheiten und Impfungen zuständig ist, pflegt enge Beziehungen zu Pharmaherstellern und erhält auch regelmäßig Zuwendungen von der *Bill & Melinda Gates Foundation*, Großaktionär bei Pfizer und BioNTech, in den Jahren 2019 und 2021 zum Beispiel 750 000 Dollar für »Forschungs- und Lernmöglichkeiten« sowie die Impfstoffentwicklung (DWN 2022).

Impfnebenwirkungen

Welche Risiken haben Impfungen?

So wie es kein Medikament ohne Nebenwirkungen gibt, können auch Impfstoffe Schaden anrichten. Ihre Verabreichung ist nur dann zu rechtfertigen, wenn im Gegenzug ein größerer möglicher Schaden vermieden werden kann. Zu einer Impfaufklärung gehört daher in erster Linie die Information, wie häufig und gefährlich die Krankheit ist, die verhindert werden soll. Zum Zweiten ist wichtig zu wissen, wie gut der Impfstoff wirkt, wie viele Menschen geimpft werden müssen, um einen schwereren Krankheitsfall zu verhindern. Drittens ist das mögliche Risiko schwerer Nebenwirkungen zu berücksichtigen.

Zu den leichteren und häufigeren Impfreaktionen gehören Rötung oder Schwellung an der Impfstelle, Fieber oder Krankheitsgefühl. Stärkere Impfreaktionen sind Impfabszesse, akute Gelenkbeschwerden und allergische Reaktionen von Nesselfieber über Asthmaanfälle bis hin zum allergischen Schock.

Impfkomplikationen sind noch schwerwiegender und können bleibende Schäden hinterlassen, also Impfschäden, oder auch in chronische Krankheiten münden. Hierunter fallen Erkrankungen des Nervensystems (Nervenentzündungen, Guillain-Barré-Syndrom, Meningitis, Enzephalitis, Multiple Sklerose [MS] und so weiter) und Autoimmunerkrankungen wie makrophagische Myofasziitis, rheumatische Erkrankungen oder Blutplättchenmangel.

In den Beipackzetteln der Impfstoffe, die man auch im Internet einsehen kann, werden mögliche Nebenwirkungen aufgeführt, die während der Zulassungsstudien oder im Meldesystem aufgefallen sind. Die Häufigkeit wird eingeteilt in:

- Sehr selten: Die Nebenwirkung tritt in weniger als 0,01 Prozent der Fälle auf, das heißt seltener als bei einem von 10 000 Behandelten.

- Selten: Die Nebenwirkung tritt in mehr als 0,01 Prozent und in weniger als 0,1 Prozent der Fälle auf, das heißt bei zwischen einem und zehn von 10 000 Behandelten.
- Gelegentlich: Die Nebenwirkung tritt in mehr als 0,1 Prozent und in weniger als 1 Prozent der Fälle auf, das heißt bei mehr als einem bis zehn von 1000 Behandelten.
- Häufig: Die Nebenwirkung tritt in mehr als 1 Prozent und in weniger als 10 Prozent der Fälle auf, das heißt bei mehr als einem und weniger als zehn von 100 Behandelten.
- Sehr häufig: Die Nebenwirkung tritt in mehr als 10 Prozent der Fälle auf, das heißt bei mehr als einem von zehn Behandelten.

Wie es zu Impfreaktionen oder -komplikationen kommt, ist bisher nur teilweise geklärt. Impfschäden lassen sich nicht durch Laboruntersuchungen beweisen. Mögliche Mechanismen sind:

- toxische oder immunologische Reaktionen, unter anderem durch Aluminiumhilfsstoffe oder andere Nanopartikel,
- allergische Reaktionen vom Sofort- oder verzögerten Typ durch Impfbestandteile wie Gelatine, Hühnereiweiß, Hefe, Antibiotika oder Aluminium.
- Autoimmunreaktionen. Ursache ist ein Zusammenspiel aus genetischer Veranlagung und äußeren Faktoren. Durch eine zufällige strukturelle Ähnlichkeit des Impfantigens mit Körpergewebe kann es dazu kommen, dass das Abwehrsystem körpereigenes Gewebe nicht mehr toleriert, sondern angreift.

Bekannte Impfreaktionen oder -komplikationen sind:

- Tetanus- und Diphtherieimpfung: Nervenentzündungen, Gehirnentzündung, Thrombose, Nierenentzündung (Nephritis), allergischer Schock;
- Keuchhustenimpfung: Gehirnentzündung, Nervenentzündungen, Nierenerkrankung (Nephrose);
- Grippeimpfung: allergische Reaktionen, Nervenentzündungen, Blutgefäßentzündung, Blutgerinnungsstörungen (Thrombozytopenie);

- FSME-Impfung: Nervenentzündungen, allergische Reaktionen;
- mRNA-Impfstoffe: Lymphknotenentzündungen, allergische Reaktionen, Herzmuskelentzündung, Nervenentzündungen und Lähmungen, Leberentzündungen, Zyklusstörungen, Blutgerinnungsstörungen, Thrombosen und vieles mehr.

Nicht als Impfschaden anerkannt werden Krankheiten, die in größerem zeitlichem Abstand zu Impfungen auftreten und/oder bei denen der wissenschaftliche Nachweis eines direkten Zusammenhangs mit bestimmten Impfungen fehlt. Dazu gehören allergische oder Autoimmunkrankheiten. In der medizinischen Literatur gibt es allerdings zahlreiche Hinweise darauf, dass Impfungen bei genetisch anfälligen Menschen Autoimmunerkrankungen zum Ausbruch bringen oder ihren Verlauf ungünstig beeinflussen können. Die Impfstoffe gegen COVID-19, Hepatitis B, humane Papillomaviren und Grippe sind dabei die Spitzenreiter. Im Einzelfall ist der Zusammenhang mit einer Impfung in aller Regel nicht zu beweisen.

Dramatisch ist beispielsweise das Guillain-Barré-Syndrom, eine akute entzündliche Erkrankung des peripheren Nervensystems mit mehr oder weniger kompletter schlaffer Lähmung. Die Zeit zwischen dem ursächlichen Ereignis wie Infekt oder Impfung bis zum Ausbruch beträgt Wochen bis Monate. Die Krankheit dauert Wochen, und nach der Rückbildung können Restschäden bleiben. Zu Verdachtsmeldungen kommt es am häufigsten nach den Impfungen gegen Grippe, Hepatitis B, Masern, COVID-19 und FSME. Beim *Paul-Ehrlich-Institut* gingen zwischen 2001 und 2017 507 Verdachtsmeldungen ein, von 2018 bis 2023 – ohne COVID-19-Impfstoffe – weitere 173 (PEI 2024). COVID-Impfstoffe führten in den ersten acht Anwendungsmonaten (Dezember 2020 bis August 2021) zur Meldung von 214 Fällen (BfArM 2023).

Das sehr seltene Krankheitsbild der akuten disseminierten Enzephalomyelitis (ADEM) wird vor allem nach den Impfungen gegen Grippe, HPV und COVID-19 beobachtet. Es handelt sich um eine autoimmune Entzündung von Gehirn und Rückenmark mit Lähmungen, Sensibilitätsstörungen, Krampfanfällen oder auch

Bewusstseinsstörungen. In der Mehrzahl der Fälle heilt die Erkrankung aus. Zwischen 2001 und 2017 gab es 263 Verdachtsmeldungen an das *Paul-Ehrlich-Institut.*

In zeitlichem Zusammenhang mit Impfungen werden immer wieder auch Todesfälle gemeldet. Als Ursachen fataler Impfreaktionen kommen infrage: allergischer Schock, Herzmuskelentzündung oder schwer verlaufende neurologische Komplikationen wie Krampfanfälle, Guillain-Barré-Syndrom und Enzephalitis (Miller 2015).

Insbesondere die COVID-19-Impfung kann tödlich verlaufende Ereignisse wie Schlaganfall, Lungenembolie oder Herzstillstand verursachen. Nach einer Analyse vom September 2022 verzeichnete die US-amerikanische VAERS-Datenbank 31 071 gemeldete Todesfälle nach mRNA-Impfungen, davon 30 Prozent innerhalb der ersten drei Tage nach der Impfung (Tt 2022b). Bis August 2022 listete die Europäische Zulassungsbehörde EMA 26 152 gemeldete Todesfälle im Zusammenhang mit COVID-19-Impfstoffen auf (Tt 2022a).

Leider gibt es noch viel zu wenig Forschung über die Höhe des Risikos und die Entstehungsmechanismen von Impfkomplikationen und schon gar nicht zu möglichen unerwünschten Langzeitfolgen.

Nebenwirkungen von Impfungen sind nicht nur für die Betroffenen von Bedeutung, sondern auch für die Gemeinschaft der Versicherten, denn die Kosten durch Arzt- und Krankenhausbesuche, Arbeitsausfall und Entschädigung sind beträchtlich, werden aber in Kosten-Nutzen-Analysen von Impfungen nicht berücksichtigt.

Der US-amerikanische »Impfpapst« Stanley A. Plotkin schrieb im Juli 2024 mit einigen seiner Kollegen, anscheinend beeindruckt durch die Nebenwirkungen der COVID19-Impfung und die dadurch wachsende Impfskepsis:

> »Die Öffentlichkeit möchte, dass die Gesundheitsbehörden seltene, aber schwerwiegende Nebenwirkungen abmildern und verhindern, die nicht mehr selten erscheinen, wenn Millionen oder Milliarden von Menschen geimpft werden. [...] Nach der Zulassung sind Studien erforderlich, um das Sicherheitsprofil eines neuen Impfstoffs voll-

ständig zu charakterisieren, da klinische Studien vor der Zulassung nur begrenzte Stichprobengrößen, Nachbeobachtungszeiten und eine heterogene Studienpopulation aufweisen. Es ist von entscheidender Bedeutung, unerwünschte Ereignisse nach Impfungen (AEFIs) zu erforschen, die in klinischen Studien nicht beobachtet wurden, um festzustellen, ob sie ursächlich oder zufällig mit der Impfung zusammenhängen. Wenn sie durch Impfstoffe verursacht werden (Impfstoffnebenwirkungen), müssen das der Impfung zuzuschreibende Risiko und der biologische Mechanismus ermittelt werden. Eine solche Forschung ermöglicht die Entwicklung sichererer Impfstoffe und die Definition von Kontraindikationen von Impfungen und Entschädigungen, die für Impfschäden angeboten werden sollten.« (Salmon 2024)

Das Nutzen-Risiko-Verhältnis einer Impfung professionell abzuwägen und den Patienten dazu zu beraten, ist Aufgabe des Arztes. Er darf die Impfung nur nach einer informierten Einwilligung des Patienten verabreichen. Bei einem guten Vertrauensverhältnis zwischen Arzt und Patient hat die Stellungnahme des Arztes einen großen Einfluss auf die Impfentscheidung.

Kontraindikationen zu Impfungen

Unter bestimmten Bedingungen sollte Abstand von einer Impfung genommen werden, um die Gefahr einer Impfkomplikation zu vermeiden:

- Eine Impfung sollte verschoben werden, wenn die zu impfende Person nicht gesund ist oder Anzeichen einer beginnenden Krankheit zeigt.
- Hat nach einer Impfung eine stärkere Impfreaktion stattgefunden, so sollte dieser Impfstoff bis zur Klärung des Zwischenfalls nicht noch einmal eingesetzt werden (dies beurteilt die STIKO anders).
- Bei bekannten Allergien gegen Impfinhaltsstoffe (zum Beispiel Antibiotika, Hühnereiweiß, Hefe) muss auf Impfstoffe ohne diese Allergene ausgewichen oder auf die Impfung verzichtet werden.

- Impfstoffe sollten nicht weniger als eine Woche vor einer geplanten Operation verabreicht werden. Nach einer Operation sollte der Impfabstand mindestens zwei Wochen betragen. Hierbei geht es in erster Linie darum, dass Impfreaktionen nicht mit Operationskomplikationen verwechselt werden.

Auffrischungsimpfungen können verschoben werden, ohne dass vorher gegebene Impfungen »ungültig« werden. Jede Impfung gilt, egal, wie lange sie her ist.

Aufklärung vor Impfungen

Jeder Arzt hat vor der Durchführung einer Impfung die Pflicht, über die jeweilige Krankheit und die Impfung aufzuklären. Die Einwilligung in eine Impfung kann nur der vollständig informierte Patient wirksam erteilen. Die Zahl der Schadenersatzprozesse gegen Ärzte wegen unzureichender Aufklärung vor medizinischen Maßnahmen wird auf 6000 bis 10000 pro Jahr geschätzt.
Die STIKO spezifiziert die Impfaufklärung folgendermaßen:

»Die Impfleistung des Arztes umfasst neben der Impfung:
- Informationen über den Nutzen der Impfung und die zu verhütende Krankheit,
- Hinweise auf mögliche unerwünschte UAW [= Nebenwirkungen, d. Verf.] und Komplikationen,
- Erheben der Anamnese und der Impfanamnese einschließlich der Befragung über das Vorliegen möglicher Kontraindikationen,
- Feststellen des aktuellen Gesundheitszustands zum Ausschluss akuter Erkrankungen,
- Empfehlungen über Verhaltensmaßnahmen im Anschluss an die Impfung,
- Aufklärung über Beginn und Dauer der Schutzwirkung,
- Hinweise zu Auffrischungsimpfungen,
- Dokumentation der Impfung im Impfausweis beziehungsweise Ausstellen einer Impfbescheinigung.« (RKI 2024)

Eine lange Liste, die im Praxisalltag kaum je abgearbeitet werden kann. Bei neuartigen wie etwa mRNA-Impfstoffen sind die gesetzlichen Anforderungen an eine Aufklärung noch höher:

> »Je weniger gesicherte Informationen über die Folgen der Gabe bzw. Verabreichung einer Arznei vorliegen, desto größer sind die – nach § 630f BGB zur Meidung der Folgen des § 630h III BGB zudem dokumentationspflichtigen – Aufklärungs- und Erläuterungsaufgaben des Arztes vor ihrem Einsatz im konkreten Einzelfall.« (Gebauer und Gierhake 2023)

Ein Ausweg aus dem Dilemma könnte beispielsweise darin bestehen, dass impfende Ärzte ihr Unwissen über Nutzen und Risiken des Eingriffs mit dem Patienten teilen und dieser schriftlich auf eine weitere Aufklärung verzichtet (Rieg 2023). Gerade während des Impffeldzugs gegen COVID-19 fand Aufklärung so gut wie gar nicht statt.
Der Impfarzt soll weiterhin »Gelegenheit geben, Fragen und Unklarheiten in einem Gespräch mit der zu impfenden Person oder den Eltern beziehungsweise Sorgeberechtigten zu beantworten«. Der Patient sollte »nicht unter Entscheidungsdruck gesetzt werden«. Der impfende Arzt ist verpflichtet, Aufklärungen, Einwilligungen und gegebenenfalls Ablehnungen von Impfungen in der Patientenakte zu dokumentieren (RKI 2018).
Die Impfaufklärung muss »verständlich« sein. Nach dem Patientenrechtegesetz von 2013 ist vor jeder Impfung eine mündliche Aufklärung Pflicht. Es reicht nicht aus, schriftliche Informationsblätter auszuhändigen und für Nachfragen zur Verfügung zu stehen.

Wird die Impfung ohne rechtswirksame Einwilligung durchgeführt, ist der Eingriff rechtswidrig mit der Folge, dass der Impfarzt für eventuelle Impfschäden Schadenersatz und Schmerzensgeld zahlen muss.

Jede durchgeführte Impfung muss im Impfausweis dokumentiert werden – einschließlich der Bezeichnung und der Chargennummer des Impfstoffs. Dies kann Ermittlungen erleichtern, wenn Fragen zur Wirksamkeit oder Sicherheit bestimmter Impfstoffe aufkommen sollten, und ist auch wichtig bei einem Antrag auf Anerkennung eines Impfschadens.

Die Erforschung von Nebenwirkungen vor der Zulassung eines Impfstoffs

Was die Erforschung von Impfnebenwirkungen vor der Zulassung eines Impfstoffs anbelangt, werden die Ärzte und vor allem die Patienten von den Herstellern, den Gesetzgebern und den Zulassungsbehörden im Stich gelassen. Es gibt keine gesetzlichen Vorgaben, wie umfassend und detailliert die Impfstoffhersteller die Risiken ihrer Produkte untersuchen und dokumentieren müssen.
Praktisch alle Zulassungsstudien münden in die lapidare Feststellung, der Impfstoff sei wirksam und sicher. Die Details, die sogenannten Rohdaten, bleiben in aller Regel unter Verschluss, sodass die Daten in den veröffentlichten Studien nicht wirklich überprüft werden können.
In Paragraf 25 Absatz 8 des deutschen Arzneimittelgesetzes (AMG) heißt es: »Die zuständige Bundesoberbehörde [erteilt] die Zulassung entweder auf Grund der Prüfung der eingereichten Unterlagen oder auf Grund eigener Untersuchungen oder auf Grund der Beobachtung der Prüfungen des Herstellers.« Die Behörden wählen durchgängig den einfachsten und billigsten Weg und entscheiden nach Aktenlage – also nach Durchsicht der eingereichten Impfstudien der Pharmaindustrie.
Fakt ist allerdings: Auch bei korrektem Vorgehen können die üblichen Studien wegen der zu geringen Zahl von Probanden seltene Impfnebenwirkungen nicht erfassen. Komplikationen fallen nur auf, wenn sie häufig sind und etwa bei mehr als 1 Prozent der Impflinge auftreten. Die dänische Impfforscherin Christine Stabell Benn schreibt:

»Wenn beispielsweise ein Impfstoff in einem von 10 000 Fällen eine schwerwiegende unerwünschte Reaktion hervorruft, wäre eine Studie mit 30 000 Probanden erforderlich, um mit einer Wahrscheinlichkeit von 95 % auch nur einen Fall zu entdecken.« (Stabell Benn 2023)

Impfstudien stehen zudem unter Zeitdruck und haben in der Regel eine zu kurze Laufzeit. Sie sind nicht geeignet, Nebenwirkungen aufzudecken, die erst nach Wochen oder gar Monaten auftreten. Es werden letztlich nur Akutereignisse wie Fieber, Muskelschmerzen oder allergische Sofortreaktionen registriert, und aus der Harmlosigkeit oder Seltenheit dieser Ereignisse wird dann der Schluss gezogen, der Impfstoff sei »sicher«.

Bei den meisten Untersuchungen von Impfnebenwirkungen fehlen ungeimpfte Vergleichsgruppen.

Neue Impfstoffe werden fast ausschließlich gegen ältere Impfstoffe getestet, bestenfalls gegen Scheinplacebos, die die Zusatzstoffe enthalten. Daher ist unbekannt, wie häufig etwa autoimmune oder neurologische Erkrankungen mit und ohne Impfung vorkommen. Es fehlt die Eichung.

Bei der Datenerhebung der Hersteller zu möglichen Nebenwirkungen gibt es zudem viel Spielraum für Interpretation und Manipulation. Meist wird nur das protokolliert, was nach Auffassung der Studienleiter einen Zusammenhang mit der Impfung haben könnte. Manches wird willkürlich als schon vorher bestehendes gesundheitliches Problem der Probanden eingestuft. Die Bewertung vieler Medikamente und Impfstoffe würde ohne derartige Verzerrungen anders ausfallen.

Zeitlich verzögert auftretende Nebenwirkungen finden ohnehin keinen Eingang in die Kataloge anerkannter Impfnebenwirkungen. Neurologische oder autoimmune Erkrankungen können eine Vorlaufzeit von Monaten oder Jahren bis zu ihrem Ausbruch haben.

Dänische Impfexperten empfehlen dringend, bei der Zulassung jedes neuen Impfstoffs die Auswirkungen auf die allgemeine Gesundheit – Erkrankungsraten und Sterblichkeit – zu untersuchen. Sie schlagen ein neues Protokoll für Impfstudien vor: große Probandengruppen, Vergleichsgruppe mit echtem Placebo (Kochsalz), Laufzeit über mindestens zwölf Monate, detaillierte Überwachung durch die Zulassungsbehörden. Nur so könne die Glaubwürdigkeit von Impfprogrammen erhalten bleiben (Stabell Benn 2023).

Es ist ein Skandal, dass es bis heute keine öffentlich geförderte systematische Risikoforschung zum Thema »langfristige Impffolgen« gibt.

Die Erfassung von Nebenwirkungen nach der Zulassung

Ist ein Impfstoff erst einmal auf dem Markt, ist das Bekanntwerden von Nebenwirkungen in erster Linie von den »Anwendern«, also den Impfärzten abhängig. In vielen Ländern gibt es hierzu ein passives Meldesystem, bei dem Ärzte aufgefordert sind, mögliche unerwünschte Impffolgen an eine zentrale Stelle zu melden.

In den USA heißt dieses Meldesystem VAERS. Pro Jahr werden durchschnittlich 40 000 bis 50 000 Ereignisse gemeldet. Etwa 8 Prozent davon werden als ernst eingestuft – das bedeutet schwere oder lebensbedrohliche Erkrankungen, Krankenhausaufnahmen, bleibende Behinderungen und auch Todesfälle (Almadani und Alshammar 2022). Gerade im Fall der COVID-19-Impfung wurde dem US-Meldesystem in einem investigativen Artikel des *British Medical Journal* völliges Versagen attestiert (Block 2023).

Auch in Deutschland gibt es ein passives Spontanerfassungssystem, das seit 2001 auf einer Meldepflicht für Angehörige von Heilberufen, also Ärzten und Heilpraktikern, beruht. Bei der bekannt schlechten Meldemoral ist es jedoch ein äußerst bescheidenes Instrument:

Die Erfassungsquote für unerwünschte Arzneimittelnebenwirkungen liegt vermutlich nur bei 5 bis 10 Prozent.

In den ersten sechzehn Jahren seines Bestehens wurden im deutschen Meldesystem knapp 38 000 Nebenwirkungen nach Impfungen gemeldet, also etwa 2300 pro Jahr. In den USA werden demnach mehr als dreimal so viele Impfkomplikationen pro Einwohner gemeldet wie in Deutschland. In den Niederlanden wurden nach COVID-19-Impfungen sogar achtzehnmal so viele Impfreaktionen registriert (Walach 2021).

Ein Grund für die schlechte Meldemoral dürfte sein, dass Ärzte mit einer Meldung offenbaren, sie haben dem Impfling möglicherweise geschadet. Sie fürchten vielleicht, sie könnten das Vertrauen in die ärztliche Kunst im Allgemeinen und in die Impfempfehlungen im Besonderen untergraben. Auch erfordert die Meldung Arbeit und Zeit: das Blättern im Impfausweis, die Durchsicht der Krankenakte, das Ausfüllen und Versenden von Formularen – und alles zum Nulltarif, denn es gibt dafür keine Ziffer in der Gebührenordnung.

In vielen Fällen wird auch einfach kein Zusammenhang zwischen Impfung und möglicher Nebenwirkung hergestellt. Es muss ja erst einmal überhaupt daran gedacht werden, dass eine Krankheit Folge einer Impfung sein könnte, und das geschieht umso seltener, je mehr Zeit seit der Impfung verstrichen ist. So wurde das Risiko einer Herzmuskelentzündung bei jungen Männern infolge einer COVID-19-Impfung erst Monate nach Beginn der Impfkampagne von offizieller Seite bestätigt und hatte bis dahin schon bei Hunderttausenden zu einer chronischen Herzerkrankung geführt. Ebenso verzögert wurde 2010 bekannt, dass der damals verwendete Grippeimpfstoff Pandemrix zu Narkolepsie führen konnte.

Die Nebenwirkungsrate von Impfungen »hängt von der Intensität ab, mit der versucht wird, solche Fälle zu finden« (Forsey 1994). Die große Diskrepanz zwischen passiver Meldung und aktiver Überwachung zeigte sich nach Einführung eines Grippeimpfstoffes in der Schweiz: Auf direkte Nachfrage bei Impfärzten ergaben sich 23-mal mehr Gesichtsnervenlähmungen, als vorher »passiv« gemeldet worden waren (Mutsch 2004). Die Rate schwerer Nebenwirkungen der COVID-19-Impfstoffe wurde vom *Paul-Ehrlich-Institut* mit 0,2 : 1000 angegeben, während eine Studie der

Charité auf eine Rate von 8:1000 kam, vierzigmal höher (MDR 2022).

Bisweilen weigern sich Impfärzte oder Krankenhausärzte trotz des Drängens Betroffener, Verdachtsfälle von Impfnebenwirkungen zu melden. Die Strategie ist eindeutig: Durch die nicht erfolgte Meldung und Anerkennung von Impfnebenwirkungen sollen den Impfskeptikern die Argumente bereits an der Quelle entzogen werden. Da im Infektionsschutzgesetz-Paragrafen 73 das Unterlassen einer Meldung mit einer Strafe von bis zu 25000 Euro belegt ist, sind Betroffene in solchen Fällen nicht völlig wehrlos.

Alles in allem sind Spontanerfassungssysteme nicht in der Lage, Häufigkeiten von Impfreaktionen zu berechnen oder den Zusammenhang zwischen Impfung und möglichen Folgeerkrankungen zu klären. Dies wäre Aufgabe der Zulassungsstudie.

Es gibt kaum wissenschaftlich fundierte Angaben zur Häufigkeit von Impfnebenwirkungen.

In den Impfempfehlungen der STIKO heißt es lapidar: »Moderne Impfstoffe sind gut verträglich; unerwünschte Arzneimittelwirkungen (UAW) werden nur in sehr seltenen Fällen beobachtet.« (RKI 2024)

Nach der Zulassung und massenhaften Anwendung neuer Impfstoffe wäre eine aktive, »aufsuchende« Überwachung dringend notwendig. Dies erfordert die Registrierung und Nachbeobachtung einer möglichst großen Zahl von Impflingen in einem gebotenen Umfang, etwa in einer bestimmten Anzahl von Referenzpraxen, über einen längeren Zeitraum. Ein solches Überwachungssystem ist aufwendig und teuer, könnte aber durch einen Forschungsfonds finanziert werden, in den die Impfindustrie einzahlt. Bislang können die Zulassungsbehörden von den Herstellern nur dann eine Studie nach der Zulassung (Phase-IV-Studie) einfordern, wenn offensichtliche Zweifel an der Wirksamkeit und Sicherheit eines Impfstoffs bestehen.

Die Meldepflicht von Verdachtsfällen einer Impfnebenwirkung

Das deutsche Infektionsschutzgesetz schreibt im Paragraf 6 Absatz 1 Ärzten und Heilpraktikern bei Verdacht auf eine Impfkomplikation zwingend die Meldung an das örtliche Gesundheitsamt vor. Dies sollte unverzüglich, möglichst innerhalb von 24 Stunden, erfolgen. Meldungen sind grundsätzlich auch elektronisch oder per Fax möglich.

Das Gesundheitsamt leitet die Meldung anonym an die Bundesoberbehörde *Paul-Ehrlich-Institut* weiter. Zudem hat es die Aufgabe, Betroffene über die Entschädigungsregelungen zu informieren.

Für Ärzte besteht zusätzlich eine Meldepflicht an die Arzneimittelkommission der Deutschen Ärzteschaft, an die eine anonymisierte Kopie des Meldebogens geschickt werden kann. Im Interesse einer objektiven und kritischen Verwertung von Informationen ist auch eine Meldung an die medizinische Fachzeitschrift *arznei-telegramm* (AT) zu empfehlen.

Die Verpflichtung, bereits den »Verdacht« zu melden, bezweckt eine frühestmögliche Einschätzung, ob durch den Impfstoff vielleicht auch noch weitere Personen gefährdet sind. Dabei können auch Einzelfälle von Bedeutung sein: Bereits zwei gleichlautende Meldungen ungewöhnlicher Reaktionen können dazu führen, dass eine Überprüfung eingeleitet wird.

Nicht meldepflichtig sind vorübergehende Lokal- und Allgemeinreaktionen, die das übliche Ausmaß nicht überschreiten und als Ausdruck der Auseinandersetzung des Organismus mit dem Impfstoff anzusehen sind. Hierzu gehören zum Beispiel eine Rötung, Schwellung oder Schmerzhaftigkeit an der Injektionsstelle über wenige Tage, Fieber unter 39,5 °C oder leichtes Krankheitsgefühl. Ausgenommen von der Meldepflicht sind auch Krankheitserscheinungen, denen offensichtlich eine andere Ursache als die Impfung zugrunde liegt.

Nicht nur Angehörige der Gesundheitsberufe, sondern auch Patienten selbst können und sollen Verdachtsfälle von Nebenwirkungen melden.

In den Packungsbeilagen ist ein Standardtext aufgenommen, wonach die Patienten ausdrücklich aufgefordert werden, jeden Fall einer Nebenwirkung ihren Ärzten, Apothekern oder unmittelbar den zuständigen Bundesoberbehörden *Bundesinstitut für Arzneimittel und Medizinprodukte (BfArM)* oder *Paul-Ehrlich-Institut (PEI)* zu melden. Die Meldung kann in jeder Form erfolgen, auch elektronisch.
In Österreich müssen unerwünschte Impfnebenwirkungen vom Arzt an das *Bundesamt für Sicherheit im Gesundheitswesen* (BASG) gemeldet werden. Die entsprechenden Meldebögen sind beim *Bundesamt für Sicherheit und Gesundheitswesen* erhältlich. Seit 2013 können auch Betroffene selbst mögliche Impfreaktionen melden.
In der Schweiz sind außergewöhnliche Impfnebenwirkungen ebenfalls meldepflichtig. Die Meldung erfolgt durch den Impfarzt an den Kantonsarzt und von diesem an das *Bundesamt für Gesundheit*. Auch Betroffene können Meldung erstatten.

Die Meldestatistik von Impfnebenwirkungen

Bis 2022 veröffentlichte das *Paul-Ehrlich-Institut* auf seiner Website die dort gemeldeten Verdachtsfälle von Impfnebenwirkungen.

Seit März 2022 ist der Zugang zu den Daten des *PEI* nicht mehr möglich.

Das *PEI* erklärte, aus Gründen der Datensicherheit würden die gemeldeten Zwischenfälle künftig nur noch in die Datenbank *EudraVigilance* der europäischen Arzneimittelbehörde *EMA (European Medicines Agency)* eingespeist (www.adrreports.eu). Die Möglichkeiten einer Recherche sind durch die Unhandlichkeit dieser Datenbank deutlich eingeschränkt.
Von 2001 bis 2021 wurden dem *PEI* jährlich durchschnittlich 2300 Fälle möglicher Impfreaktionen gemeldet. Unter den 37 866 Meldungen von Januar 2001 bis Juni 2017 waren 20 215 »schwerwie-

gende« Fälle, darunter 357 Todesfälle, 573 bleibende Schäden und 10 917 Fälle mit unklarem Ausgang. Es handelte sich durchwegs um Verdachtsfälle, aus denen letztlich kein Beweis für den Zusammenhang zwischen Ursache (Impfung) und Wirkung (Impfnebenwirkung) abgeleitet werden konnte.
Da es sich um Spontanmeldungen mit einer wahrscheinlich erheblichen Untererfassung handelt und auch die Zahl der verimpften Impfdosen letztlich nicht genau bekannt ist, kann aus den Daten keine Risikoberechnung abgeleitet werden.
Die Kassenärztliche Bundesvereinigung gab auf eine Anfrage im Bundesgesundheitsausschuss hin bekannt, dass in den Jahren von 2016 bis 2020 67 000 bis 77 000 Patienten einen Vertragsarzt wegen Verdachts auf eine Impfnebenwirkung aufgesucht hatten. 2021, im Jahr der Einführung der COVID-19-Impfung, waren es fast 2,5 Millionen (ET 2022).
Häufen sich bestimmte Komplikationen nach bestimmten Impfstoffen, kann dies ein »Alarmsignal« hervorrufen, das weitere Untersuchungen zur Folge hat. In der Vergangenheit führten solche »Signale« allerdings meist dazu, dass man sich nach Gesprächen mit den Impfstoffherstellern zu einer abwartenden Haltung entschloss.

Impfschäden

Nach Angaben der *Nationalen Lenkungsgruppe Impfen* von 2020 wurden zwischen 2009 und 2019 2135 Anträge auf Anerkennung als Impfschaden gestellt – circa 200 pro Jahr – und 306 anerkannt (14 Prozent der Anträge, circa 28 pro Jahr), wobei Angaben zur Schwere der Schäden nicht veröffentlicht sind (NaLi 2024).
Die Anerkennung von Impfschäden durch die COVID-19-Impfung verläuft besonders schleppend, da die Impfstoffhersteller durch die EU-Verträge komplett aus der Haftung entlassen wurden und daher der Staat bemüht ist, Schadenersatzklagen abzuwehren. Bis Januar 2024 wurden nur 467 von 11 827 Anträgen auf Schadenersatz anerkannt, das waren 4 Prozent. Überwiegende Diagnosen waren Herzmuskelentzündungen, Sinusvenenthrombo-

sen und das Guillain-Barré-Syndrom, vereinzelt auch Todesfälle (tagesschau 2024).

Angesichts der schlechten Meldemoral und der Schwierigkeiten im Anerkennungsverfahren repräsentieren diese Zahlen nur einen Teil der tatsächlichen Impfschäden. Spätschäden bleiben im Melde- und Anerkennungsverfahren von vornherein unberücksichtigt, da sie den engen zeitlichen Rahmen überschreiten, innerhalb dessen eine Anerkennung als Impfschaden möglich ist.

Um Impfungen sicherer zu machen und Impfempfehlungen eine höhere Akzeptanz zu verleihen, sind folgende Voraussetzungen unerlässlich:

- Die Interessenkonflikte aller Personen, die mit Impfforschung und öffentlichen Aufgaben im Impfbereich betraut sind, sind offenzulegen. Für öffentliche Ämter müssen Personen gewählt werden, die frei von solchen Konflikten sind.
- Auch Impfstudien, die für das Produkt oder den Auftraggeber ungünstig ausfallen, müssen veröffentlicht werden.
- Voraussetzung für die vollständige Zulassung von Impfstoffen sollte die mehrmonatige Beobachtung der Gesundheit aller Geimpften und einer mit einem echten Placebo »geimpften« Kontrollgruppe sein.
- Wegen der begrenzten Aussagekraft von Studien vor der Impfstoffzulassung müssen die Nebenwirkungen von neuen Impfstoffen auch nach der Zulassung intensiv überwacht werden. Ein passives Meldesystem ist hierfür nicht geeignet, sondern nur ein aktives Überwachungssystem, das von einem unabhängigen Institut organisiert wird – nicht jedenfalls vom *Paul-Ehrlich-Institut*, das als Zulassungsbehörde einem Interessenkonflikt unterliegt.

Was tun bei Impfschadensverdacht?

In Deutschland muss jeder Arzt bei Verdacht auf eine Impfkomplikation oder bei einer auffälligen Häufung von Impfreaktionen das zuständige Gesundheitsamt und die Arzneimittelkommission der

Deutschen Ärzteschaft unterrichten. Die Meldung sollte möglichst auch an das *Paul-Ehrlich-Institut* und an das *arznei-telegramm* erfolgen, da vor allem Letzteres die Daten sehr transparent auswertet und veröffentlicht.

Wichtig ist die genaue Dokumentation des Hergangs: der Impftag, der Impfstoff mit Chargennummer, der Eintritt und Ablauf von Krankheitserscheinungen, die eventuellen Folgen und so weiter. Formblätter kann man aus dem Internet (zum Beispiel bei www.pei.de) herunterladen.

Ein Impfschaden ist in den seltensten Fällen mit Sicherheit zu diagnostizieren. Voraussetzung für den Entschädigungsanspruch ist die Wahrscheinlichkeit des ursächlichen Zusammenhangs. Daher müssen andere mögliche Ursachen für den Schaden ausgeschlossen werden, bevor er als Impfschaden anerkannt werden kann. Möglicherweise muss dem Patienten Blut entnommen und zur Analyse eingesandt werden. Auch eine Krankenhauseinweisung kann zur Diagnostik notwendig sein. Nicht zuletzt geht es um den Ausschluss und auch die Therapie von Erkrankungen, die einen Impfschaden vortäuschen können.

Wenn jemand durch eine empfohlene Impfung körperlich oder seelisch geschädigt worden ist, erhalten er oder seine Hinterbliebenen dieselben Leistungen, die für Kriegsopfer vorgesehen sind, bei Krankheit oder Behinderung eine Geldrente und Leistungen der Heil- und Krankenbehandlung. Maßgeblich für die Höhe der jeweiligen Leistung ist der Grad der Schädigungsfolgen. Geschädigte bekommen je nach Schwere der Schädigung zwischen 164 und 854 Euro pro Monat. Dieser Betrag kann aufgestockt werden, etwa durch eine sogenannte Ausgleichsrente oder durch einen einkommensabhängigen Berufsschadensausgleich.

Wer Ansprüche geltend machen will, muss einen entsprechenden (kostenlosen) Antrag an das zuständige Versorgungsamt stellen.

Dies kann zunächst auch formlos geschehen, ein offizielles Antragsformular wird dann zugesandt. Das ausgefüllte Formular kann per Post an das Versorgungsamt übersandt oder bei allen anderen Sozialleistungsträgern, etwa bei der Krankenkasse oder dem Rentenversicherungsträger, abgegeben werden. Bei Bedarf helfen die Mitarbeiter der jeweiligen Dienststellen beim Ausfüllen. Über Rechte und Ansprüche erhält man bei den Versorgungsämtern telefonisch, persönlich oder schriftlich Auskunft und Beratung.

Um den Antrag richtig zu formulieren, ist es ratsam, sich bei erfahrenen Stellen Auskunft einzuholen, etwa bei Medizinjuristen oder beim Bundesverband Impfschaden e. V.

Mit dem Antrag wird automatisch ein Verfahren eingeleitet mit Ermittlungspflicht des Gerichtes. Das Gericht muss zu der Überzeugung gelangen, dass die Impfung – und nur die Impfung – Ursache des Gesundheitsschadens ist. Es müssen daher im Antrag möglichst deutliche und erschöpfende Angaben gemacht werden. Auch sollten notwendige Beweismittel benannt und gegebenenfalls beigefügt werden. Gefordert sind der Nachweis der Impfung und der Nachweis der Impfkrankheit, die ein Gesundheitsschaden sein muss, der »über das übliche Maß einer Impfreaktion« hinausgeht.

Hierzu lohnt sich der Versuch, dem Gericht einen Gutachter vorzuschlagen – Adressen sind beim Impfschutzverband zu erfahren (www.impfschutzverband.de). Vom Geschädigten selbst in Auftrag gegebene Privatgutachten sind teuer und erst dann zu empfehlen, wenn der Antrag vom Versorgungsamt abgelehnt wurde und der Rechtsweg beschritten wird.

Der Antragsteller erhält in jedem Fall einen schriftlichen Bescheid, der auch darüber Auskunft gibt, wie er weiter vorgehen kann, wenn er mit dem Ergebnis nicht einverstanden ist. Es besteht die Möglichkeit des Widerspruchs und anschließend der ebenfalls kostenlosen Klage beim Sozialgericht.

In Österreich müssen unerwünschte Impfnebenwirkungen vom Arzt an das *Bundesamt für Sicherheit im Gesundheitswesen* (BASG/AGES PharmMed) gemeldet werden. Von Impfschäden Betroffene haben Anspruch auf eine Entschädigung. Voraussetzung ist, dass die Impfung vom Obersten Sanitätsrat empfohlen und in Österreich verabreicht wurde. Neben der finanziellen Abfindung werden auch die Kosten für die Behandlung zur Besserung und Heilung des Impfschadens (zum Beispiel Arztkosten,

Arznei- und Heilmittelkosten) vom Bund übernommen. Ein Antrag auf Impfschadenentschädigung kann schriftlich oder mündlich bei der jeweiligen Landesstelle des Bundessozialamtes gestellt werden.

Auch in der Schweiz hat Anspruch auf Entschädigung, wer durch eine behördlich angeordnete oder behördlich empfohlene Impfung geschädigt wird. Wer finanzielle Ansprüche erheben will, muss beim *Eidgenössischen Departement des Innern* (EDI) ein schriftliches Gesuch stellen, spätestens fünf Jahre nach der Impfung. Juristische Hilfe erteilt der Verein für Patientenrechte PATIAN. Entschädigungen werden nur bei eng definierten Impfschäden bezahlt und haben ein vergleichsweise mageres Volumen. In den Bandbreiten für die Bemessung der Genugtuung heißt es: »Das Epidemiengesetz [...] sieht in Artikel 65 einen Anspruch auf Genugtuung für Impfschäden bis höchstens 70 000 Franken vor.« (BAG 2024)

Zusammenfassung

- Impfungen haben ihre Berechtigung: Sie können vor gefährlichen Krankheiten schützen. Die generelle Verteufelung von Impfungen ist eine irrationale, fundamentalistische Position. Dasselbe gilt für die Auffassung, zu impfen sei immer besser, als nicht zu impfen.
- Impfungen haben nicht nur den Schutz des Geimpften zum Ziel, sondern in manchen Fällen auch das Wohl der Allgemeinheit durch den Aufbau eines Herdenschutzes. Dieses ethische Argument trifft allerdings nur für wenige Impfungen zu.
- Beim Thema »Impfen« bleiben viele Fragen offen. Impfungen üben vielfältige und unüberschaubare Einflüsse auf den Körper aus – sie sind nicht zu vergleichen mit der normalen Auseinandersetzung des Organismus mit Krankheitserregern.
- Das Impfwesen ist weltweit dominiert von einem medizinisch-industriellen Komplex, der möglichst hohe Impf-

raten zum Ziel hat. Die Hersteller zielen auf Profit, die Impfexperten auf die Ausrottung von Krankheiten, die Politiker auf Kostensenkung im Gesundheitswesen. Die Abwägung von Nutzen und Schaden durch Impfmaßnahmen bleibt außen vor.

- Die Wissenschaft im Impfbereich ist nicht objektiv, sondern unterliegt starken kommerziellen und politischen Einflüssen.
- Auch Ärzteorganisationen, Zulassungsbehörden und Impfkommissionen unterliegen Interessenkonflikten. Sie üben ohne Not Druck aus, anstatt mit guten Argumenten für den Impfgedanken zu werben.
- Die Auswahl an Impfstoffen wird immer mehr eingeschränkt. Es gibt kaum noch Einzelimpfstoffe für ein individuelles Vorgehen.
- Viele Impfstoffe werden ohne eingehende und unabhängige Prüfung der Sicherheit zugelassen und öffentlich empfohlen. Das Überwachungssystem nach der Zulassung ist mangelhaft. Die Impfempfehlungen verstoßen damit gegen die grundrechtlichen Schutzpflichten des Staates und sind verfassungsrechtlich bedenklich.
- Das Wissen über die Häufigkeit von Impfkomplikationen und über Langzeitnebenwirkungen ist dürftig. Auch über mögliche negative Folgen der Ausmerzung bestimmter Krankheiten ist wenig bekannt. Eine hinreichende Impfaufklärung ist somit derzeit nicht möglich. Die Impfentscheidung fußt zu einem Teil auf Intuition.
- Jede Impfung kann – ebenso wie die jeweilige Krankheit – im schlimmsten Fall eine Katastrophe auslösen. Daher darf das Selbstbestimmungsrecht des Einzelnen nicht zur Disposition gestellt werden.
- Die Zunahme bestimmter Krankheitsbilder wie Allergien oder Autoimmunerkrankungen könnte in Zusammenhang stehen mit der ständigen Ausweitung der Impfprogramme.
- Beim Verdacht auf einen Impfschaden gilt es, diesen zur Meldung zu bringen und Ansprüche geltend zu machen.

Referenzen

Abbasi, K. (2020). Covid-19: politicisation, »corruption,« and suppression of science. *BMJ*, 371, m4425, https://doi.org/10.1136/bmj.m4425

ÄFI (Ärztinnen und Ärzte für individuelle Impfentscheidung e. V.) (2024). *Kommunikative Tricks statt evidenzbasierter Empfehlungen*. Erstellt am 23. Februar 2024. Zugriff am 20. August 2024 unter https://individuelle-impfentscheidung.de/aktuelles/detail/kommunikative-tricks-statt-evidenzbasierter-empfehlungen.html

Ahn, R. et al. (2017). Financial ties of principal investigators and randomized controlled trial outcomes: cross sectional study. *BMJ 356*, i6770, https://doi.org/10.1136/bmj.i6770

Almadani, O. A. und Alshammar, T. M. (2022). Vaccine adverse event reporting system (VAERS): Evaluation of 31 years of reports and pandemics' impact. *Saudi Pharm J*, *30*(12), 1725–1735, https://doi.org/10.1016/j.jsps.2022.10.001

ApoAdhoc (apotheke Adhoc) (2021). *Amazon, Google, Gilead: Die Spendenliste des BMG*. 5. November. Zugriff am 20. August 2024 unter https://www.apotheke-adhoc.de/nachrichten/detail/politik/amazon-google-gilead-die-spendenliste-des-bmg

ÄZ (ÄrzteZeitung) (2005). *Tödliche Pockenimpfung*. 16. Dezember. Zugriff am 20. August 2024 unter https://www.aerztezeitung.de/Medizin/Toedliche-Pockenimpfung-379170.html

ÄZ (ÄrzteZeitung) (2018). *Best Agers schlucken im Schnitt acht Tabletten pro Tag*. 5. Februar. Zugriff am 20. August 2023 unter https://www.aerztezeitung.de/Medizin/Best-Agers-schlucken-im-Schnitt-acht-Tabletten-pro-Tag-222748.html

ÄZ (ÄrzteZeitung) (2021). *Die STIKO Mitglieder sollten zurücktreten!* 17. August. Zugriff am 20. August 2024 unter https://www.aerztezeitung.de/Medizin/Die-STIKO-Mitglieder-sollten-zuruecktreten-422036.html

BAG (Bundesamt für Gesundheit [Schweiz]) (2024). *Entschädigung und Genugtuung bei Impfschäden*. 24. Mai. Zugriff am 20. August 2024 unter https://www.edi.admin.ch/edi/de/home/dienstleistungen/impfschaeden.html

Banal-Estañol, A. et al. (2020). Common Ownership in the US Pharmaceutical Industry: A Network Analysis. *DIW Berlin Discussion Paper No. 1918*, http://dx.doi.org/10.2139/ssrn.3738575

Beauvoir, S. de (1970). *Das Alter (La Vieillesse)*. Essay. Dt. von Anjuta Aigner-Dünnwald und Ruth Henry. Reinbek: Rowohlt Verlag, 9. Aufl. (2. Mai 2000)

BfArM (Bundesinstitut für Arzneimittel und Medizinprodukte)) (2023). Sicherheitsprofil der COVID-19-Impfstoffe. 31. März. *Bulletin für Arzneimittelsicherheit 2*, 12

Block, J. (2023). Is the US's Vaccine Adverse Event Reporting System broken? *BMJ 383*, 2582, https://doi.org/10.1136/bmj.p2582

BMJ (British Medical Journal) (2021). The EMA covid-19 data leak, and what it tells us about mRNA instability. *BMJ*, *372*, n627, https://doi.org/10.1136/bmj.n627

BMSGPK (Bundesministerium für Soziales, Gesundheit, Pflege und Konsumentenschutz [Österreich]) (2024). *Nationales Impfgremium*. Zugriff am 20. August 2024 unter https://www.sozialministerium.at/Themen/Gesundheit/Impfen/Nationales-Impfgremium.html

Boehme Neßler, V. (2022). *Die allgemeine Corona-Impfpflicht ist verfassungswidrig! (Aktualisiertes Gutachten)*. Rechtsgutachten, erstellt im Auftrag von Ärztinnen und Ärzte für individuelle Impfentscheidung e. V. 13. März. Zugriff am 20. August 2024 unter https://individuelle-impfentscheidung.de/aktuelles/detail/die-allgemeine-corona-impfpflicht-ist-verfassungswidrig

Boehme-Neßler, V. (2024). Waffengleichheit vor Gericht? *Cicero*, 27. Februar 2024. Zugriff am 20. August 2024 unter https://www.cicero.de/innenpolitik/impfstoffver trage-corona-waffengleichheit-vor-gericht

BUKO (2017). Neuer WHO-Chef aus Afrika – ein Schub für ärmere Länder? *BUKO Pharma-Brief*, *4*(6), 1–3. Zugriff am 20. August 2024 unter https://bukopharma.de/images/pharmabrief/2017/Phbf2017_04.pdf

BVG (Bundesverfassungsgericht) (2022). *Erfolglose Verfassungsbeschwerden gegen die Pflicht zum Nachweis einer Impfung gegen Masern*. 18. August. Pressemitteilung Nr. 72/2022

BZ (Berliner Zeitung) (2022). *Qualität des Impfstoffs: Chemiker stellen Fragen an das Paul-Ehrlich-Institut*. 16. Februar

Ćirović, A. et al. (2021). The adjuvant aluminum fate – Metabolic tale based on the basics of chemistry and biochemistry. *J Trace Elements Med Biol, 68*, 126822, https://doi.org/10.1016/j.jtemb.2021.126822

Correctiv (2017). *Euros für Ärzte. Der Doktor und sein Sponsor.* Berufsverband der Kinder und Jugendärzte e. V. Datenbank 2017. Zugriff am 20. August 2024 unter https://correctiv.org/aktuelles/euros-fuer-aerzte/2017/08/15/der-doktor-und-sein-sponsor

DÄ (Deutsches Ärzteblatt) (2016). Präventions- und Infektionsschutz: Zwischen Persönlichkeitsrecht und Patientenschutz. *Dtsch Arztebl, 113*(42), A-1855. Zugriff am 20. August 2024 unter https://www.aerzteblatt.de/archiv/183054/Praeventions-und-Infektionsschutz-Zwischen-Persoenlichkeitsrecht-und-Patientenschutz

Demasi, M. (2021). *Experts weigh in after suing FDA for access to Pfizer trial data.* 21. Dezember. Zugriff am 20. August 2024 unter https://maryannedemasi.com/publications/f/experts-weigh-in-after-suing-fda-for-access-to-pfizer-trial-data

Demasi, M. (2022). From FDA to MHRA: are drug regulators for hire? *BMJ, 377*, o1538, https://doi.org/10.1136/bmj.o1538

Demasi, M. (2023). *Researchers »alarmed« to find DNA contamination in Pfizer covid-19 vaccine*. 19. September. Zugriff am 20. August 2024 unter https://blog.maryannedemasi.com/p/researchers-alarmed-to-find-dna-contamination

Dlf (Deutschlandfunk) (2019a). *Das Geschäft mit dem Alter. Wenn Medikamente zur Gefahr werden*. 28. Februar. Zugriff am 20. August 2024 unter https://www.deutschlandfunkkultur.de/das-geschaeft-mit-dem-alter-wenn-medikamente-zur-gefahr-100.html

Dlf (Deutschlandfunk) (2019b). *Wie Politik und Wirtschaft die freie Forschung gefährden*. 23. Mai. Zugriff am 20. August 2024 unter https://www.deutschlandfunkkultur.de/die-grenzen-der-forschungsfreiheit-wie-politik-und-100.html

Dlf (Deutschlandfunk) (2020). *Wie ein Rucksack voller Steine, der immer leichter wird.* 10. Juni. Zugriff am 20. August 2024 unter https://www.deutschlandfunk.de/spirituelles-testament-wie-ein-rucksack-voller-steine-der-100.html

Dlf (Deutschlandfunk) (2024). *Altersarmut. Wenn die Rente nicht zum Leben reicht.* 30. Mai. Zugriff am 20. August 2024 unter https://www.deutschlandfunk.de/altersarmut-rente-altersversorgung-rentenluecke-100.html

Doshi, P. (2017). The unofficial vaccine educators: are CDC funded non-profits sufficiently independent? *BMJ, 359*, j5104, https://doi.org/10.1136/bmj.j5104

Doshi, P. et al. (2020). Adjuvant-containing control arms in pivotal quadrivalent human papillomavirus vaccine trials: restoration of previously unpublished me-

thodology. *BMJ Evid Based Med, 25*(6), 213–219, https://doi.org/10.1136/bmjebm-2019-111331
DWN (Deutsche Wirtschaftsnachrichten) (2022). *Bill Gates spendet fast halbe Million Dollar an das RKI.* 10. Januar. Zugriff am 20. August 2024 unter https://deutsche-wirtschafts-nachrichten.de/516814/bill-gates-spendet-fast-halbe-million-dollar-an-das-rki
Esposito, S. et al. (2014). Autoimmune/inflammatory syndrome induced by adjuvants (ASIA): clues and pitfalls in the pediatric background. *Immunol Res, 60*(2–3), 366–375, https://doi.org/10.1007/s12026-014-8586-0
ET (Epoch Times) (2022). *KBV-Papier enthüllt 2,5 Mio. Patienten mit Impfnebenwirkungen – AfD will Konsequenzen.* 23. Juni. Zugriff am 20. August 2024 unter https://www.epochtimes.de/politik/deutschland/kbv-papier-enthuellt-25-mio-patienten-mit-impfnebenwirkungen-afd-will-konsequenzen-a3870369.html
Exley, C. et al. (2010). The immunobiology of aluminium adjuvants: how do they really work? *Trends Immun, 31*(3), 103–109, https://doi.org/10.1016/j.it.2009.12.009
Exley, C. (2016). The toxicity of aluminium in humans. *Morphologie, 100*(329), 51–55, https://doi.org/10.1016/j.morpho.2015.12.003
Focus (2022). *Charité-Forscher: »Mindestens 70 Prozent Untererfassung bei Impfnebenwirkungen«.* 1. April. Zugriff am 20. August 2024 unter https://www.focus.de/gesundheit/news/charite-forscher-harald-matthes-im-interview-mindestens-70-prozent-untererfassung-bei-den-impfnebenwirkungen_id_76570926.html
Forsey, T. (1994). Mumps vaccines – current status. *J Med Microbiol, 41*, 1–2, https://doi.org/10.1099/00222615-41-1-1
Gebauer, C.A. und Gierhake, K. (2023). Ärztliche Aufklärung bei Behandlungen mit bedingt zugelassenen mRNA-Impfarzneien. *NJW, 31*(23), 2231-5 (Bezahlschranke)
Gherardi, R.K. et al. (2019). Myalgia and chronic fatigue syndrome following immunization: macrophagic myofasciitis and animal studies support linkage to aluminum adjuvant persistency and diffusion in the immune system. *Autoimmun Rev, 18*(7), 691–705, https://doi.org/10.1016/j.autrev.2019.05.006
Girard, M. (2004). Rapid response: Expert mongering. Rapid response to: Lenzer, J. (2004). FDA's counsel accused of being too close to drug industry. *BMJ, 329*, 189, https://doi.org/10.1136/bmj.329.7459.189
Glanz, J.M. et al. (2015). Cumulative and episodic vaccine aluminum exposure in a population-based cohort of young children. *Vaccine, 33*(48), 6736–6744, https://doi.org/10.1016/j.vaccine.2015.10.076
Glassman, P. et al. (1999). Pharmaceutical advertising revenue and physician organizations: how much is too much? *West J Med, 171*, 234–239, https://pubmed.ncbi.nlm.nih.gov/10578674
Glenny, A.T. et al. (1926). Immunological notes. XVII–XXIV. *J Pathol Bacteriol, 29*, 31–40, https://doi.org/10.1002/path.1700290106
Goldacre, B. (2013). *Die Pharma-Lüge.* Köln: Kiepenheuer & Witsch Verlag
Golder, S. et al. (2016). Reporting of adverse events in published and unpublished studies of health care interventions: A systematic review. *PLoS Med, 13*(9), e1002127, https://doi.org/10.1371/journal.pmed.1002127
Gøtzsche, P.C. (2014). *Tödliche Medizin und organisierte Kriminalität. Wie die Pharmaindustrie das Gesundheitswesen korrumpiert.* München: Riva Verlag
Gøtzsche, P.C. (2023). *Our medicines are the third leading cause of death.* Zugriff am 20. August 2024 unter https://www.scientificfreedom.dk/wp-content/

uploads/2023/06/2023-Gotzsche-Our-medicines-are-the-third-leading-cause-of-death.pdf

Gøtzsche, P. C. (2024). *Prescription Drugs Are the Leading Cause of Death.* Brownstone Institute. 16. April. Zugriff am 20. August 2024 unter https://brownstone.org/articles/prescription-drugs-are-the-leading-cause-of-death

Groeger, L. (2014). *Big Pharma's Big Fines.* Pro Publica. Zugriff am 20. August 2024 unter http://projects.propublica.org/graphics/bigpharma

Großkopf, A. und Simm, A. (2022). Alterung des Immunsystems. *Z Gerontol Geriatr, 55*(7), 553–557, http://doi.org/10.1007/s00391-022-02107-6

Grossmann, I. et al. (2010). Reasoning about social conflicts improves into old age. *PNAS, 107*(16), 7246–7250, https://doi.org/10.1073/pnas.1001715107

Hakoum, M. B. et al. (2019). Authors of clinical trials reported individual and financial conflicts of interest more frequently than institutional and nonfinancial ones: a methodological survey. *J Clin Epidemiol 87*, 78–86, https://doi.org/10.1016/j.jclinepi.2017.04.002

Hartmann, K. (2015). *Aus kontrolliertem Raubbau. Wie Politik und Wirtschaft das Klima anheizen, Natur vernichten und Armut produzieren.* München: Blessing Verlag

Hirte, M. (2024). *Die neue STIKO.* Zugriff am 20. August 2024 unter https://martin-hirte.de/die-neue-stiko-2024

Huntoon, L. R. (2020). CDC: Bias and Disturbing Conflicts of Interest. *J Am Phys Surg, 25*(3), 66–69. Zugriff am 20. August 2024 unter https://www.jpands.org/vol25no3/huntoon.pdf

Jureidini, J. und McHenry, L. B. (2022). The illusion of evidence based medicine. *BMJ, 376*, 0702, https://doi.org/10.1136/bmj.o702

Krimsky, S. et al. (1996). Financial interests of authors in scientific journals: A pilot study of 14 publications. *Sci Eng Ethics, 4*, 395–410, https://doi.org/10.1007/bf02583927

Laurance, J. (2008). Increase in severe pneumonia in children may be caused by vaccine. *The Independent.* 14. April. Zugriff am 9. September 2024 unter https://www.independent.co.uk/life-style/health-and-families/health-news/increase-in-severe-pneumonia-in-children-may-be-caused-by-vaccine-808633.html

Lenzer, J. (2015). Centers for Disease Control and Prevention: protecting the private good? *BMJ, 350*, h2362, https://doi.org/10.1136/bmj.h2362

Lieb, W. (2015). Drittmittel korrumpieren mehr und mehr die Idee der Universität. *NachdenkSeiten.* 11. Februar. Zugriff am 20. August 2024 unter https://www.nachdenkseiten.de/?p=24970

Loffredo, J. und Greenstein, M. (2020, 18. Juli). Why the Bill Gates global health empire promises more empire and less public health. *Grain.* Zugriff am 20. August 2024 unter https://grain.org/en/article/6511-why-the-bill-gates-global-health-empire-promises-more-empire-and-less-public-health

MDR (Mitteldeutscher Rundfunk) (2021, 4. Dezember): *Lässt sich Weisheit mit sieben Fragen messen?*

MDR (Mitteldeutscher Rundfunk) (2022, 26. April): *Impfkomplikationen: Mehr schwere Nebenwirkungen als gedacht?*

Merchant, H. (2021). Rapid Response: Re: COVID vaccines and thrombotic events: is mRNA translation and spike protein synthesis by platelets a real possibility? *BMJ, 372*, n699, https://www.bmj.com/content/372/bmj.n699

Miller, E. R. et al. (2015). Deaths following vaccination: What does the evidence show? *Vaccine, 33*(29), 3288–3292, https://doi.org/10.1016/j.vaccine.2015.05.023

Montag, K. (2024). Wem ist die neue STIKO verpflichtet? *Multipolar*, 11. März 2024. Zugriff am 20. August 2024 unter https://multipolar-magazin.de/artikel/neue-stiko
MPI (Max-Planck-Institut für Biologie des Alters) (2024). *FAQ Altern*. Zugriff am 20. August 2024 unter https://www.age.mpg.de/faq-altern
Mutsch, M. et al. (2004). Use of the inactivated nasal influenza vaccine and the risk of Bell's palsy in Switzerland. *N Engl J Med, 350*(9), 896–903, https://doi.org/10.1056/nejmoa030595
NaLi (Nationale Lenkungsgruppe Impfen) (2024). Aktualisierung des NIPs: Abfrage der Anzahl Anträge und Anerkennungen von Impfschäden bei den Ländern. Stand April 2021. Zugriff am 11. September 2024 unter https://www.nali-impfen.de/fileadmin/pdf/Zusammenstellung_Impfschaeden_2009-2019_aktuell_2021-02-04.pdf
Nau, R. et al. (2021). Warum sind Infektionen bei Senioren so gefährlich? *NeuroTransmitter, 32*(1), 28–35, https://doi.org/10.1007/s15016-020-9042-0
Nguyen-Kim, M. T. (2020). *Corona hat meine Meinung geändert*. 8. Oktober. Zugriff am 20. August 2024 unter https://x.com/maithi_nk/status/1314096367640469504
Nolte, S. H. (2015). Das »Impfparadogma« – und mögliche Auswege. *Z Allg Med 91*, 463–466, https://doi.org/10.3238/zfa.2015.0463-0466
NPR (2007). *Merck Tries to Move Beyond Vioxx Debacle*. 12. November. Zugriff am 20. August 2024 unter https://www.npr.org/2007/11/12/16211947/merck-tries-to-move-beyond-vioxx-debacle
n-tv (2020). Spahn macht bei Impfzulassung Druck. 14. Dezember 2020. Zugriff am 20. August 2024 unter https://www.n-tv.de/politik/Spahn-macht-bei-Impfzulassung-Druck-article22233293.html
PEI (Paul-Ehrlich-Institut) (2019). Zusammensetzung und Wirkmechanismen von Adjuvanzien in zugelassenen viralen Impfstoffen. *Bundesgesundheitsbl 62*, 462–471, https://doi.org/10.1007/s00103-019-02921-1
PEI (Paul-Ehrlich-Institut) (2024). Daten zu Arzneimittelnebenwirkungen. Berichtete Verdachtsfälle von Impfreaktionen und Impfkomplikationen 2000–2023 (exklusive COVID-19-Impfstoffe). Zugriff am 11. September 2024 unter https://www.pei.de/DE/arzneimittelsicherheit/pharmakovigilanz/uaw-daten/uaw-daten-node.html
Platon (1855). *Symposion*. Übersetzung von Franz Susemihl, in: Platons Werke, Stuttgart, S. 33. Zugriff am 20. August 2024 unter http://opera-platonis.de/Symposion.pdf
PPW (Pharmaceutical Processing World) (2019, 20. Mai). *Global Vaccine Market Revenue to Reach $59.2 Billion by 2020*. Zugriff am 20. August 2024 unter https://www.pharmaceuticalprocessingworld.com/global-vaccine-market-revenue-to-reach-59-2-billion-by-2020
Prasad, V. (2022). *It is really insane* ... 14. April. Zugriff am 20. August 2024 unter https://x.com/VPrasadMDMPH/status/1514391714449879043?t=ic3Umbs8ZSUhgBoqb_ipEg&s=09
Rasmussen, K. et al. (2015). Under-reporting of conflicts of interest among trialists: a cross-sectional study. *J R Soc Med, 108*(3), 101–107, https://doi.org/10.1177/0141076814557878
Rawlinson, P. (2017). Immunity and impunity: corruption in the state-pharma nexus. *IJCJ&SD, 6*(4), 86–99. Zugriff am 20. August 2024 unter https://doi.org/10.5204/ijcjsd.v6i4.447
Reuters (2023). *GSK raises 2023 outlook boosted by vaccine, HIV drug sales*. 26. Juni 2023. Zugriff am 20. August 2024 unter https://www.reuters.com/business/healthcare-pharmaceuticals/gsk-raises-full-year-expectations-2023-07-26

Rid, A. et al. (2014). Placebo use in vaccine trials: recommendations of a WHO expert panel. *Vaccine, 32*(37), 4708–4712, https://doi.org/10.1016/j.vaccine.2014.04.022

Rieg, T. (2023). Ungenügende Aufklärung vor Corona-Impfungen? *Telepolis*. 1. August 2023. Zugriff am 20. August 2024 unter https://www.telepolis.de/features/Ungenuegende-Aufklaerung-vor-Corona-Impfungen-9231349.html?seite=all

RKI (Robert Koch-Institut) (2018). *Aufklärung vor Schutzimpfungen. Stand: 12.2.2018.* Zugriff am 20. August 2024 unter https://www.rki.de/SharedDocs/FAQ/Impfen/Aufklaerung/FAQ-Liste.html

RKI (Robert Koch-Institut) (2024). Empfehlungen der Ständigen Impfkommission beim Robert Koch-Institut 2024. *Epid Bull* 4, 4–69

Röltgen, K. et al. (2022). Immune imprinting, breadth of variant recognition, and germinal center response in human SARS-CoV-2 infection and vaccination. *Cell, 185*(6), 1025–1040.e14, https://doi.org/10.1016/j.cell.2022.01.018

Roos, R. (2022). *BREAKING: Vaccine never tested on preventing transmission*. 1. Oktober 2022. Zugriff am 20. August 2024 unter https://x.com/Rob_Roos/status/1579759795225198593

Sackett, D.L. (2002). The arrogance of preventive medicine. *CMAJ, 167*(4), 363f. Zugriff am 20. August 2024 unter https://www.ncbi.nlm.nih.gov/pmc/articles/PMC117852

Salmon, D.A. et al. (2024). Funding postauthorization vaccine-safety science. *N Engl J Med 391*, 102–105, https://www.nejm.org/doi/full/10.1056/NEJMp2402379

Schmiechen, F. (2021). Der Betrug mit den Intensivbetten ist Freiheitsberaubung. *Stern*, 11.6.2021. Zugriff am 20. August 2024 unter https://www.stern.de/amp/politik/deutschland/intensivbetten-betrug--das-ist-freiheitsberaubung-30567954.html

Schott, G. et al. (2010). The Financing of Drug Trials by Pharmaceutical Companies and Its Consequences Part 1. A Qualitative, Systematic Review of the Literature on Possible Influences on the Findings, Protocols, and Quality of Drug Trials. *Dtsch Arztebl Int 107*(16), 279–285, https://doi.org/10.3238/arztebl.2010.0279

Shoenfeld, Y. et al. (2011). ›ASIA‹ – autoimmune/inflammatory syndrome induced by adjuvants. *J Autoimmun, 36*(1), 4–8, https://doi.org/10.1016/j.jaut.2010.07.003

Stabell Benn, C. et al. (2023). Implications of non-specific effects for testing, approving, and regulating vaccines. *Drug Saf, 46*, 439–448, https://doi.org/10.1007/s40264-023-01295-3

Statista (2024). *Umsatz des Pharmaunternehmens Pfizer in den USA und international in den Jahren 2009 bis 2023*. Zugriff am 20. August 2024 unter https://de.statista.com/statistik/daten/studie/182612/umfrage/umsatz-des-pharmaunternehmens-pfizer-in-den-usa-und-international

Tabas, J.A. et al. (2011). Clinician attitudes about commercial support of continuing medical education: results of a detailed survey. *Arch Intern Med, 171*(9), 840–846, https://doi.org/10.1001/archinternmed.2011.179

Tagesschau (2024). *Bislang 467 Impfschäden anerkannt*. 22. Januar. Zugriff am 20. August 2024 unter https://www.tagesschau.de/inland/impfschaeden-corona-100.html

Terhune, T.D. et al. (2018). Aluminum adjuvant-containing vaccines in the context of the hygiene hypothesis: A risk factor for eosinophilia and allergy in a genetically susceptible subpopulation? *Int J Environ Res Public Health, 15*(5), 901, https://doi.org/10.3390/ijerph15050901

Thorwart, W. (2017). *Philosophie und Lebenskunst des Alters* (Vortrag). Zugriff am 20. August 2024 unter http://www.w-thorwart.de/assets/07_philosophiealters.pdf

TI (Transparency International) (2021). *For whose benefit? Transparency in the development and procurement of COVID-19 vaccines*. Mai 2021. Transparency Int. Org. UK. Zugriff am 20. August 2024 unter https://www.transparency.org.uk/publications/whose-benefit-transparency-development-and-procurement-covid-19-vaccines

Tinari, S. (2021). The EMA covid-19 data leak, and what it tells us about mRNA instability. *BMJ, 372*, n627, https://doi.org/10.1136/bmj.n627

Tt (Transparenztest) (2022a). *US VAERS Impfdatenbank: Ein Drittel der 31071 Todesfälle innerhalb der ersten 3 Tage gemeldet*. 28. September. Zugriff am 20. August 2024 unter https://www.transparenztest.de/post/us-vaers-impfdatenbank-ein-drittel-der-31071-todesfaelle-innerhalb-der-ersten-3-tage-gemeldet

Tt (Transparenztest) (2022b). *EMA: 679765 der 1990587 gemeldeten Covid Impf Nebenwirkungen sind schwer*. 23. August. Zugriff am 20. August 2024 unter https://www.transparenztest.de/post/ema-679765-der-1990587-gemeldeten-covid-impf-nebenwirkungen-sind-schwer

Vergano, D. (2022). *FDA official bolting to Big Tobacco shines a light on the agency's revolving-door problem*. 3. August. Zugriff am 20. August 2024 unter https://stopcancerfund.org/in-the-news/were-in-the-news/fda-official-bolting-big-tobacco/

Walach, H. et al. (2021). RETRACTED: The safety of COVID-19 vaccinations – we should rethink the policy. *Vaccines (Basel), 9*(7), 693. Zugriff am 8. Februar 2024 unter http://doi.org/10.3390/vaccines9070693

Wang, Y. et al. (2024). Healthy lifestyle for the prevention of post-COVID-19 multisystem sequelae, hospitalization, and death: a prospective cohort study, *medRxiv* 2024.01.30.24302040, https://doi.org/10.1101/2024.01.30.24302040

Welt (2022). *Die Machtmaschine des Bill Gates*. 17. September. Zugriff am 20. August 2024 unter https://www.welt.de/politik/deutschland/plus241078911/Corona-Politik-Die-Machtmaschine-des-Bill-Gates.html

Welt (2023). *Die vielen Ungereimtheiten bei der Pfizer-Zulassungsstudie*. 23. Februar. Zugriff am 20. August 2024 unter https://www.welt.de/politik/deutschland/plus243820767/Corona-Impfstoff-Die-vielen-Ungereimtheiten-der-Pfizer-Zulassungsstudie.html

Wettstein, M. et al. (2024). Postponing old age: Evidence for historical change toward a later perceived onset of old age. *Psychol Aging, 39*(5), 526–541, https://doi.org/10.1037/pag0000812

WHO (World Health Organization) (2017). *Guidelines on clinical evaluation of vaccines: regulatory expectations*. Zugriff am 20. August 2024 unter https://www.who.int/publications/m/item/WHO-TRS-1004-web-annex-9

Wolff, N. (2023). *Foreword to the Amazon Kindle version of the war room/dailyclout Pfizer documents analysis reports ebook*. 21. Januar. Zugriff am 20. August 2024 unter https://dailyclout.io/foreword-to-the-amazon-kindle-version-of-the-war-room-dailyclout-pfizer-documents-analysis-reports

Zöphel, D. et al. (2022). Faster cytotoxicity with age: Increased perforin and granzyme levels in cytotoxic CD8* T cells boost cancer cell elimination. *Aging Cell, 21*(8), e13668, https://doi.org/10.1111/acel.13668

Zuck, R. (2017). Öffentliche Empfehlungen zur Masernimpfung. *MedR, 35*, 85–91, https://doi.org/10.1007/s00350-016-4508-6

Die empfohlenen Impfungen ab 60 Jahren

Tetanus

Die Tetanuserkrankung

Tetanus (Wundstarrkrampf) ist eine Erkrankung mit heftigen Muskelkrämpfen, die durch Giftstoffe des Bakteriums *Clostridium tetani* ausgelöst werden. Durch Bildung von Sporen sind Clostridien sehr langlebig und widerstandsfähig gegen äußere Einflüsse. Die Sporen finden sich überall im Erdreich und besonders häufig im Kot von Weidetieren. Unter Abschluss von Sauerstoff gehen sie in das aktive Bakterium über, das dann ein Gift, das Tetanustoxin, bildet. Verschmutzte und schlecht durchblutete Wunden bieten dafür besonders günstige Bedingungen.

Ein erhöhtes Tetanusrisiko besteht bei tiefen Wunden oder Verbrennungen, die mit Erde verschmutzt sind, und bei Verletzungen, die Fremdkörper wie Dornen oder Holzsplitter enthalten – vor allem dann, wenn sie nicht innerhalb weniger Stunden gereinigt und chirurgisch versorgt werden. Begünstigend wirken Durchblutungsstörungen, zum Beispiel bei Arteriosklerose oder Diabetes.

Bei sauberen oder gut gereinigten Wunden, zum Beispiel Platz- oder Schnittwunden, ist Tetanus unwahrscheinlich. (UK 2022)

Das Tetanusgift wandert die Nervenbahnen entlang ins zentrale Nervensystem. Abhängig von der Nähe der Verletzung zu Gehirn oder Rückenmark beginnt wenige Tage bis vier Wochen (im Extremfall sechs Monate) später der Wundstarrkrampf. Die Enthemmung der motorischen Nervenaktivität durch das Tetanusgift ruft äußerst schmerzhafte Streckkrämpfe der Körpermuskeln hervor, die sogar zu Wirbelbrüchen führen können. Das Bewusstsein ist dabei voll erhalten. Lebensbedrohlich sind vor allem die Spasmen von Kehlkopf- und Atemmuskulatur und Entzündungen der Lunge durch Aspiration. Unbehandelt stirbt ein Großteil der Erkrankten.

Tetanus wird anhand der klinischen Symptomatik diagnostiziert. Fehlender Impfschutz oder nicht nachweisbare Tetanus-Antikörper im Blut unterstützen die Diagnose.

Tetanus erfordert intensivmedizinische Behandlung mit Beatmung und starken Medikamenten wie Sedativa, Muskelrelaxanzien, Antibiotika und Immunglobulin. Die früher sehr hohe Sterblichkeit ist durch die verbesserten medizinischen Behandlungsmöglichkeiten rückläufig und liegt zwischen 3 Prozent bei 20-Jährigen und 18 Prozent bei über 60-Jährigen (RKI 1999). Todesursache sind vor allem Lungenentzündungen und andere Komplikationen der Intensivbehandlung. Bei den Überlebenden kommt es zwei bis vier Wochen nach Krankheitsausbruch zum Nachlassen der Krampfneigung und einige Wochen später zur weitgehenden Wiederherstellung der Gesundheit.

Eine überstandene Tetanuserkrankung führt nicht zur Immunität, weil die Giftmenge für die Auslösung von Immunvorgängen zu gering ist. Schon 0,2 Mikrogramm können für einen erwachsenen Menschen tödlich sein. Auch die Aufnahme von Tetanussporen mit der Nahrung führt nicht zur Immunität.

Ende der Vierzigerjahre gab es in den USA jährlich etwa vier Tetanusfälle auf eine Million Einwohner (MMWR 1996). Das wären umgerechnet in Deutschland 330 Fälle pro Jahr, würde man nicht impfen. Das Risiko für einen Ungeimpften, an Tetanus zu erkranken, liegt nach diesen Zahlen pro Jahr bei etwa 1:300 000, pro Verletzung bei 1:500 000 bis 1:2 000 000 (de Melker und Severberg 2004).

Das tatsächliche Risiko dürfte allerdings heute um einiges geringer sein, weil sich die Lebensumstände völlig verändert haben. Die wenigsten Menschen haben Kontakt zu Weidetieren, es gibt kaum noch körperliche Arbeit mit entsprechendem Verletzungsrisiko, die Menschen halten sich weniger als früher im Freien auf und die medizinische Versorgung ist besser.

Die WHO schätzt die heutige Tetanushäufigkeit in Europa auf 1:10 000 000. Zwei Drittel der Patienten sind über 65 Jahre alt (WHO 2017). In Deutschland wurden bis 1970 jährlich noch mehr als hundert Tetanuserkrankungen registriert. Danach kam es durch die zunehmend propagierte Impfung zu einem rapiden Rückgang auf weniger als fünfzehn Erkrankungsfälle und höchstens zwei Todesfälle pro Jahr (RKI 2018). Seit 2001 ist der Tetanus nicht mehr meldepflichtig.

Bei Ungeimpften kann die Tetanusgefahr durch gute Wundversorgung und Desinfektion verringert werden. Verschmutzte Wunden sollten sorgfältig von Fremdkörpern gereinigt und gegebenenfalls desinfiziert werden. Die Impfung kommt im Verletzungsfall zu spät für die Verhinderung einer Tetanuserkrankung. Vom behandelnden Arzt wird daher eine »Simultanimpfung« angeraten – die gleichzeitige Verabreichung von Tetanusimpfung und Tetanus-Immunglobulin *(Tetagam)*. Es wird aus dem Blut von Spendern hergestellt, die einen hohen Blutspiegel an Tetanusantikörpern haben. Innerhalb von 72 Stunden nach einer Verletzung gespritzt, können diese Antikörper die Tetanusgiftstoffe abfangen und so den Ausbruch des Tetanus verhindern.

Die Unterlassung der *Tetagam*-Behandlung eines Ungeimpften im Verletzungsfall gilt in Deutschland als ärztlicher Kunstfehler. Nach einer holländischen Untersuchung erzeugt sie jedoch astronomische Kosten, denn es müssen über 500 000 ungeimpfte Verletzte behandelt werden, um einen einzigen Fall von Tetanus zu verhindern. Die Verhinderung eines Todesfalles kostet sogar mehr als 100 Millionen Euro – eine absurd hohe Summe, die besser in anderen Bereichen des Gesundheitssystems aufgehoben wäre, beispielsweise in der Prävention von Zivilisationskrankheiten. Die holländischen Autoren empfehlen daher die Gabe von *Tetagam* nur bei älteren Menschen (de Melker 2004).

In Großbritannien wird das Immunglobulin nur noch bei ausgesprochenen Risikoverletzungen verabreicht (UK 2022):

- Stichwunden, die Tetanussporen enthalten können (zum Beispiel bei Gartenarbeiten),
- Wunden, die Fremdkörper enthalten, etwa Holzsplitter, Nägel oder Dornen,

- Bisswunden von Tieren, die in der Erde gewühlt haben (Tierspeichel enthält normalerweise keine Tetanussporen),
- Wunden oder Verbrennungen, die stark mit Erde oder Tierkot verunreinigt sind,
- großflächige Wunden oder Verbrennungen, die einen chirurgischen Eingriff erfordern, der sich um mehr als sechs Stunden verzögert.

Die britischen Gesundheitsbehörden empfehlen bei solchen Risikoverletzungen die Gabe von *Tetagam* auch an Personen, die ausreichend geimpft sind, da es in Einzelfällen trotz Impfschutz zu – wenn auch milden – Tetanuserkrankungen kommen kann (WHO 2018).

Die Tetanusimpfung

Zur Vorbeugung von Tetanus ist in allen Ländern der Welt die Tetanusimpfung ab dem Säuglingsalter empfohlen. Wirkprinzip ist das mit Formaldehyd »entgiftete« Tetanusgift – das sogenannte »Toxoid« –, das in hoher Dosis enthalten ist und durch Aluminiumhydroxid in seiner Wirkung verstärkt wird. Es wird intramuskulär verabreicht und ruft die Bildung von Antikörpern hervor.
In Deutschland, Österreich und der Schweiz sind nur noch Kombinationsimpfstoffe zugelassen. Die Impfstoffe für Erwachsene enthalten zusätzlich Antigen gegen Diphtherie *(Td-pur)*, Diphtherie und Polio *(Revaxis)*, Diphtherie und Keuchhusten *(Boostrix, Covaxis)* oder Diphtherie, Polio und Keuchhusten *(Boostrix Polio, Repevax)*. Der Einzelimpfstoff *Imovax Tetano* kann aus Italien importiert werden, enthält aber mit 0,6 Milligramm relativ viel Aluminium und hat bei uns keine offizielle Zulassung.
Nach der Grundimmunisierung im Säuglings- oder Kleinkindalter hält der Impfschutz vor Tetanus mindestens fünf Jahre. Nach zwei weiteren Auffrischungsimpfungen im Grundschulalter und zu Beginn des Erwachsenenalters bleiben die Antikörper über Jahrzehnte, wahrscheinlich sogar lebenslang im schützenden Bereich (Hammarlund 2016, WHO 2017).

Eine große Übersichtsarbeit fand keinen Unterschied in der Häufigkeit von Tetanus- und Diphtherie-Erkrankungen in Ländern mit und ohne Impfung im Erwachsenenalter (Slifka 2021).

Die Gesundheitsbehörden in Dänemark, Norwegen, Großbritannien, Irland und den Niederlanden empfehlen daher im Erwachsenenalter keine Tetanus-Auffrischungsimpfung mehr. In manchen Ländern wie Kroatien oder Spanien ist für Erwachsene nur noch eine einmalige Impfung mit 60 beziehungsweise 65 Jahren angeraten.
In Deutschland dagegen sind für Erwachsene Auffrischungsimpfungen alle zehn Jahre empfohlen, in Österreich sogar alle fünf Jahre. In der Schweiz sollen Erwachsene im Abstand von zwanzig Jahren, über 65-Jährige in zehnjährigen Abständen geimpft werden.

Wird die Tetanusimpfung zu häufig verabreicht, kann es zu schmerzhaften lokalen Impfreaktionen kommen.

Wer sichergehen will, kann im Alter von 50 Jahren seine Antikörper gegen Tetanus- und Diphtherie aus dem Blut bestimmen lassen. Dies empfiehlt sich auch bei unbekanntem Impfstatus. Bei einem Antikörpertiter von über 0,01 IE/ml ist ein kurzzeitiger Schutz, bei einem Wert von über 0,1 IE/ml ein Langzeitschutz anzunehmen (WHO 2018).
Im Fall einer schwereren Verletzung ist es sicherer, das Immunglobulin *Tetagam* zu spritzen, um keine Zeit mit Laboruntersuchungen zu verlieren. Über das in Deutschland empfohlene differenzierte Vorgehen bei Verletzungen informiert das *Robert Koch-Institut* auf seiner Website (RKI 2018).

Die Wirksamkeit der Tetanusimpfung

Die Tetanusimpfung ist ohne Zweifel hochwirksam. Im Zweiten Weltkrieg erkrankten britische und US-amerikanische Armeeangehörige durch die Impfung wesentlich seltener an Tetanus als im

Ersten Weltkrieg (AT 2016). In Deutschland kam es nach der Einführung der Tetanusimpfung in den Fünfzigerjahren zu einem nachhaltigen Rückgang der Erkrankungs- und Todesfälle (Allerdist 1981). Die Impfung von Schwangeren in Entwicklungsländern hat zu einer eindrucksvollen Abnahme des Neugeborenen-Tetanus geführt.

Tetanus-Erkrankungen oder gar -Todesfälle sind bei Personen, die dreimal oder öfter im Leben geimpft wurden, eine Rarität (WHO 2018).

Fakt ist andererseits, dass der Tetanus in Deutschland schon Jahrzehnte vor der Einführung der allgemeinen Impfung in den Siebzigerjahren stark rückläufig war. Der Nutzen der Impfung in einem medizinisch und sozioökonomisch entwickelten Land wie Deutschland ist schwer einzuschätzen (Klein 2013).
Fakt ist auch, dass vereinzelt Tetanuserkrankungen trotz ausreichendem Impfschutz beschrieben wurden (AT 2016).

Nebenwirkungen der Tetanusimpfung

Zur Immunisierung gegen Tetanus werden seit Jahren nur noch Kombinationsimpfstoffe verwendet. Daher gibt es keine aktuellen Angaben zur Verträglichkeit der Tetanusimpfung.
Schwere akute Nebenwirkungen scheinen sehr selten zu sein. Alle Tetanus-Kombiimpfstoffe enthalten allerdings Aluminiumhydroxid als Wirkverstärker. Seine Giftigkeit ist unzureichend untersucht, es sind jedoch Störwirkungen im Immun- und Nervensystem möglich (Shoenfeld 2011).
Die häufigste Beschwerde nach Tetanusimpfungen betrifft Schwellungen und Schmerzen an der Impfstelle. Nicht selten bilden sich dort wochenlang tastbare Knoten oder Zysten. Manchmal reagieren auch die nächstgelegenen Lymphknoten, etwa am Hals, in der Achsel oder in der Leiste, mit einer Schwellung und Druckschmerzhaftigkeit. Sogar sterile Abszesse kommen vor. Ursachen sind das Aluminiumhydroxid im Impfstoff oder Überreaktionen

des Immunsystems bei noch vorhandenen Tetanusantikörpern im Blut (»Arthus-Phänomen«). Manche Patienten leiden über Monate an schmerzhaften Beschwerden – französische Experten vermuten als Ursache eine autoimmune Entzündung von Muskel und Muskelhaut und sprechen von »makrophagischer Myofasziitis« (Gherardi 2003).

Mit jeder zusätzlichen Tetanusimpfung wird eine Lokalreaktion wahrscheinlicher (Werner und Grimm 1987). 73 Prozent der schwedischen Schulkinder klagten nach der Auffrischungsimpfung über Beschwerden an der Impfstelle (Blennow 1994). Bei bis zu 2 Prozent fielen diese Beschwerden heftig aus.

Am Tag nach der Impfung kann es zur Beeinträchtigung des Allgemeinbefindens kommen. Auch Fieber kommt gelegentlich vor, bei älteren Kindern, Jugendlichen und Erwachsenen verbunden mit Krankheitsgefühl, Übelkeit oder Kopfschmerzen. Bei Kombinationsimpfstoffen kann das bis zu 25 Prozent der Geimpften betreffen.

Bei mindestens einem von 100 000 Impflingen führt die Tetanusimpfung zu akuten allergischen Reaktionen in Form eines Nesselausschlags oder asthmatischer Beschwerden (Mayorga 2003). Sehr selten kommt es zu lebensbedrohlichen Zwischenfällen. Das Risiko eines allergischen Schocks wird mit 1 : 500 000 angegeben (Bohlke 2003).

Gelegentlich entwickeln sich chronische Hautausschläge oder anhaltender Juckreiz infolge einer verzögerten allergischen Reaktion auf Inhaltsstoffe wie Aluminiumhydroxid.

Eine sehr seltene Komplikation der Tetanusimpfung ist der beschleunigte Abbau von Blutplättchen (Thrombozytopenie) mit Beeinträchtigung der Blutgerinnung. Bei stärkeren Blutungssymptomen sind unter Umständen stationäre Überwachung und Behandlung notwendig. Auch das Gegenteil, eine überstürzte Blutgerinnung mit Neigung zu Thrombosen und Fehlgeburten, ist eine sehr seltene Folge der Tetanusimpfung (Cruz-Tapias 2012).

Berichte über Autoimmunkrankheiten wie Diabetes oder rheumatische Erkrankungen nach der Tetanusimpfung sind sporadisch, und ihr kausaler Zusammenhang mit der Impfung ist nicht gesichert. Bei genetisch vorbelasteten Personen kann jedoch im Grunde jeder aluminiumhaltige Impfstoff eine Autoimmunerkrankung zum Ausbruch bringen (Ruhrman-Shahar 2017).

Nervenentzündungen und Nervenschäden ereignen sich nach einer von 700 000 Tetanusimpfungen (Dittmann 1981). Am ehesten werden Nerven in der Nähe der Impfstelle in Mitleidenschaft gezogen. Seltener sind Hirnnerven und Nervenwurzeln (Radikulitis) oder mehrere Nervenbahnen (Polyneuritis) betroffen. Bleibende Lähmungen und Gefühlsausfälle können zurückbleiben (Pollard und Selby 1978, IOM 1994).

Sehr selten werden nach Tetanusimpfungen schwere neurologische Komplikationen wie Guillain-Barré-Syndrom, Entzündung des Sehnervs, transverse Myelitis oder Enzephalitis beobachtet (Guimarães 2015, Newton und Janati 1987, AT 2016), typischerweise zwischen dem vierten und vierzehnten Tag nach der Impfung. Die Häufigkeit liegt bei 1:1 000 000.

Zusammenfassung

- Tetanus ist eine lebensbedrohliche Erkrankung, die heutzutage sehr selten geworden ist. Der Erreger dringt über verschmutzte oder schlecht durchblutete Wunden ein und produziert ein sehr starkes Nervengift.
- Durch gute Wundversorgung kann die Tetanusgefahr verringert werden.
- Die Impfung hat eine nahezu hundertprozentige Schutzwirkung.
- Ungeimpfte können auch noch nach einer Risikoverletzung mit Tetanus-Immunglobulin *(Tetagam)* geschützt werden.
- Ein Einzelimpfstoff gegen Tetanus steht nicht mehr zur Verfügung. Alle Kombinationsimpfstoffe enthalten Aluminium, einen Stoff mit unklaren Risiken.
- Fünf Tetanusimpfungen bis zum Beginn des Erwachsenenalters schützen in der Regel ausreichend für den Rest des Lebens.

- Mit einer Antikörperuntersuchung kann der aktuelle Impfschutz überprüft werden. Auch bei unklarer Impfvorgeschichte empfiehlt sich diese Laboruntersuchung.
- Die Verträglichkeit von Tetanusimpfstoffen ist im Allgemeinen gut, jedoch sind Lokalreaktionen häufig. Schwere Nebenwirkungen wie allergischer Schock oder Nervenschäden sind sehr selten.

Referenzen

Allerdist, H. (1981). Impfschutz gegen Tetanus: alters- und geschlechtsspezifische Unterschiede. *Gelbe Hefte, 21*(1), 26–31

AT (arznei-telegramm) (2016). Nutzendokumentation von Standardimpfstoffen: Tetanus. *a-t, 47*, 17–20

Blennow, M. et al. (1994). Adverse reactions after diphtheria-tetanus booster in 10-year-old schoolchildren in relation to the type of vaccine given for the primary vaccination. *Vaccine, 12*(5), 427–430, https://doi.org/10.1016/0264-410x(94)90119-8

Bohlke, K. et al. (2003). Risk of anaphylaxis after vaccination of children and adolescents. *Pediatrics, 112*(4), 815–820, https://doi.org/10.1542/peds.112.4.815

Cruz-Tapias, P. et al. (2012). Infections and vaccines in the etiology of antiphospholipid syndrome. *Curr Opin Rheumatol, 24*(4), 389–393, https://doi.org/10.1097/BOR.0b013e32835448b8

Dittmann, S. (1981). Atypische Verläufe nach Schutzimpfungen: Auswertung der 1946–1976 in der DDR erfaßten anormalen Reaktionen und Komplikationen nach Impfungen. Leipzig: Johann Ambrosius Barth Verlag, 1981, 156

Gherardi, R. K. et al. (2019). Myalgia and chronic fatigue syndrome following immunization: macrophagic myofasciitis and animal studies support linkage to aluminum adjuvant persistency and diffusion in the immune system. *Autoimmun Rev, 18*(7), 691–705, https://doi.org/10.1016/j.autrev.2019.05.006

Guimarães, L. E. et al. (2015). Vaccines, adjuvants and autoimmunity. *Pharmacol Res, 100*, 190–209, https://doi.org/10.1016/j.phrs.2015.08.003

Hammarlund, E. et al. (2016). Durability of vaccine-induced immunity against tetanus and diphtheria toxins: a cross-sectional analysis. *Clin Infect Dis, 62*(9), 1111–1118, https://doi.org/10.1093/cid/ciw066

IOM (Institute of Medicine) (1994). *Adverse events associated with childhood vaccines: Evidence bearing on causality*. Washington, D. C.: National Academy Press, https://www.doi.org/10.17226/2138

Klein, S. (2013). Zusammenhang zwischen Impfungen und Inzidenz und Mortalität von Infektionskrankheiten. Zeitreihenanalysen mit Meldedaten zu Diphtherie, Pertussis, Poliomyelitis und Tetanus von 1892 bis 2011 in Deutschland. Dissertationsschrift. Zugriff am 20. August 2024 unter https://refubium.fu-berlin.de/handle/fub188/2478

Mayorga, C. et al. (2003). Immediate allergy to tetanus toxoid vaccine: determination of immunoglobulin E and immunoglobulin G antibodies to allergenic proteins.

Ann Allergy Asthma Immunol, 90(2), 238–243, https://doi.org/10.1016/s1081-1206(10)62148-5
Melker, H. E. de und Severberg, E. W. (2004). Function of tetanus immunoglobulin in case of injury: administration often unnecessary. *Ned Tijdschr Geneeskd, 148*(9), 429–433, https://pubmed.ncbi.nlm.nih.gov/15038204
MMWR (1996). Vaccine side effects, adverse reactions, contraindications, and precautions. Recommendations of the Advisory Committee on Immunization Practices (ACIP). *MMWR Morb Mortal Wkly Rep, 45*(RR-12), 1–35
Newton, N. und Janati, A. (1987). Guillain-Barré syndrome after vaccination with purified tetanus toxoid. *Southern Medical Journal, 80*, 1053, https://doi.org/10.1097/00007611 198708000-00028
Pollard, J. D. und Selby, G. (1978). Relapsing neuropathy due to tetanus toxoid: report of a case. *J Neurol Science, 37*, 113–125, https://doi.org/10.1016/0022-510x(78)90232-0
RKI (Robert Koch-Institut). Zur Situation bei wichtigen Infektionskrankheiten. *Epid Bull 1999, 19*(99), 119–141. Zugriff am 11. September 2024 unter https://edoc.rki.de/bitstream/handle/176904/3942/275NuM26R2ad.pdf?sequence=1&isAllowed=y
RKI (Robert Koch-Institut) (2018). *Tetanus*. RKI-Ratgeber. 27. November. Zugriff am 20. August 2024 unter https://www.rki.de/DE/Content/Infekt/EpidBull/Merkblaetter/Ratgeber_Tetanus.html
Ruhrman-Shahar, N. et al. (2017). Autoimmune reaction after anti-tetanus vaccination-description of four cases and review of the literature. *Immunol Res, 65*(1), 157–163, https://doi.org/10.1007/s12026-016-8822-x
Shoenfeld, Y. et al. (2011). ›ASIA‹ – autoimmune/inflammatory syndrome induced by adjuvants. *J Autoimmun, 36*(1), 4–8, https://doi.org/10.1016/jaut.2010.07.003
Slifka, A. et al. (2021). Incidence of tetanus and diphtheria in relation to adult vaccination schedules. *Clin Inf Dis, 72*(2), 285–292, https://doi.org/10.1093/cid/ciaa017
UK (United Kingdom Department of Health Immunization against infectious Diseases) (2022). *The Green Book*, Chapter 30, Tetanus. Zugriff am 20. August 2024 unter https://assets.publishing.service.gov.uk/media/62978bf4e90e070395bb3e0f/Green_Book_on_immunisation_chapter_30_tetanus.pdf
Werner, F. und Grimm, J. (1987). DT-Impfung. *Pädiatr Prax, 36*(3), 433
WHO (World Health Organization) (2017). *Tetanus Vaccines: WHO position paper*. Februar 2017. Zugriff am 20. August 2024 unter http://apps.who.int/iris/bitstream/10665/254582/1/WER9206.pdf
WHO (World Health Organization) (2018). *The immunological basis for immunization series. Module 3: Tetanus*. Update 2018. Zugriff am 20. August 2024 unter https://apps.who.int/iris/handle/10665/275340

Diphtherie

Die Diphtherieerkrankung

Diphtherie ist eine hochansteckende und gefährliche Erkrankung, die durch das *Corynebacterium diphtheriae* hervorgerufen wird. Voraussetzung für den Ausbruch der Krankheit ist die Bildung eines Giftstoffes, des Diphtherietoxins. Dieses wird von den Bakterien nur abgesondert, wenn sie von einem bestimmten Virus befallen sind. Diphtheriebakterien ohne Toxinbildung sind harmlose und vorübergehende Rachenbewohner, die nur gelegentlich leichte Rachenentzündungen hervorrufen.

Die Übertragung der Rachendiphtherie erfolgt über Tröpfcheninfektion und erfordert engen Kontakt *(face-to-face)*. Zwei bis fünf Tage nach der Ansteckung beginnt die Diphtherie mit einem hartnäckigen blutig-eitrigen Schnupfen oder einer Rachenentzündung, begleitet von stark geschwollenen Halslymphknoten und einem süßlichen Mundgeruch. Charakteristisch sind bläulich weiße, grünliche oder durch Bluteinlagerung auch schwarze Beläge auf Gaumen und Mandeln. Von ihnen rührt auch die Krankheitsbezeichnung her: Das griechische Wort *diphthéra* bedeutet »(Tier)haut, Membran«. Das Fieber steigt nicht sehr hoch an, aber der Patient macht einen schwer kranken Eindruck.

Die Rachenbeläge breiten sich unter Umständen in den Kehlkopf aus und verursachen den bedrohlichen Diphtherie-Krupp mit Heiserkeit, bellendem Husten und zunehmender Behinderung der Atmung.

Durch Eindringen des Diphtherietoxins in Nerven und Organe können sich lebensbedrohliche Komplikationen entwickeln: Lähmungen von Gaumensegel oder Atemmuskulatur, Nierenversagen, Herzrhythmusstörungen und Herzversagen.

Diphtheriebakterien können sich auch auf verletzter Haut ansiedeln und Wunddiphtherie mit lang anhaltenden Eiterungen hervorrufen. Der direkte Kontakt mit infizierten Wunden ist ansteckend.

Zur Diagnose werden Abstriche entnommen und in Speziallabors ausgewertet. Wird bei einem Patienten die Diagnose »Verdacht auf Diphtherie« gestellt, so werden vom Gesundheitsamt alle seuchenhygienischen Register gezogen: Isolierung des Kranken, Desinfektion im Haushalt des Erkrankten sowie Impfung, Antibiotikagabe, Überwachung und Quarantäne aller engen Kontaktpersonen.

Die Therapie der Diphtherie besteht aus der sofortigen Verabreichung von Antibiotika und Antitoxin aus Pferdeserum schon beim Verdacht. Je nach Art und Umfang der Komplikationen sind auch intensivmedizinische Maßnahmen notwendig.

Die Sterblichkeit liegt selbst bei optimaler medizinischer Versorgung bei 5 bis 10 Prozent, bei Säuglingen und älteren Menschen auch darüber. Ohne ärztliche Behandlung sterben mehr als 25 Prozent der Erkrankten.

Vor Einführung der Impfung war die Diphtherie vornehmlich eine Kinderkrankheit, die viele Opfer forderte. Die Überlebenden erwarben im Laufe ihres Lebens durch den wiederholten Kontakt mit den Erregern eine stabile Immunität.

Bis zur Entwicklung des Diphtherieimpfstoffs in den Dreißigerjahren war in den westlichen Ländern die Sterblichkeit bei Diphtherie bereits um über 50 Prozent zurückgegangen – bedingt durch bessere medizinische Versorgung, seuchenhygienische Maßnahmen und die Steigerung des Lebensstandards (Mortimer 1978). Dennoch gehörte die Krankheit noch bis in die Fünfzigerjahre zu den häufigsten Todesursachen im Kindesalter. Die Erkrankungszahlen in Deutschland schwankten zwischen 40 000 im Jahr 1925 und 200 000 im Jahr 1941 (Sitzmann 1998). Besonders viele Diphtheriefälle gab es während und nach den beiden Weltkriegen.

Erst in den Sechzigerjahren begann die Diphtherie selten zu werden. Heute betreffen Erkrankungsfälle in der westlichen Welt fast ausschließlich soziale Randgruppen wie Geflüchtete, Drogenabhängige, Obdachlose, Alkoholabhängige oder Gefängnisinsassen.

Zwischen 2017 und 2021 gab es in Europa durchschnittlich 55 Meldungen von Diphtherieerkrankungen. 2022/23 waren es 281 Fälle. Zum Großteil handelte es sich um Hautdiphtherie, bei 21 Fällen um die gefährliche Diphtherie der Luftwege mit vier tödlichen Ausgängen. Übertragungen von Flüchtlingseinrichtungen auf die Umgebung wurden nicht bekannt (PZ 2023).

In Europa ist eine Ansteckung mit der gefährlichen Rachendiphtherie unwahrscheinlich.

In Deutschland werden pro Jahr zehn bis zwanzig Fälle gemeldet. Ausreißer waren die Jahre 2022/23 mit über zweihundert Fällen, darunter 44 bei Migranten aus Asien (Badenschier 2022). Es handelte sich fast ausnahmslos um Erwachsene mit Hautdiphtherie. 2024 erkrankte ein Kind an Rachendiphtherie. In Österreich traten in letzten Jahren Einzelfälle von Hautdiphtherie auf, in der Schweiz im August 2017 eine Rachendiphtherie bei einer 26-jährigen Irakerin. Übertragungen auf die Umgebung fanden in keinem Fall statt.
In vielen Ländern mit niedrigem Lebensstandard und schlechter medizinischer Versorgung ist die Diphtherie noch ein häufiges Krankheitsbild (WHO 2017).

Mit Diphtheriekontakt zu rechnen ist im süd- und südostasiatischen Raum (vor allem Indien, Pakistan, Indonesien, Philippinen), in Haiti und in der Dominikanischen Republik sowie in einigen afrikanischen Ländern (Madagaskar, Äthiopien, Uganda, Nigeria, Burkina Faso).

Indien meldet jedes Jahr mehrere Tausend Fälle und ist damit Spitzenreiter. Die Diphtherieepidemie in den Nachfolgestaaten der Sowjetunion – Anfang der Neunzigerjahre wurden dort über 50 000 Erkrankungen und 5000 Todesfälle registriert – ist abgeklungen und stellt kein Risiko mehr dar.

Die Diphtherieimpfung und ihre Wirksamkeit

Seit 1936 sind Diphtherieimpfstoffe im Handel, seit den Sechzigerjahren sind sie ab dem Kindesalter empfohlen. Sie enthalten wie die Tetanusimpfstoffe ein Toxoid: den mit Formaldehyd »entgifteten« Diphtheriegiftstoff, gebunden an Aluminiumhydroxid. Einzelimpfstoffe gibt es nicht mehr, das Minimum ist ein Tetanus-Diphtherie-Impfstoff *(Td pur)*.

Die Impfung führt zur Bildung von Antikörpern, die das Diphtherietoxin unschädlich machen. Aus nicht näher bekannten Gründen hemmt die Impfung auch die Vermehrung und Weitergabe toxinbildender Diphtheriebakterien. So können Geimpfte zwar Träger von Diphtheriebakterien sein, es handelt sich aber in der Regel nicht um toxinbildende Stämme (EB 2007).

Bei Diphtherieausbrüchen in den Neunziger- und den 2000er-Jahren lag die errechnete Wirksamkeit der Impfung bei 96 bis 98 Prozent. Erkrankte jemand trotz Impfung an Diphtherie, so war sein Risiko eines lebensbedrohlichen Verlaufs um 88 bis 100 Prozent verringert (AT 2017).

In den fünf Jahren von 2006 bis 2010 gab es in Europa 43 Todesfälle durch Diphtherie, davon 31 in Lettland. Alle Betroffenen waren völlig ungeimpft (RKI 2011). Sind mehr als 80 Prozent einer Bevölkerung gegen Diphtherie geimpft, verschwinden die krank machenden Bakterienstämme, und auch die Ungeimpften profitieren vom sogenannten Herdenschutz (WHO 2009).

In Deutschland werden über 97 Prozent aller Kinder bis zum Schuleintritt gegen Diphtherie geimpft. Dadurch und durch die guten sozioökonomischen Bedingungen ist die Immunität der Bevölkerung exzellent – trotz fraglichen Impfschutzes vieler Erwachsener, von denen nur etwa die Hälfte messbare Impfantikörper aufweist (AT 2017).

Vor Reisen in Diphtheriegebiete, vor allem nach Süd- und Südostasien, ist ein Impfschutz beziehungsweise bei niedrigen oder fehlenden Antikörpern eine Auffrischungsimpfung zu empfehlen.

Fünf Diphtherieimpfungen bis zum Alter von 20 Jahren vermitteln einen wahrscheinlich lebenslangen Schutz (Swart 2016, Slifka 2021). In 12 von 32 europäischen Ländern sind für Erwachsene keine Auffrischungen mehr vorgesehen, unter anderem in Großbritannien, Norwegen und den Niederlanden. In Deutschland sind für Erwachsene weiterhin Auffrischungsimpfungen in zehnjährigem Abstand empfohlen, in Österreich sogar alle fünf Jahre. In der Schweiz soll die Impfung im Alter von 15, 25, 45 und 65 Jahren aufgefrischt werden, danach alle zehn Jahre.

Diphtherieantikörper und ihre Interpretation

Nach der Grundimmunisierung mit drei Impfungen sind bei 94 bis 100 Prozent der Geimpften Diphtherieantikörper im Blut nachweisbar (WHO 2017).
Bei der Überprüfung des Diphtherieschutzes durch eine Blutuntersuchung gilt ein Wert zwischen 0,01 und 0,09 IE/ml als Basisschutz (Schutz vor schwerer Erkrankung), während ab 0,1 IE/ml ein sehr guter Schutz und ab 1,0 IE/ml ein zuverlässiger Langzeitschutz vorliegt (WHO 2017).
Auch bei Werten unter der Nachweisgrenze kann noch ein Schutz vorhanden sein, sodass fehlende Antikörper nicht unbedingt einen fehlenden Impfschutz bedeuten. Vor allem Menschen in guter körperlicher Verfassung sind auch bei sehr niedrigen oder kaum messbaren Antikörpertitern ausreichend geschützt.
Umgekehrt bedeuten vorhandene Antikörper nicht unbedingt einen hundertprozentigen Schutz: »Die Impfung ist zwar sehr effektiv in der Verhinderung von Diphtherie-Todesfällen, doch ihre Wirksamkeit gegen eine manifeste Erkrankung wird nur auf 70–90 Prozent geschätzt« (WHO 2009).

Nebenwirkungen der Diphtherieimpfung

Der Diphtherieimpfstoff wird als einer der am besten verträglichen Impfstoffe angesehen (WHO 2017). Da er inzwischen nicht mehr als Einzelimpfstoff verfügbar ist, können Impfreaktionen nicht sicher dem Diphtherieimpfstoff zugeordnet werden. Nebenwirkungen können außerdem auch durch das Aluminiumhydroxid hervorgerufen werden, das in allen Kombinationsimpfstoffen mit Diphtherie als Wirkungsverstärker eingesetzt ist.

Beschwerden an der Impfstelle traten nach der früher verfügbaren alleinigen Tetanusimpfung etwa fünfmal seltener auf als nach der Kombinationsimpfung mit der Diphtheriekomponente (Mansoor und Pillans 1997). Bei versehentlich subkutaner anstatt intramuskulärer Verabreichung oder bei zu oft wiederholter Impfung kann es zu starken lokalen Beschwerden kommen, auch zu Knoten oder sterilen Abszessen.

Gelegentlich treten nach der Impfung kurzzeitig Fieber, Kopfschmerzen, Schwindel und Unwohlsein auf. Selten kommt es zu einer Blutungsneigung durch Schädigung und vorzeitigen Abbau von Blutplättchen (Thrombozytopenie). Auch Nervenentzündungen kommen in sehr seltenen Fällen vor. Die akute demyelinisierende Enzephalomyelitis (ADEM) ist eine äußerst seltene, aber gravierende und anerkannte Impffolge (Fenichel 1982, MMWR 1996). Sie kann mit Lähmungen, Sensibilitätsausfällen, Sehstörungen, Krampfanfällen und im schlimmsten Fall bleibenden Hirnschäden einhergehen.

Zusammenfassung

- Diphtherie ist eine schwere und potenziell tödliche Erkrankung.
- Sie kommt vor allem in Süd- und Südostasien vor. Ein Impfschutz bei Reisen dorthin ist empfehlenswert.
- In Europa ist eine Ansteckung mit Rachendiphtherie unwahrscheinlich. Epidemien sind bei unserem hohen Lebensstandard und den derzeitigen Impfraten nicht zu befürchten. Ungeimpfte profitieren vom Herdenschutz.
- Bei einem Stopp des Impfprogramms könnte es wieder vermehrt zur Diphtherie kommen. Die Impfung hat somit eindeutig sozialen Charakter.
- Diphtherieimpfstoffe gibt es nur noch als Kombinationsimpfstoffe mit mindestens der Tetanuskomponente.
- Die Diphtherieimpfung schützt nach dreimaliger Verabrei-

chung für mindestens fünf Jahre. Zwei weitere Impfungen in größerem Abstand (sieben bis zehn Jahre) führen zu einem wahrscheinlich lebenslangen Schutz.

- Lokalreaktionen sind häufig, schwere Reaktionen sehr selten.
- Alle Diphtherie-Kombiimpfstoffe enthalten den Problemstoff Aluminium.

Referenzen

AT (arznei-telegramm) (2017). Nutzendokumentation von Standardimpfstoffen: Diphtherie. *a-t, 48*(9), 77–80

Badenschier, F. et al. (2022). Outbreak of imported diphtheria with Corynebacterium diphtheriae among migrants arriving in Germany. *Eurosurv, 46*(17), https://doi.org/10.2807/1560-7917.es.2022.27.46.2200849

Fenichel, G.M. (1982). Neurological complications of immunization. *Ann Neurol, 12*, 119–128, https://doi.org/10.1002/ana.410120202

Mansoor, O. und Pillans, P.I. (1997). Vaccine adverse events reported in New Zealand 990-5. *N Z Med J, 110*(1048), 270, https://pubmed.ncbi.nlm.nih.gov/9269289

MMWR (Morbidity and Mortality Weekly Report) (1996). Vaccine side effects, adverse reactions, contraindications, and precautions recommendations of the advisory committee on immunization practices (ACIP). *MMWR, 45*(RR-12), 1–35, https://pubmed.ncbi.nlm.nih.gov/8801442

Mortimer, E.A. (1978). Immunization against infectious diseases. *Science, 200*, 902, https://doi.org/10.1126/science.347579

PZ (Pharmazeutische Zeitung) (2023). *Mehr als 200 Diphtherie-Fälle seit letztem Jahr.* 28. August. Zugriff am 20. August 2024 unter https://www.pharmazeutische-zeitung.de/mehr-als-200-diphtherie-faelle-seit-letztem-jahr-141944

RKI (Robert Koch-Institut) (2007). Diphtherie in Europa. *Epid Bull, 1*, 2–4

RKI (Robert Koch-Institut) (2011). Aktuelle Aspekte der Diphtherie in Europa. *Epid Bull, 27*, 246

Sitzmann, F.C. et al. (1998). *Impfungen – Aktuelle Empfehlungen.* München: Hans Marseille Verlag

Slifka, A. et al. (2021). Incidence of tetanus and diphtheria in relation to adult vaccination schedules. *Clin Inf Dis, 72*(2), 285–292, https://doi.org/10.1093/cid/ciaa017

Swart, E.M. et al. (2016). Long-term protection against diphtheria in the Netherlands after 50 years of vaccination: results from a seroepidemiological study. *PLoS One, 11*(2), e148605, https://doi.org/10.1371/journal.pone.0148605

WHO (World Health Organization) (2009). *The Immunological Basis for Immunization Series, Module 2: Diphtheria.* Update 2009. Zugriff am 20. August 2024 unter https://www.who.int/publications/i/item/who-immunological-basis-for-immunization-series-module-2-diphtheria

WHO (World Health Organization) (2017). Diphtheria vaccine: WHO position paper – August 2017. *WER, 31*(92), 417–436

Keuchhusten

Die Keuchhustenerkrankung

Keuchhusten ist eine sehr ansteckende, lang dauernde Erkrankung mit anfallartigem Husten, typischerweise aber ohne Fieber oder Entzündungszeichen. Erreger ist das Bakterium *Bordetella pertussis*, das ausschließlich den Menschen befällt und außerhalb des menschlichen Organismus schnell abstirbt. Es sondert noch nicht identifizierte Giftstoffe ab, die Reizhusten, Schleimhautschwellung und die Produktion von dickem, zähem Schleim hervorrufen.

Die Ansteckung findet durch Atemtröpfchen statt, besonders beim Anhusten auf kurze Distanz. Überträger sind in den meisten Fällen enge Kontaktpersonen, vor allem Familienangehörige, egal, ob sie geimpft sind oder nicht. Bei Kindern sind die Überträger Geschwister in 35 Prozent, Mütter in 20 Prozent, Väter in 10 Prozent und Großeltern in 5 Prozent der Fälle (Wiley 2013, Bertilone 2014, Skoff 2015).

Nach ein bis drei Wochen Inkubationszeit treten zunächst leichte grippale Erscheinungen mit zunehmendem Reizhusten auf, das sogenannte Stadium catarrhale. In dieser Zeit ist die Ansteckungsgefahr über Tröpfcheninfektion am größten.

In der zweiten Krankheitswoche beginnt im typischen Fall das Stadium convulsivum: heftige krampfartige Hustenanfälle mit rotem Gesicht, Tränenfluss, Würgen oder Erbrechen. Beim Luftholen entsteht ein ziehendes Geräusch (»Keuchen«). Zwischen den Anfällen liegen längere Pausen mit völligem Wohlbefinden.

Oft bleiben die charakteristischen Anfälle auch aus und die Krankheit beschränkt sich auf einen hartnäckigen, wochenlang anhaltenden Husten, der durch einen Reiz oder ein Kitzeln unterhalb des Kehlkopfes ausgelöst wird. Typisch ist: Der Husten lässt sich nicht unterdrücken.

Vier bis sechs Wochen nach Beginn der Krankheit werden die Hustenanfälle allmählich seltener und hören nach weiteren zwei Wochen auf. Bei manchen Patienten bleibt allerdings über Monate ein Reizhusten bei körperlicher Anstrengung bestehen.

Zwei Wochen nach Beginn des Keuchhustens nehmen Keimausscheidung und Ansteckungsgefahr für andere schnell ab (WHO 2015). Bei Behandlung mit einem Antibiotikum wird die Ansteckungsdauer auf fünf Tage verkürzt.

Jenseits des Säuglingsalters ist der Keuchhusten eine unangenehme und langwierige Krankheit, die aber ohne Folgen abheilt. Abgesehen von den Hustenanfällen wirken die Betroffenen in der Regel nicht krank. Oft wird der Keuchhusten auch gar nicht erkannt, sondern der Verdacht kommt nur deshalb auf, weil in der Umgebung weitere Fälle auftreten. Wenn ein Jugendlicher oder Erwachsener länger als zwei Wochen hustet, hat er mit 25-prozentiger Wahrscheinlichkeit Keuchhusten.

In Deutschland und Österreich ist jeder Keuchhustenfall meldepflichtig.

Durch Einnahme eines Antibiotikums – etwa Clarithromycin über sieben Tage – schon während der Inkubationszeit kann der Ausbruch des Keuchhustens verhindert werden. Ist der Husten erst einmal da, bringt das Antibiotikum außer einer Verkürzung der Ansteckungszeit nicht mehr viel. Selbst bei Behandlungsbeginn in der ersten Krankheitswoche lässt sich die Hustendauer nur noch um wenige Tage verkürzen (Carlsson 2015).

Neben dem klassischen Keuchhusten gibt es noch die Parapertussis (»Neben-Keuchhusten«), gegen die kein Impfstoff auf dem Markt ist. Sie wird durch einen verwandten Erreger hervorgerufen, die *Bordetella parapertussis*. Die Verläufe sind milder und in der Hälfte der Fälle nahezu symptomlos. In Deutschland besteht auch hier Meldepflicht.

Die Dauer der Immunität nach einem überstandenen Keuchhusten ist unter anderem davon abhängig, wie oft man mit dem Keuchhustenerreger Kontakt hat. Durch die Abnahme der Kinder- und Enkelzahl ist die regelmäßige natürliche Auffrischung in den letzten Jahrzehnten unzuverlässig geworden. Viele Jugendliche und Erwachsene sind heute für Keuchhusten empfänglich.

Erwachsene, die engen Kontakt zu jungen Säuglingen haben, sollten sich bei länger dauerndem Reizhusten auf Keuchhusten untersuchen lassen (PCR-Abstrich).

Komplikationen des Keuchhustens

Eine seltene Komplikation ist die Lungenentzündung, die sich durch Fieber und Kurzatmigkeit bemerkbar macht (der Keuchhusten verursacht typischerweise kein Fieber).
Lebensbedrohliche Komplikationen betreffen fast ausschließlich junge Säuglinge in den ersten Lebenswochen. Seit den Neunzigerjahren wird jährlich durchschnittlich ein Todesfall im Zusammenhang mit Keuchhusten gemeldet (RKI 2009, Dtsch Btg 2023).

Die Diagnose des Keuchhustens

Der Keuchhusten unterscheidet sich von einem normalen Atemwegsinfekt dadurch, dass der Husten in der zweiten Krankheitswoche nicht abklingt, sondern an Intensität zunimmt. Jeder erfahrene Arzt kann die Diagnose auch ohne Laboruntersuchung stellen, wenn er den Erkrankten bei einem typischen Anfall sieht. In den ersten zwei Krankheitswochen lassen sich die Erreger direkt über einen Nasen-Rachen-Abstrich nachweisen. Die PCR-Untersuchung ist schnell und sicher. Mit dem Ergebnis ist in der Regel innerhalb eines Werktags zu rechnen.
Da die Erreger ab der dritten Krankheitswoche allmählich eliminiert werden, kann dann nur noch der Antikörpernachweis aus dem Blut Anhaltspunkte liefern. Er wird jedoch meist erst am Ende der dritten Woche positiv. Es ist also wichtig zu überlegen, wann genau die ersten Hustensymptome aufgetreten sind. Bei einem Anti-Pertussistoxin-IgG von über 100 IE/ml liegt sehr wahrscheinlich ein frischer Erregerkontakt vor. Werte zwischen 40 und 100 IE/ml sind fraglich positiv. Niedrige Werte sind gerade bei Geimpften und Jugendlichen oder Erwachsenen schwer zu inter-

pretieren, weil man nicht unterscheiden kann, ob man aktuelle oder alte Antikörper misst. Hier schafft oft erst die Wiederholung der Untersuchung nach vierzehn Tagen Sicherheit: Im Fall einer aktuellen Erkrankung steigen die Antikörper in diesem Zeitraum deutlich an. Bei Geimpften ist eine Keuchhustenerkrankung an hohen IgA-Antikörpern zu erkennen. Die Impfung führt in der Regel nicht zur Bildung dieser für den Schleimhautschutz verantwortlichen Antikörper.

Die Keuchhustenimpfstoffe

Ab den Fünfzigerjahren war ein »Ganzkeim«-Impfstoff gegen Keuchhusten in Gebrauch, der direkt aus den Keuchhustenbakterien hergestellt worden war. Im Zusammenhang mit diesem Impfstoff wurden vermehrt Krampfanfälle, Hirnschäden und Todesfälle gemeldet (Ehrengut 1974, Geier und Geier 2004). Daher setzte man die Impfempfehlung ab den Siebzigerjahren in vielen Ländern aus, unter anderem auch in Deutschland.
Erst in den Neunzigerjahren kamen die besser verträglichen, aber schwächer wirksamen »azellulären« Impfstoffe auf den Markt, die keine ganzen Bakterienzellen, sondern nur noch zwei bis fünf immunogene Proteine des Erregers enthalten, in erster Linie das entgiftete Keuchhustentoxin.
Keuchhusten-Einzelimpfstoffe sind nicht mehr auf dem Markt. Es gibt nur noch Kombinationsimpfstoffe mit mindestens der Tetanus- und Diphtheriekomponente. Alle Keuchhusten-Kombinationsimpfstoffe enthalten Aluminium-Adjuvanzien.
Da die Polio-Impfung für Erwachsene nicht mehr empfohlen ist – außer als Reiseimpfung in Ausbruchsländer wie Afghanistan –, kommt bei Impfwunsch in erster Linie ein Dreifachimpfstoff gegen Tetanus, Diphtherie und Keuchhusten infrage, entweder *Boostrix* (0,5 mg Aluminium-Ion als Aluminiumhydroxid) oder das oft nicht lieferbare *Covaxis* (0,33 mg Aluminium-Ion als Aluminiumphosphat). Relativ wenig Aluminium (0,33 mg Aluminium-Ion als Aluminiumphosphat) enthält auch der Vierfachimpfstoff Repevax, der zusätzlich gegen Polio immunisiert.

Die Impfempfehlung

Die WHO empfiehlt in allen Ländern der Erde die Keuchhustenimpfung ab dem Säuglingsalter. In Deutschland sind Auffrischungen vorgesehen bei 5- bis 6-Jährigen, 9- bis 17-Jährigen und ein letztes Mal als einmalige Impfung zusammen mit einer der empfohlenen Tetanus-Diphtherie-Impfungen im Erwachsenenalter. Ein spezielles Augenmerk richtet die STIKO-Impfempfehlung auf die Umgebung von Neugeborenen: Alle engen Haushaltskontaktpersonen (Vater, Geschwister) und Betreuer (zum Beispiel Tagesmütter, Babysitter, Großeltern) junger Säuglinge sollen einen aktuellen Impfschutz haben.

In Österreich sind Auffrischungen im Alter von 6 bis 7 Jahren, 15 bis 16 Jahren und danach in fünfjährigen Abständen vorgesehen. Der Impfplan der Schweiz empfiehlt nach der Säuglingsimpfung drei Auffrischungen bis zum Alter von 30 Jahren. Danach sind keine Keuchhustenimpfungen mehr vorgesehen.

Die Wirksamkeit der Keuchhustenimpfung

Verglichen mit anderen Impfungen hat die Keuchhustenimpfung eine begrenzte Wirksamkeit. Sie schützt für wenige Jahre die Fresszellen in den Atemwegen davor, durch das Keuchhustentoxin lahmgelegt zu werden. Dies führt zu einer Abnahme der Erkrankungswahrscheinlichkeit in der frühen Kindheit und zu einem Rückgang der Krankheitsfälle und Krankenhausaufnahmen wegen Keuchhusten im Säuglingsalter (Gustafsson 2006, Schmitz 2011). Durch die ausbleibende zelluläre Immunität ist die Wirkung jedoch unsicher und kurz. Die Impfantikörper im Blut sind nicht in der Lage, die Besiedelung der Schleimhäute mit Keuchhustenbakterien zu verhindern.

Die Keuchhustenimpfung verhindert nicht, dass Keuchhustenerreger sich einnisten und weiterverbreitet werden. Somit wird auch kein Herdenschutz erzielt (Gill 2017).

Sogar frisch Geimpfte können Keimträger sein und andere anstecken (Althouse und Scarpino 2015, Cattélan 2016). Die sogenannte »Kokonstrategie«, also die Impfung der Kontaktpersonen von Säuglingen, ist aus diesem Grund unwirksam und von der Weltgesundheitsorganisation auch nicht mehr empfohlen (Carcione 2015, Healy 2015, WHO 2015). Ungeachtet dessen ist in Deutschland, Österreich und der Schweiz nach wie vor die Impfung aller Kontaktpersonen junger Säuglinge, besonders der Eltern, angeraten.

In Deutschland ist für alle Kontaktpersonen von Keuchhustenpatienten zusätzlich eine siebentägige antibiotische Prophylaxe empfohlen (RKI 2024). Die Sinnhaftigkeit dieser Empfehlung wird vom unabhängigen Cochrane-Institut angezweifelt, da die Häufigkeit von Keuchhustenerkrankungen und Komplikationen dadurch nicht nachweislich verringert wird (Altunaiji 2007).

Einige Erregerstämme haben sich dem Selektionsdruck der Impfung angepasst und werden von ihr kaum oder gar nicht mehr erfasst (Pawloski 2014, Bouchez 2021). Auch Geimpfte können daher wiederholt erkranken (Cherry 2019).

Die Statistiken der letzten Jahrzehnte zeigen, dass der Keuchhusten in der Zeit der alten Ganzkeimimpfstoffe zunächst seltener wurde, seit der Umstellung auf die moderneren Impfstoffe jedoch wieder stark angestiegen ist und in vielen Ländern inzwischen wieder so häufig vorkommt wie vor Beginn der Impfära (Gill 2017, Cherry 2019). Die WHO schreibt in ihrem Positionspapier zum Keuchhusten: »Alle 2 bis 5 Jahre (typischerweise alle 3 bis 4 Jahre) kommt es zu epidemischen Zyklen, auch nach der Einführung effektiver Impfprogramme und der Erzielung hoher Impfraten.« (WHO 2015)

> Die Wirkung der Impfung ist nicht nur unzuverlässig, sondern auch flüchtig. Bereits ab dem zweiten Jahr nach der Impfung steigt die Empfänglichkeit für Keuchhusten wieder deutlich an, und nach drei Jahren ist nicht mehr mit einem signifikanten Schutz zu rechnen (Gustafsson 2006, Cherry 2019).

Nachimpfungen stellen die Immunität zwar zunächst wieder her, ohne dass diese jedoch – wie etwa bei der Tetanusimpfung – jemals dauerhaft wird. Schon zwei Jahre später ist auch hier kaum noch ein Schutz vorhanden (Klein 2016).

Letztlich bekommt jeder irgendwann Keuchhusten – die Ungeimpften durchschnittlich früher, die Geimpften später.

Erfolglose Eskalation der Impfempfehlungen

Die Keuchhustenerreger zirkulieren ungeachtet einer hohen oder niedrigen »Durchimpfung« in gleichem Maße in der Bevölkerung und führen zu Krankheitsausbrüchen. »Die Häufigkeit des Keuchhustens nimmt in fast allen Ländern zu, in denen die azelluläre Keuchhustenimpfung eingeführt wurde, bei allen Altersgruppen vom Säuglings- bis ins Erwachsenenalter.« (Lapidot und Gill 2016)
In den USA nahmen die Erkrankungszahlen in allen Altersgruppen seit den Achtzigerjahren stark zu und erreichten 2012 mit mehr als 48 000 Fällen den höchsten Stand seit 1955 (CDC 2024). Das *Robert Koch-Institut* registrierte bis 2020 trotz ständig steigender Impfquoten jährlich 12 000 bis 26 000 Keuchhustenfälle. Während der Coronapandemie kam es zu einem Rückgang der gemeldeten Fälle, ab 2024 stiegen sie dann wieder stark an.

Die gegenwärtig verwendeten azellulären Impfstoffe haben ausgedient.

Infektiologen fragen sich, ob man wieder zum alten, schlecht verträglichen Ganzkeimimpfstoff zurückkehren oder einen ganz neuen Impfstoff entwickeln soll. Der US-Impfexperte James D. Cherry schreibt: »Wir brauchen neue Impfstoffe – keine weiterentwickelten azellulären Impfstoffe, sondern zum Beispiel intranasale Lebendimpfstoffe oder zelluläre Impfstoffe, die weniger Nebenwirkungen haben.« (Cherry 2019)
Die Impfstoffhersteller und die von ihnen gesponserten Forschergruppen betreiben aus naheliegenden Gründen lieber die Ausweitung der Impfprogramme mit den vorhandenen Impfstoffen, und die Impfkommissionen gehen damit konform. Sie sind der

Ansicht, dass die gegenwärtigen Impfstoffe und die vielen Auffrischungen zwar nicht ideal sind, aber immer noch besser als gar keine Impfung (Popescu 2010).
So werden die Impfempfehlungen ständig erweitert und »angepasst«. Es ist wie bei einer porösen Wasserleitung: Man versucht, das Rohr an allen möglichen Stellen zu stopfen, und immer wieder tritt das Wasser woanders aus. Das Ziel der Krankheitsausrottung ist dadurch nicht nähergerückt, und selbst die Erkrankungen im Säuglingsalter haben eher zu- als abgenommen (Castagnini 2012, Gill 2017). Letztendlich kosten die vielen Impfungen – einmal ganz abgesehen von den Nebenwirkungen – auch eine ganze Stange Geld.

Nebenwirkungen des Keuchhustenimpfstoffs

Lokalreaktionen mit Rötung, Schwellung und Schmerzen an der Impfstelle sind häufig und umso wahrscheinlicher, je öfter die Impfung verabreicht wird (Scheifele 2009). Bei Auffrischungsimpfungen sind 60 bis 90 Prozent davon betroffen (Kemmeren 2011). Bei einem von sechzig Impflingen kommt es zu einer starken Schwellung der Impfstelle oder selten sogar der ganzen Gliedmaße *(extensive limb swelling)*.
Bis zu 45 Prozent der ältere Kinder, Jugendlichen und Erwachsenen klagen nach der Impfung über Krankheitsgefühl, Mattigkeit, Kopfschmerzen und Übelkeit. Die Beschwerden sind meist innerhalb von fünf Tagen ausgestanden, in Einzelfällen dauern sie jedoch auch Wochen (RKI 2009). Zu Fieber kommt es bei 1 von 150 Impflingen (Bell 1999, David 2008).
Mit jeder Auffrischungsimpfung werden lokale und systemische Impfreaktionen wahrscheinlicher und damit auch Arztbesuche und Fehlzeiten am Arbeitsplatz (Kemmeren 2011).
Versuchstiere, die gegen Keuchhusten geimpft wurden, reagierten auf eine darauf folgende Keuchhusteninfektion mit Botenstoffen und Abwehrzellen, die für allergische Reaktionen typisch sind (Vandebriel 2007). In Australien führte der Wechsel vom früheren Ganzkeimimpfstoff zum »modernen« azellulären Impf-

stoff zu einer deutlichen Zunahme von Nahrungsmittelallergien (Chacon 2024). In einer niederländischen Studie bekamen 8- bis 12-jährige Kinder signifikant häufiger eine allergische Krankheit – Asthma und/oder Neurodermitis –, wenn sie trotz der Keuchhustenimpfung an Keuchhusten erkrankten. Ein Keuchhusten ohne vorherige Impfung erhöhte dieses Risiko nicht (Bernsen 2008).

Zumindest bei Säuglingen und Kleinkindern hat die Keuchhustenimpfung eine Tendenz zu neurologischen Impfreaktionen: unstillbares schrilles Schreien (»Cri encéphalique«), schlaffe Apathie (hypotone-hyporesponsive Episode, HHE) und seltener auch Krampfanfälle. Sehr selten kommt es zu einer Gehirnentzündung mit möglichen bleibenden Schäden. Der Fachausdruck für diese Impfkomplikation ist *akute demyelinisierende Enzephalomyelitis* (ADEM). Aus dem US-amerikanischen Meldesystem errechnet sich ein Fall unter mindestens 625 000 Impfungen gegen Tetanus, Diphtherie und Keuchhusten (Baxter 2016). Dort wird die Enzephalopathie als Impfschaden anerkannt, wenn sie innerhalb von drei Tagen nach einer Keuchhustenimpfung auftritt (HRSA 2022).

Zusammenfassung

- Keuchhusten ist eine langwierige und belastende Erkrankung, die jedoch folgenlos abheilt.
- Für Kinder in den ersten Lebenswochen kann er bedrohlich werden. Sie müssen durch Achtsamkeit geschützt werden: Schutz vor engem Kontakt mit hustenden Personen, Keuchhustentest bei Kontaktpersonen (Eltern, Geschwister, Großeltern) mit hartnäckigem Husten.
- Antibiotika können den Keuchhusten verhindern, wenn damit in der zweiwöchigen Inkubationszeit begonnen wird.
- Für Erwachsene ist die Keuchhustenimpfung in Deutschland als einmalige Impfung zusammen mit einer der empfohlenen Tetanus-Diphtherie-Impfungen empfohlen.

In Österreich sollen sich Menschen ab 60 Jahren alle fünf Jahre impfen lassen.

- Es gibt keinen Einzelimpfstoff. Erwachsene müssen einen Kombinationsimpfstoff mit der Tetanus-, Diphtherie- und eventuell Poliokomponente nehmen.
- Alle Keuchhustenimpfstoffe enthalten Aluminium.
- Die Wirksamkeit der Keuchhustenimpfung ist unzuverlässig und kurz. Sie verhindert nicht, dass Keuchhustenbakterien übertragen werden. Der Kontakt mit Säuglingen ist daher keine Impfindikation.
- Die Impfung ist relativ schlecht verträglich und wird mit allergischen Krankheiten und neurologischen Impfreaktionen in Verbindung gebracht.

Referenzen

Althouse, B.M. und Scarpino, S.V. (2015). Asymptomatic transmission and the resurgence of Bordetella pertussis. *BMC Med, 13*, 146, https://doi.org/10.1186/s12916-015-0382-8

Altunaiji, S.M. et al. (2007). Cochrane Review: Antibiotics for whooping cough (pertussis). *Cochrane Database of Systematic Reviews 3*, Art. No.: CD004404, https://doi.org/10.1002/14651858.CD004404.pub3

Baxter, R. et al. (2016). Acute demyelinating events following vaccines: a case-centered analysis. *Clin Infect Dis, 63*(11), 1456–1462, https://doi.org/10.1093/cid/ciw607

Bell, F. et al. (1999). Adverse effects and seroresponses to an acellular pertussis/diphtheria/tetanus vaccine when combined with Haemophilus influenzae type b vaccine in an accelerated schedule. *Eur J Pediatr, 158*(4), 329–236H, https://doi.org/10.1007/s004310051083

Bernsen, R.M. et al. (2008). Reported pertussis infection and risk of atopy in 8- to 12-year-old vaccinated and nonvaccinated children. *Pediatr Allergy Immunol, 19*(1), 46–52, https://doi.org/10.1111/j.1399-3038.2007.00584.x

Bertilone, C. et al. (2014). Finding the ›who‹ in whooping cough: vaccinated siblings are important pertussis sources in infants 6 months of age and under. *Commun Dis Intell Q Rep, 8*(3), E195–E200, https://pubmed.ncbi.nlm.nih.gov/25391405

Bouchez, V. et al. (2021). Evolution of *Bordetella pertussis* over a 23-year period in France, 1996 to 2018. *Eurosurveillance, 26*(37), 2001213, https://doi.org/10.2807/1560-7917.ES.2021.26.37.2001213

Carcione, D. et al. (2015). The impact of parental postpartum pertussis vaccination on infection in infants: a population-based study of cocooning in Western Australia. *Vaccine, 33*(42), 5654–5661, https://doi.org/10.1016/j.vaccine.2015.08.066

Carlsson, R.M. et al. (2015). Surveillance of infant pertussis in Sweden 1998–2012;

severity of disease in relation to the national vaccination programme. *Euro Surveill, 20*(6), 21032, https://doi.org/10.2807/1560-7917.es2015.20.6.21032

Castagnini, L. A. et al. (2012). Impact of maternal postpartum tetanus and diphtheria toxoids and acellular pertussis Immunization on infant pertussis infection. *Clin Infect Dis, 54* (1), 78–84, https://doi.org/10.1093/cid/cir765

Cattélan, N. et al. (2016). *Bordetella* biofilms: a lifestyle leading to persistent infections. *Pathog Dis, 74*(1), https://doi.org/10.1093/femspd/ftv108

CDC (Centers for Disease Control and Prevention) (2024). *Pertussis Cases by Year (1922–2022)*. Zugriff am 20. August 2024 unter https://www.cdc.gov/pertussis/php/surveillance/pertussis-cases-by-year.html

Chacon, G. P. et al. (2024). Infant whole-cell versus acellular pertussis vaccination in 1997 to 1999 and risk of childhood hospitalization for food-induced anaphylaxis: linked administrative databases cohort study. *J Allergy Clin Immunol Pract 4*, S2213-2198(24)00005-9, https://doi.org/10.1016/j.jaip.2023.12.048

Cherry, J. D. (2019). The 112-year odyssey of pertussis and pertussis vaccines-mistakes made and implications for the future. *J Pediatric Infect Dis Soc, 8*(4), 334–341, https://doi.org/10.1093/jpids/piz005

David, S. et al. (2008). Reactogenicity of infant whole cell pertussis combination vaccine compared with acellular pertussis vaccines with or without simultaneous pneumococcal vaccine in the Netherlands. *Vaccine, 26*(46), 5883–5887, http://doi.org/10.1016/j.vaccine.2008.07.105

Dtsch Btg (Deutscher Bundestag) (2023). 2022 wurden 1741 Fälle von Keuchhusten registriert. Gesundheit – Antwort – hib 416/2023. Zugriff am 20. August 2024 unter https://www.bundestag.de/presse/hib/kurzmeldungen-951790

Ehrengut, W. (1974). Über konvulsive Reaktionen nach Pertussis-Schutzimpfung. *Dtsch Med Wschr, 99*, 2273–2279, https://doi.org/10.1055/s-0028-1108124

Geier, D. A. und Geier, M. R. (2004). An evaluation of serious neurological disorders following immunization: a comparison of whole-cell pertussis and acellular pertussis vaccines. *Brain Dev, 26*(5), 296–300, https://doi.org/10.1016/S0387-7604(03)00169-4

Gill, C. et al. (2017). The relationship between mucosal immunity, nasopharyngeal carriage, asymptomatic transmission and the resurgence of Bordetella pertussis. *F1000Res, 6*, 1568, https://doi.org/10.12688/f1000research.11654.1

Gustafsson, L. et al. (2006). Long-term follow-up of Swedish children vaccinated with acellular pertussis vaccines at 3, 5, and 12 months of age indicates the need for a booster dose at 5 to 7 years of age. *Pediatrics, 118*(3), 978–984, https://doi.org/10.1542/peds.2005-2746

Healy, C. M. et al. (2015). Evaluation of the impact of a pertussis cocooning program on infant pertussis infection. *Pediatr Infect Dis J, 34*(1), 22–26, https://doi.org/10.1097/INF.0000000000000486

HRSA (Health Resources and Services Administration) (2022). *Vaccine injury table*. 3. Januar. Zugriff am 20. August 2024 unter https://www.hrsa.gov/sites/default/files/hrsa/vicp/vaccine-injury-table-01-03-2022.pdf

Kemmeren, J.M. et al. (2011). Comparison of the tolerability of an acellular pertussis-containing vaccine given as the fifth booster dose in differently primed children. *Vaccine, 29*(26), 4373–4377, https://doi.org/10.1016/j.vaccine.2011.04.009

Klein, N. P. et al. (2016). Waning Tdap effectiveness in adolescents. *Pediatrics, 137*(3), e20153326, https://doi.org/10.1542/peds.2015-3326

Lapidot, R. und Gill, C. (2016). The Pertussis resurgence: putting together the pieces of the puzzle. *Trop Dis Travel Med Vaccines, 2*, 26, https://doi.org/10.1186/s40794-016-0043-8

Pawloski, L.C. et al. (2014). Prevalence and molecular characterization of pertactin-deficient Bordetella pertussis in the United States. *Clin Vaccine Immunol, 21*(2), 119–125, https://doi.org/10.1128/CVI.00717-13

Popescu, R. (2010). Blurred lines of influence. When whooping cough experts rely on vaccine companies for money, ethical dilemmas abound. Investigative New Source, 10. Dezember. Zugriff am 20. August 2024 unter https://inewsource.org/2010/12/14/blurred-lines-of-influence-with-vaccine-companies

RKI (Robert Koch-Institut) (2001). Fragen und Antworten zu verschiedenen Impfungen. *Epid Bull, 8*, 58

RKI (Robert Koch-Institut) (2009). Zusätzliche Pertussis-Impfung im Erwachsenenalter als Tdap-Kombinationsimpfung bei der nächsten fälligen Td-Impfung – Empfehlung und Begründung. *Epid Bull, 31*, 299–311, Anhang 1

RKI (Robert Koch-Institut) (2024). Keuchhusten (Pertussis). RKI-Ratgeber. 26. Februar. Zugriff am 20. August 2024 unter https://www.rki.de/DE/Content/Infekt/EpidBull/Merkblaetter/Ratgeber_Pertussis.html#doc2374534bodyText13

Scheifele, D.W. et al. (2009). Cellular immunity as a potential cause of local reactions to booster vaccination with diphtheria and tetanus toxoids and acellular pertussis antigens. *Pediatr Infect Dis, 28*(1), 985–989, https://doi.org/10.1097/INF.0b013e3181a9cc2a

Schmitz, R. et al. (2011). Impfstatus und Gesundheit von Kindern und Jugendlichen: Ergebnisse des Kinder- und Jugendgesundheitssurveys (KiGGS). *Dtsch Arztebl Int, 108*(7), 99–104, https://doi.org/10.3238/arztebl.2011.0099

Skoff, T.H. et al. (2015). Sources of Infant Pertussis Infection in the United States. *Pediatrics, 136*(4), 635–641, https://doi.org/10.1542/peds.2015-1120

Vandebriel, R.J. et al. (2007). Lung pathology and immediate hypersensitivity in a mouse model after vaccination with pertussis vaccines and challenge with Bordetella pertussis. *Vaccine, 25*, 2346–2360, https://doi.org/10.1016/j.vaccine.2005.09.062

WHO (World Health Organization) (2015). Pertussis vaccines: WHO position paper – August 2015. *WER, 35*(90), 433–460

Wiley, K.E. et al. (2013). Sources of pertussis infection in young infants: a review of key evidence informing targeting of the cocoon strategy. *Vaccine, 31*, 618–625, https://doi.org/10.1016/j.vaccine.2012.11.052

Pneumokokken (Lungenentzündung)

Pneumokokkenerkrankungen

Pneumokokken sind eine Gruppe von Bakterien, die den Nasen-Rachen-Raum besiedeln. Je nach Jahreszeit lassen sie sich bei bis zu 50 Prozent der Kinder und 10 Prozent der Erwachsenen nachweisen. Praktisch jedes Kind ist zumindest zeitweise Pneumokokkenträger (WHO 2019). Es gibt etwa hundert verschiedene Untergruppen (Serotypen) mit weltweit unterschiedlicher Verteilung.
Viele Pneumokokken besitzen eine Kapsel, die sie vor Abwehrzellen schützt. Daher können sie leichter die Schleimhaut befallen oder durchwandern und Krankheiten verursachen: eitrige Entzündungen von Mittelohr, Nasennebenhöhlen, Lunge oder Hirnhaut sowie Blutvergiftungen (Sepsis).
Bei Erwachsenen wird etwa ein Drittel aller schwer verlaufenden Atemwegsinfekte durch Pneumokokken hervorgerufen oder mitverursacht. Es gibt allerdings kein Überwachungssystem, mit dem derartige Komplikationen und ihr Auftreten über die Zeit, etwa nach der Änderung von Impfempfehlungen, beobachtet werden. Gemäß der deutschen Krankenhausstatistik gibt es bei älteren Menschen jährlich zwei- bis dreitausend durch Pneumokokken bedingte Lungenentzündungen. Dies entsprach in den Jahren vor der Coronapandemie einer Häufigkeit von etwa 7 auf 100 000 Personen. An einer Pneumokokken-Blutvergiftung erkranken jährlich 11 von 100 000 Senioren. Viele dieser Fälle dürften allerdings Doppeldiagnosen sein. Registriert werden jährlich etwa hundert durch Pneumokokken verursachte Todesfälle bei alten Menschen (RKI 2023).
Infektionen durch Pneumokokken können antibiotisch behandelt und dadurch geheilt werden. Die Erreger reagierten bis vor wenigen Jahrzehnten ausnahmslos sehr empfindlich auf Penicillin. Wegen der häufigen und unkritischen Verschreibung und Einnahme von Antibiotika gab es jedoch eine dramatische Resistenzentwicklung. Die Einführung der Pneumokokkenimpfung begünstigte die Zunahme nicht bekapselter resistenter Serotypen (Bradshaw und McDaniel 2019).

Risikogruppen

Pneumokokkenerkrankungen werden fast ausschließlich durch eine individuelle Abwehrschwäche bedingt. Daher gibt es kaum eine Ansteckungsgefahr und auch keine Epidemien. Eine antibiotische Prophylaxe bei Kontaktpersonen von Erkrankten ist nicht empfohlen.
Gefährdet durch Pneumokokkeninfektionen sind vor allem Kinder in den ersten beiden Lebensjahren mit ihrem noch unreifen Abwehrsystem.

> Risikogruppen im Erwachsenenalter sind über 65-Jährige sowie Alkoholiker und Raucher – Letztere mit einem vierfach erhöhten Risiko, das sich erst viele Jahre nach der Tabakentwöhnung wieder normalisiert (Lundbo und Benfield 2017).

Vorkehrungen und Aufklärungsprogramme gegen den Tabakkonsum sind vergleichsweise billige, effektive und nachhaltige Maßnahmen gegen Pneumokokkeninfektionen bei Erwachsenen und ihren Kindern (Grau 2014).
Gefährdet durch Pneumokokkeninfektionen sind weiterhin Personen mit Mehrfacherkrankungen (Multimorbidität), chronischen Lungenerkrankungen und einer Vorgeschichte von Lungenentzündungen (Ochoa-Gondar 2023). Ein besonders hohes Risiko haben Patienten mit Immunschwäche, etwa HIV, sowie Personen, deren Milz außer Funktion ist oder entfernt wurde: Bei ihnen wird das Blut nicht mehr von eingedrungenen Bakterien »gereinigt«.
Durch medikamentöse Fiebersenkung wird die Abwehr gegen Pneumokokken nachdrücklich geschwächt. Viele Pneumokokkenerkrankungen sind durch diese übliche Praxis hausgemacht (Basille 2017, Voiriot 2019).

Die Pneumokokkenimpfstoffe

Das Auslaufmodell *Pneumovax 23* enthält Antigene der 23 häufigsten Pneumokokkentypen. Er war bis 2023 in Deutschland für alte

Menschen und erwachsene Risikopatienten empfohlen, wurde dann aber wegen fehlendem Nutzenbeleg aufgegeben. Seit September 2023 empfiehlt die STIKO stattdessen den Konjugatimpfstoff *Prevenar 20* (siehe unten). *Pneumovax 23* ist in Deutschland nur noch für die Impfung bei Kindern und Jugendlichen mit Risikofaktoren vorgesehen, als Zweitimpfung sechs bis zwölf Monate nach einem Konjugatimpfstoff. Vermutlich wird diese Empfehlung geändert, sobald *Prevenar 20* auch für jüngere Altersgruppen zugelassen wird.

In Österreich ist *Pneumovax 23* noch als Zweitimpfung für Erwachsene ab dem 60. Lebensjahr empfohlen.

Um Pneumokokkenimpfstoffen zu einer besseren Wirkung zu verhelfen, wird ein Kunstgriff angewandt: Das Zuckermolekül der Erregerkapsel wird an ein Trägereiweiß (Diphtherie- oder Tetanustoxoid) gekoppelt – ein Prinzip, das auch bei den Hib- und Meningokokkenimpfstoffen genutzt wird. Im Fachjargon spricht man von »Konjugatimpfstoffen«.

Der Konjugatimpfstoff *Prevenar 13* wurde 2009 zugelassen. Er ist weltweit der mit Abstand am häufigsten verwendete Pneumokokken-Konjugatimpfstoff und war bis zur Vermarktung der COVID-19-Impfstoffe der Blockbuster des Pharmagiganten Pfizer. In den meisten Ländern ist er nur noch für Kinder empfohlen, in Österreich ist er gar nicht mehr erhältlich. Mit *Vaxneuvance* (Merck) und *Prevenar 20* (Pfizer) wurden 2022 zwei weitere Konjugatimpfstoffe zugelassen:

- *Vaxneuvance* erfasst gegenüber *Prevenar 13* zusätzlich zwei seltenere Pneumokokkenstämme.
- *Prevenar 20* (früher: *Apexxnar*) erfasst zwanzig Pneumokokkenstämme und ist für Kinder und Erwachsene zugelassen. In Deutschland wird Erwachsenen nur noch *Prevenar 20* erstattet, in der Schweiz auch Vaxneuvance. In Österreich sind Impfstoffe für Erwachsene kostenpflichtig.

Alle Konjugatimpfstoffe enthalten als Wirkverstärker Aluminiumphosphat mit jeweils 0,125 Milligramm Aluminiumion.

Die Impfempfehlung gegen Pneumokokken

In Deutschland ist die Impfung mit *Prevenar 20* für alle Menschen ab 60 Jahren empfohlen. *Prevenar 20* soll gegebenenfalls auch gemeinsam mit Impfstoffen gegen Influenza und COVID-19 verabreicht werden.
In Österreich sind bei über 60-Jährigen zwei Pneumokokkenimpfungen im Abstand von mindestens einem Jahr empfohlen, die erste mit einem neueren Konjugatimpfstoff *(Vaxneuvance, Prevenar 20)* und die zweite mit *Pneumovax 23*.
In der Schweiz ist für Menschen ab 65 Jahren die Pneumokokkenimpfung mit Vaxneuvance oder *Prevenar 20* empfohlen.

Die Wirksamkeit der Pneumokokkenimpfung

Der Impfstoff *Pneumovax 23* führt bei über 50-Jährigen zu keiner Verringerung von Krankenhausaufnahmen, Lungenentzündungen oder Todesfällen (Skull 2007, AT 2011, Ewig 2017). Er hat keinen nachweisbaren Nutzen und wird allmählich vom Markt verschwinden.
Auch der Impfstoff *Prevenar 13*, der bis 2023 für ältere Menschen empfohlen war, hatte zuletzt eine kaum noch nachweisbare Wirkung, da viele häufigere Serotypen vom Impfstoff nicht erfasst werden (Weinberger 2017). In einer großen niederländischen Studie aus dem Jahr 2015 wurden 85 000 Teilnehmer im Alter von über 64 Jahren teils mit *Prevenar 13*, teils mit einem Placebo geimpft. Innerhalb von vier Jahren nach der Impfung erlitten 0,16 Prozent der Impfgruppe eine Pneumokokken-Lungenentzündung gegenüber 0,25 Prozent nach Placebo. Demnach mussten mehr als tausend Menschen geimpft werden, um eine durch Pneumokokken verursachte Lungenentzündung zu verhindern. Die Gesamtzahl ambulant erworbener Lungenentzündungen jedweder Ursache war in beiden Gruppen gleich, die Sterblichkeit wurde durch die Impfung nicht beeinflusst (Bonten 2015).
Auch bei Kindern ließ sich mit *Prevenar 13* kein Einfluss auf die

Sterblichkeit nachweisen (Ewald 2016, Fortanier 2019). Es kam sogar zu einer starken Zunahme schwerer Lungenentzündungen durch den Serotyp 3, obwohl dieser in *Prevenar 13* enthalten ist (Göttler 2020).
Untersuchungen zeigen, dass *Prevenar 13* das Wirkungsmaximum in den Jahren 2012/13 hatte und danach der Stern wieder im Sinken begriffen war (Weinberger 2018). Wie lässt sich dieses Strohfeuer erklären?

Alle Impfstoffe, die nur gegen einen Teil einer Erregergruppe gerichtet sind, leiden unter dem Phänomen des sogenannten »Serotype Replacement«.

Ähnlich einem Antibiotikum übt die Impfung einen Selektionsdruck auf die Erreger aus. Da es in der Natur kein Vakuum gibt, füllen Erregertypen, gegen die der Impfstoff nicht wirkt, die entstandene »Lücke« wieder auf. Auch Problemkeime wie Staphylokokken, Meningokokken, *Moraxella catarrhalis*, *Haemophilus influenzae* und sogar Darmbakterien können die Stelle der weggeimpften Pneumokokken einnehmen (Biesbroek 2014). Keime dieser »nachgerückten« Flora können ebenso schwere Krankheiten hervorrufen wie die Pneumokokken, die durch die Impfung beseitigt oder abgefangen werden. Beispielsweise hat sich in Europa ab 2001 die Zahl schwerer Infektionen durch Hämophilus-Bakterien verdreifacht (ECDC 2017).
Durch das Replacement verpuffen Impfprogramme unter Umständen schon nach kurzer Zeit. Bei *Prevenar 13* kam es innerhalb weniger Jahre zu einem hochgradigen Replacement (Weinberger 2018, LeMeur 2019, Mukerji und Briles 2020). Bei über 60-Jährigen verringerte sich der Anteil der durch *Prevenar 13* erfassten Serotypen von über 70 Prozent im Jahr 2007 auf nahe 30 Prozent im Jahr 2018 (RKI 2018). Immer häufiger tauchen neue Serotypen auf, die teilweise resistent gegen die üblichen Antibiotika und sogar in der Lage sind, solche Resistenzen weiterzuverbreiten (Allemann 2017, Du 2021). Portugiesische Experten umschrieben das blumig: »Die Struktur der Pneumokokkengemeinschaft ist gegenüber dem Impfstoffdruck widerstandsfähig.« (Paulo und Sá-Leão 2022)

Prominente Infektiologen nennen die Pneumokokkenimpfung eine »Sisyphus-Geschichte«.

»Wirksamkeitsnachweise« gibt es dennoch wie Sand am Meer. Die Mehrzahl wird von den Impfstoffherstellern selbst durchgeführt oder gesponsert. Die meisten Studien belegen nur, dass die Impfstoffe gegen die in ihnen enthaltenen Pneumokokkentypen wirken. Unklar bleibt die Wirkung auf die allgemeine Krankheitshäufigkeit: Haben Geimpfte seltener Hirnhautentzündungen, Lungenentzündungen, lebensbedrohliche Blutvergiftungen et cetera? Und was ist mit der Häufigkeit und Schwere von Nebenwirkungen? Überwiegt der Nutzen das Risiko der Impfung?

Dieser Nachweis wurde bisher nicht geführt, und einige Studien, die sich diesem Thema nähern, lassen den Nutzen offen. Auch der erhoffte Herdenschutz, also der Schutz Ungeimpfter durch die Abnahme bestimmter Pneumokokkentypen, ist nicht verlässlich (Prato 2016, Vadlamudi 2022). Das verwundert nicht, denn die Verbreitung von Pneumokokken in der Bevölkerung hat trotz ausgedehnter Impfprogramme nicht abgenommen (Lee 2013, Ahn 2017).

Auch die 2023 zugelassene nächste Generation von Pneumokokkenimpfstoffen gegen fünfzehn oder zwanzig Serotypen wird das Problem des Replacements nicht eindämmen können. Zum Zeitpunkt der Zulassung lagen noch keine Daten zur Wirkdauer und zur klinischen Wirksamkeit – also zur Verhinderung von Erkrankungen – vor. Die Zulassungsstudien wiesen nur die Bildung von Antikörpern nach und nicht die Verhinderung von Pneumokokkenerkrankungen.

Vaxneuvance enthält verglichen mit *Prevenar 13* zusätzlich zwei relativ seltene Pneumokokkenstämme und dürfte daher wenig Nutzen bringen (Amin-Chowdhury 2021, EMA 2022). Nach der Impfung mit *Prevenar 20* waren die Antikörper bei der Hälfte der enthaltenen Serotypen niedriger als nach *Prevenar 13*. Die Impfkommissionen in Deutschland, Österreich und der Schweiz halten die Studienergebnisse dennoch für ausreichend, um allen älteren Menschen die Impfung mit *Prevenar 20* zu empfehlen.

Es bleiben auch noch einige weitere offene Fragen zur Pneumokokkenimpfung: Noch nie untersucht wurde beispielsweise der mögliche Nutzen, den die Besiedlung der Atemwege mit Pneumokokken hat. Sie scheinen eine Schutzfunktion gegenüber anderen Erregern wie Staphylokokken auszuüben (Regev-Yochay 2009). Möglicherweise halten sie auch, ganz im Sinne der Hygienehypothese, das Immunsystem auf der Schleimhaut in Schwung und helfen dadurch, Allergien oder Krebserkrankungen zu verhüten.

Die Natur funktioniert nicht nach dem Freund-Feind-Schema. Was sie nicht vermeiden kann, macht sie sich oft zunutze. In diesem Sinne mehr versprechend sind »intelligente« Impfstoffe, die sich nicht gegen die Besiedlung des Rachens mit Pneumokokken richten, sondern gegen Virulenzfaktoren, die harmlose zu bösartigen Keimen machen (Jones 2017).

Das *arznei-telegramm* rät nach wie vor von jeglicher Pneumokokkenimpfung älterer Menschen ab: »Unseres Erachtens sollten Patienten über die generell unbefriedigende Datenlage informiert werden, auf deren Basis sie ihre Entscheidung zur Pneumokokkenimpfung treffen. Eine Indikation für die Immunisierung aller Älteren ab 60 Jahren sehen wir unverändert nicht.« (AT 2024) Die überwiegend durch Pharmagelder finanzierte europäische Arzneimittelagentur bewertet das Nutzen-Risiko-Verhältnis der neuen Impfstoffe hingegen positiv (EMA 2021, 2022).

Nebenwirkungen der Pneumokokkenimpfstoffe

Der veraltete Impfstoff *Pneumovax 23* führt bei bis zu 50 Prozent der Geimpften zu Beschwerden an der Impfstelle. Wenige Stunden bis Tage nach der Impfung können Fieber, Muskelbeschwerden und Kopf- oder Gelenkschmerzen auftreten. Gelegentlich kommt es zu allergischen Reaktionen bis hin zum anaphylaktischen Schock. Bei mehrmaliger Impfung mit *Pneumovax 23* steigt das Risiko eines Arthusphänomens, einer sehr schmerzhaften Antigen-Antikörper-Reaktion um die Impfstelle. Eine Auffrischungsimpfung darf daher frühestens nach fünf Jahren erfolgen.

Nach der Zulassung der Konjugatimpfstoffe verzichteten die Behörden in den deutschsprachigen Ländern auf ein Überwachungssystem zur Beobachtung eventueller negativer Impffolgen. Ganz im Vertrauen auf Informationen durch den Hersteller setzen sie damit das verfassungsrechtliche Gebot außer Kraft, die körperliche Unversehrtheit der Bürger zu schützen. Von den Herstellern wurde die Sicherheit der Impfstoffe mit der gewohnten Nachlässigkeit untersucht – von den Zulassungsbehörden kommen nur wenige Vorgaben.

Jede Pneumokokkenimpfung bedeutet eine zusätzliche Belastung mit dem Problemstoff Aluminium.

Die am häufigsten berichteten Nebenwirkungen aller Konjugatimpfstoffe sind Schmerzen an der Injektionsstelle, Müdigkeit und Muskelschmerzen (AT 2022, Platt 2022). Etwa einer von hundert Patienten entwickelt innerhalb von sieben Tagen nach der Impfung Fieber (Essink 2022).

Allergische Reaktionen sind selten, können aber heftig sein. Bei mehr als 1 von 10 000 Kindern kommt es nach *Prevenar 13* zu allergischen Reaktionen, von Hautausschlägen über Atemnot bis hin zum allergischen Schock (WHO 2019). Das Risiko schwererer neurologischer Impfreaktionen liegt bei Kindern bei 1 : 200 000 Impfdosen. Am häufigsten sind Krampfanfälle und schlaffe Apathie (hypotone hyporesponsive Episode) (Agier 2017).

Vaxneuvance und *Prevenar 20* führen sehr häufig zu Beschwerden an der Injektionsstelle, Muskelschmerzen, Müdigkeit und Kopfschmerzen. *Vaxneuvance* führt bei 72 Prozent der über 50-Jährigen zu Nebenwirkungen vornehmlich an der Impfstelle und bei 4,5 Prozent der geimpften Kinder und Jugendlichen zu »schwerwiegenden Nebenwirkungen«. (EMA 2022, AT 2022)

Bei über 60-Jährigen, die mit *Prevenar 20* geimpft werden, liegen die Risiken unangenehmer Lokalreaktionen bei 59 Prozent und die Risiken »schwerwiegender Nebenwirkungen« bei 2,4 Prozent (AT 2022).

Zusammenfassung

- Pneumokokken sind global verbreitete Bakterien, die Infektionen wie Mittelohreiterung und Lungenentzündung, in sehr seltenen Fällen auch lebensbedrohliche Blutvergiftungen (Sepsis) oder Hirnhautentzündungen verursachen.
- Ein erhöhtes Krankheitsrisiko haben Kinder in den ersten zwei Lebensjahren und Menschen ab 65 Jahren, besonders Alkoholiker und Raucher. Zusätzliche Risikofaktoren sind chronische Lungenerkrankungen, Mehrfacherkrankungen und Immundefekte (angeborene Immundefekte, HIV, Chemotherapie).
- Die Wirksamkeit der Pneumokokkenimpfstoffe ist wegen der Vielzahl der natürlich vorkommenden Serotypen stark eingeschränkt. Der Selektionsdruck der Impfung fördert die Ausbreitung impfstoffresistenter Pneumokokken und anderer Problemkeime (»Replacement«).
- Die Impfung im Alter verringert nicht das Risiko von Lungenentzündungen oder Todesfällen. Sie ist wahrscheinlich nutzlos, aber weiterhin und zunehmend Praxis.
- Häufige Nebenwirkungen der Impfung sind Beschwerden an der Impfstelle und Allgemeinreaktionen wie Krankheitsgefühl und Fieber. Im Zusammenhang mit der Impfung werden auch schwere Nebenwirkungen registriert. Das Nutzen-Risiko-Verhältnis ist ungünstig.

Referenzen

Agier, M. S. et al. (2017). Post-licensure safety surveillance for Prevenar 13® in France. *Arch Pediatr, 24*(5), 439–444, https://doi.org/10.1016/j.arcped.2017.01.018

Ahn, J. G. et al. (2015). Changes in pneumococcal nasopharyngeal colonization among children with respiratory tract infections before and after use of the two new extended-valency pneumococcal conjugated vaccines. *Infect Dis, 47*(6), 385–392, https://doi.org/10.3109/00365548.2014.1001997

Allemann, A. et al. (2017). Pneumococcal carriage and serotype variation before and after introduction of pneumococcal conjugate vaccines in patients with acute otitis media in Switzerland. *Vaccine, 35*(15), 1946–1953, https://doi.org/10.1016/j.vaccine.2017.02.010

Amin-Chowdhury, Z. et al. (2021). Invasive pneumococcal disease due to 22F and 33F in England: a tail of two serotypes. *Vaccine, 39*(14), 1997–2004, https://doi.org/10.1016/j.vaccine.2021.02.026

AT (arznei-telegramm) (2011). Großbritannien: Keine Routine-Impfung Älterer gegen Pneumokokken. *e a-t, 05*, 2011 a

AT (arznei-telegramm) (2015). Konjugatimpfstoff Prevenar 13 zur Pneumokokkenprophylaxe im Alter? *a-t, 46*, 36 f.

AT (arznei-telegramm) (2022). Apexxnar und Vaxneuvance – Neue Pneumokokken-Konjugatimpfstoffe. *a-t, 53*, 76–77

AT (arznei-telegramm) (2024). STIKO-Empfehlung zur Pneumokokken-Impfung. *a-t, 55*(1), 3 (Bezahlschranke)

Basille, D. et al. (2017). Non-steroidal anti-inflammatory drugs may worsen the course of community-acquired pneumonia: A cohort study. *Lung 195*(2), 201–208, https://doi.org/10.1007/s00408-016-9973-1

Biesbroek, G. et al. (2014). Seven-valent pneumococcal conjugate vaccine and nasopharyngeal microbiota in healthy children. *Emerg Infect Dis, 20*(2), 201–210, https://doi.org/10.3201/eid2002.131220

Bonten, M. J. M. et al. (2015). Polysaccharide conjugate vaccine against pneumococcal pneumonia in adults. *N Engl J Med, 372*(12), 1114–1125, http://dx.doi.org/10.1056/NEJMoa1408544

Bradshaw, J. L. und McDaniel, L. S. (2019). Selective pressure: rise of the nonencapsulated pneumococcus. *PLoS Pathog, 15*(8), e1007911, https://doi.org/10.1371/journal.ppat.1007911

Du, Q. et al. (2021). Epidemiology of non-vaccine serotypes of Streptococcus pneumoniae before and after universal administration of pneumococcal conjugate vaccines. *Hum Vaccin Immunother, 17*(12), 5628–5637, https://doi.org/10.1080/21645515.2021.1985353

ECDC (European Centre for Disease Prevention and Control) (2017). *Annual Epidemiological Report for 2018: Invasive pneumococcal disease*. Zugriff am 20. August 2024 unter https://www.ecdc.europa.eu/sites/default/files/documents/AER_for_2018_IPD.pdf

EMA (European Medicines Agency) (2021). *Prevenar 20 (pneumococcal polysaccharide conjugate vaccine, 20-valent, adsorbed)*. Zugriff am 11. September 2024 unter https://www.ema.europa.eu/en/documents/overview/prevenar-20-previously-apexxnar-epar-medicine-overview_en.pdf

EMA (European Medicines Agency) (2022). *Vaxneuvance (pneumococcal polysaccharide conjugate vaccine, 15-valent, adsorbed) (EMA/804710/2022)*. Zugriff am 20. August 2024 unter https://www.ema.europa.eu/en/documents/overview/vaxneuvance-epar-medicine-overview_de.pdf

Essink, B. et al. (2022). Pivotal Phase 3 Randomized Clinical Trial of the Safety, Tolerability, and Immunogenicity of 20-Valent Pneumococcal Conjugate Vaccine in Adults Aged ≥ 18 Years. *Clin Infect Dis, 75*(3), 390–398, https://doi.org/10.1093/cid/ciab990

Ewald, H. et al. (2016). The Clinical Effectiveness of Pneumococcal Conjugate Vaccines: A Systematic Review and Meta-analysis of Randomized Controlled Trials. *Dtsch Ärztebl, 113*(9), 139–146, https://doi.org/10.3238/arztebl.2016.0139

Ewig, S. et al. (2016). Behandlung von erwachsenen Patienten mit ambulant erworbener Pneumonie und Prävention – Update 2016. *Pneumologie, 70*, 151–200, https://doi.org/10.1055/s-0042-101873

Fortanier, A. C. et al. (2019). Pneumococcal conjugate vaccines for preventing acute otitis media in children. *Cochrane Database Syst Rev*, https://doi.org/10.1002/14651858.CD001480.pub5

Göttler, D. et al. (2020). Increase in *Streptococcus pneumoniae* serotype 3 associated parapneumonic pleural effusion/empyema after the introduction of PCV13 in Germany. *Vaccine, 38*(3), 570–577, https://doi.org/10.1016/j.vaccine.2019.10.056

Grau, I. et al. (2014). Smoking and alcohol abuse are the most preventable risk factors for invasive pneumonia and other pneumococcal infections. *Int J Infect Dis, 25*, 59–64, https://doi.org/10.1016/j.ijid.2013.12.013

Jones, C. et al. (2017). Comprehensive vaccine design for commensal disease progression. *Sci Adv, 3*(10), e1701797, https://doi.org/10.1126/sciadv.1701797

Lee, E. K. et al. (2013). Nasopharyngeal carriage rate and serotypes of streptococcus pneumoniae and antimicrobial susceptibility in healthy Korean children younger than 5 years old: focus on influence of pneumococcal conjugate vaccination. *Infect Chemother, 45*(1), 76–84, https://doi.org/10.3947/ic.2013.45.1.76

LeMeur, J. B. et al. (2019). Limited impact of pneumococcal vaccines on invasive pneumococcal disease in Nunavik (Quebec). *Can J Public Health, 110*(1), 36–43, https://doi.org/10.17269/s41997-018-0138-2

Lundbo, L. F. und Benfield, T. (2017). Risk factors for community-acquired bacterial meningitis. *Infect Dis (Lond), 49*(6), 433–444, https://doi.org/10.1080/23744235.2017.1285046

Mukerji, R. und Briles, D. E. (2020). New strategy is needed to prevent pneumococcal meningitis. *Pediatr Infect Dis J, 39*(4), 298–304, https://doi.org/10.1097/INF.0000000000002581

Ochoa-Gondar, O. et al. (2023). Incidence and risk factors of pneumococcal pneumonia in adults: a population-based study. *BMC Pulm Med 23*(1), 200, https://doi.org/10.1186/s12890-023-02497-2

Paulo, A. C. und Sá-Leão, R. (2022). Evidence for the intermediate disturbance hypothesis and exponential decay in replacement in Streptococcus pneumoniae following use of conjugate vaccines. *Sci Rep, 12*(1), 7510, https://doi.org/10.1038/s41598-022-11279-5

Platt, H. L. et al. (2022). A phase 3 trial of safety, tolerability, and immunogenicity of V114, 15-valent pneumococcal conjugate vaccine, compared with 13-valent pneumococcal conjugate vaccine in adults 50 years of age and older (PNEU-AGE). *Vaccine, 40*(1), 162–172, https://doi.org/10.1016/j.vaccine.2021.08.049

Prato, R. et al. (2016). Pneumococcal pneumonia prevention among adults: is the herd effect of pneumococcal conjugate vaccination in children as good a way as the active immunization of the elderly? *Curr Med Res Opin, 32*(3), 543, https://doi.org/10.1185/03007995.2015.1131150

Regev-Yochay, G. et al. (2009). The pneumococcal pilus predicts the absence of Staphylococcus aureus co-colonization in pneumococcal carriers. *Clin Infect Dis, 48*(6), 760–763, https://doi.org/10.1086/597040

RKI (2018). PneumoWeb, Stand Mai 2018, https://www.rki.de/DE/Content/Infekt/Sentinel/Pneumoweb/Pneumoweb_node.html

RKI (2023). Mitteilung der Ständigen Impfkommission beim Robert Koch-Institut. Aktualisierung der Empfehlungen der STIKO zur Standardimpfung von Personen ≥ 60 Jahre sowie zur Indikationsimpfung von Risikogruppen gegen Pneumokokken. *Epid Bull, 39*, 3–44. Zugriff am 20. August 2024 unter https://www.rki.de/DE/Content/Infekt/EpidBull/Archiv/2023/Ausgaben/04_23.pdf?__blob=publicationFile

Skull, S. A. et al. (2007). Prevention of community-acquired pneumonia among a cohort of hospitalized elderly: benefit due to influenza and pneumococcal vaccination not demonstrated. *Vaccine*, *25*(23), 4631–4640, https://doi.org/10.1016/j.vaccine.2007.03.015

Vadlamudi, N. K. et al. (2022). A population-based analysis to determine the impact of the 13-valent pneumococcal conjugate vaccine on community-acquired pneumonia in British Columbia, Canada. *Vaccine*, *40*(7), 1047–1053, https://doi.org/10.1016/j.vaccine.2021.12.065

Voiriot, G. et al. (2019). Risks Related to the Use of Non-Steroidal Anti-Inflammatory Drugs in Community-Acquired Pneumonia in Adult and Pediatric Patients. *J Clin Med*, *8*(6), 786, https://doi.org/10.3390/jcm8060786

Weinberger, R. et al. (2018). Invasive pneumococcal disease in children under 16 years of age: Incomplete rebound in incidence after the maximum effect of PCV13 in 2012/13 in Germany. *Vaccine*, *36*(4), 572–577, https://doi.org/10.1016/j.vaccine.2017.11.085

WHO (World Health Organization) (2019). Pneumococcal vaccines. WHO position paper 2019. *WER*, *8*(94), 85–104

Herpes Zoster (Gürtelrose)

Das Varicella-Zoster-Virus

Windpocken und Gürtelrose werden durch dasselbe Virus verursacht, das *Varicella-Zoster-Virus* (VZV). Das Virus wird von Windpockenerkrankten durch Atemluft und Bläscheninhalt verbreitet (mit dem »Wind«) und ist sehr ansteckend. Klassisches Symptom ist ein Hautausschlag, der aus kleinen wassergefüllten Bläschen besteht.

Bis Mitte der 2000er-Jahre infizierten sich fast alle Kinder irgendwann natürlicherweise mit Windpocken. Die Krankheit verläuft in der Kindheit mild und heilt in über 99,99 Prozent der Fälle komplikationslos aus. Krankenhausaufnahmen sind eine Rarität (0,85 : 100 000, Ziebold 2001).

Erwachsene haben demgegenüber ein relevantes Komplikationsrisiko. Jeder fünfte erwachsene Windpockenpatient erkrankt an einer Lungenentzündung. Begünstigende Faktoren sind Rauchen, chronische Atemwegserkrankungen, Immunschwäche und Schwangerschaft.

Noch 2010 hatten 95 Prozent der 16-Jährigen und 97 Prozent der Frauen im gebärfähigen Alter Windpocken-Antikörper (Enders und Enders 2011). Diese stabile Situation beginnt seit der allgemeinen Impfempfehlung für Kinder zu bröckeln, denn die Erkrankung verschiebt sich dadurch in höhere Altersgruppen. Die Impfung aller 1-Jährigen gegen Windpocken wurde 2004 in den deutschen Impfkalender aufgenommen, zusätzlich zur Impfung gegen Masern, Mumps und Röteln. Andere Länder sind dieser Empfehlung gefolgt, auch Österreich und die Schweiz. Argumentiert wird mit Windpockenkomplikationen bei Risikogruppen (Immunschwäche, Schwangerschaft) und mit der Gürtelrose, die durch die Impfung seltener werden soll.

Möglicherweise ist jedoch das Gegenteil der Fall: Das Risiko für Windpocken- und Zostererkrankungen bei Jugendlichen und Erwachsenen könnte in dem Maße ansteigen, in dem die Windpocken seltener werden (Goldmann 2005, Goldmann und King 2014, Ogunjimi 2011, Toyama 2018). Erst wenn die Impfgeneration ins

Rentenalter kommt, könnte die Zahl der Zostererkrankungen wieder sinken.

Gürtelrose

Bei einer Windpockenerkrankung werden die Viren vom Immunsystem nicht vollständig eliminiert, sondern ziehen sich in Zellkörper (Ganglien) des Nervensystems zurück. Sie sind gewissermaßen unsterblich. Nach Jahren können sie dann als Gürtelrose (Herpes Zoster) zu erneuten Beschwerden im Versorgungsbereich der entsprechenden Nerven führen. Auch nach der Lebendimpfung gegen Windpocken kann es zu Herpes Zoster kommen, nach bisherigen Erfahrungen jedoch seltener als nach Windpocken.

Gürtelrose ist ein Bläschenausschlag in einem umschriebenen Hautbereich nur einer Körperhälfte, oft am Rücken oder Bauch. In der Regel heilt sie innerhalb von zwei bis drei Wochen ab.

Der Zosterausschlag ist von Juckreiz oder brennenden, stechenden Schmerzen begleitet. Manche Patienten, vor allem ältere Menschen, leiden unter anhaltenden Nervenschmerzen (Postherpes-Neuralgie), die Monate oder sogar Jahre anhalten und sozialen Rückzug und Depressionen zur Folge haben können. Gefährlich ist ein Befall von Augen oder Ohren, denn er kann zu einseitiger Erblindung oder Hörschwäche führen.

Bei massiv geschwächtem Immunsystem kann sich die Infektion auch auf innere Organe ausbreiten und lebensgefährliche Komplikationen wie Hirnentzündung (Enzephalitis) verursachen. Todesfälle sind sehr selten und kommen ausschließlich bei Menschen mit einem schweren Immundefekt oder unter immunsuppressiver Medikation vor.

20 bis 30 Prozent der Menschen erkranken irgendwann im Leben an Gürtelrose. In Deutschland gibt es pro Jahr etwa 300000 gemeldete Fälle. Im Kindesalter ist Gürtelrose selten, wenig belas-

tend und am ehesten Folge einer Windpockenerkrankung in den ersten zwei Lebensjahren.

Begünstigt wird der Ausbruch eines Herpes Zoster durch das Nachlassen der zellulären Abwehr im Alter, durch Immunschwächekrankheiten wie HIV und durch immunsuppressive Therapien. Risikofaktoren sind außerdem Diabetes, Asthma – vermutlich wegen der häufig verordneten Cortisoninhalation –, chronisch-obstruktive Bronchitis und rheumatische Erkrankungen. Die COVID-19-Impfung verdoppelt das Risiko, an Zoster zu erkranken. Auch nach der Influenzaimpfung steigt das Risiko signifikant (Hertel 2022, Wei 2023).

Eine Tumorsuche ist bei Gürtelrose nicht empfohlen. Bei unter 50-jährigen erwachsenen Patienten ist jedoch eine HIV-Testung Standard.

Die Behandlung einer Gürtelrose mit virushemmenden Medikamenten *(Aciclovir, Valaciclovir, Famciclovir, Brivudin)* ist empfohlen bei über 50-jährigen Patienten, bei Zoster im Kopf-Hals-Bereich, bei Immunsuppression und bei starken Schmerzen. Die Therapie soll möglichst in den ersten 72 Stunden der Beschwerden begonnen werden und sich über sieben bis zehn Tage erstrecken (AWMF 2020). Dies beschleunigt die Heilung und beugt Komplikationen vor. Zusätzlich werden oft opioidhaltige Schmerzmittel verordnet.

Der Kontakt mit einem Windpockenkranken verringert die Wahrscheinlichkeit eines Herpes Zoster (Brisson 2002).

In den zwei Jahren nach einem Kontakt mit einem Windpockenpatienten haben Erwachsene ein um 33 Prozent geringeres Risiko, an Gürtelrose zu erkranken. Nach zehn bis zwanzig Jahren ist die Wahrscheinlichkeit immer noch um 27 Prozent geringer (Forbes 2020). Die Einführung der Windpockenimpfung der Kinder und das Konzept der Ausrottung von Windpocken ist daher für die Erwachsenen ein Nachteil.

In Japan kam es mit dem Rückgang der Windpocken zu einem allmählichen Anstieg von Herpes-Zoster-Erkrankungen (Toyama 2018, Shiraki 2021). Auch Forscher des *Robert Koch-Instituts* fanden eine leichte Zunahme der Zostererkrankungen bei Jugend-

lichen und jüngeren Erwachsenen nach Einführung der Windpockenimpfung (Harder und Siedler 2019). In den USA wurde dieser Trend bisher nicht beobachtet: Vermutlich durch demografische Faktoren war es schon in den Jahren vor Einführung der Windpockenimpfung zu einem starken Anstieg der Zostererkrankungen gekommen (Harpaz und Hoeck 2018).
Patienten mit Gürtelrose können enge Kontaktpersonen, die nicht immun sind, mit Windpocken anstecken. Zur Übertragung kommt es durch direkte Berührung der befallenen Hautstellen, in den ersten Tagen der Zostererkrankung auch durch Atemtröpfchen oder Speichel (Bloch und Johnson 2012).

Die Impfung gegen Gürtelrose

Mitte der 2000er-Jahre stand die Impfindustrie vor einem Milliardengeschäft: die Impfung gegen Gürtelrose. Sie sollte die Boosterung durch die natürlichen Windpocken, die wegen der Windpockenimpfung auf dem Rückzug sind, ersetzen. Das ist der Schlussakt einer groß angelegten Strategie, aus den Windpocken das ultimative Geschäft zu machen: Erst verkauft man die Windpockenimpfung und dann die sündteure Zosterimpfung. Die Indikationen zur Impfung werden zudem durch herstellerfinanzierte Studien ständig ausgeweitet.
Im Handel sind zwei Impfstoffe gegen Gürtelrose: der Totimpfstoff *Shingrix* und der Lebendimpfstoff *Zostavax*.
Zostavax (Merck, Sanofi) enthält VZV-Lebendviren, gezüchtet in menschlichen Zellen, sowie Spuren des Antibiotikums *Neomycin*. Er soll in einer einmaligen Dosis verimpft werden. Der Impfstoff ist jedoch eine Fehlkonstruktion, denn er ist bei Immunschwäche, da ja gerade ein Risikofaktor für eine schwere Gürtelroseerkrankung ist, gefährlich und kontraindiziert. Von der STIKO wird er wegen seiner »eingeschränkten Wirksamkeit und begrenzten Wirkdauer nicht mehr als Standardimpfung empfohlen« (RKI 2017). In den USA wurde er 2020 vom Markt genommen.
Der Totimpfstoff *Shingrix* (GSK) besteht aus gentechnisch hergestelltem Antigen des Windpocken-(VZV-)Virus und dem Wirk-

verstärker AS01, der sich aus dem chemisch synthetisierten Glykosid des chilenischen Seifenbaums und dem Lipid eines Salmonellenstamms zusammensetzt. *Shingrix* ist ab dem Alter von 18 Jahren zugelassen und soll zweimal im Abstand von zwei bis sechs Monaten verabreicht werden.

Seit 2018 ist *Shingrix* in Deutschland für alle über 60-Jährigen empfohlen. Bei »erhöhter gesundheitlicher Gefährdung« kann er auch schon früher verabreicht werden, etwa bei Autoimmunerkrankungen, Immunschwäche oder Chemotherapie, Diabetes oder chronischen Lungen- und Nierenerkrankungen.

Die Schweizer Behörden empfehlen die Zosterimpfung mit *Shingrix* ab 65 Jahren, bei Immunschwäche auch schon ab dem Alter von 18 Jahren. In Österreich ist die Impfung mit *Shingrix* generell ab 50 Jahren empfohlen, der Impfstoff ist dort allerdings kostenpflichtig.

Laut den Herstellerstudien liegt die Wirkung von *Shingrix* auf die Verhinderung von Gürtelrose in den ersten vier Jahren bei 90 bis 98 Prozent, in den Folgejahren bei 76 bis 90 Prozent (AT 2022). Unabhängige Untersucher beklagen die unbefriedigende Studienlage und gehen eher von einer Wirkung von 80 Prozent aus. Etwa 280 Personen müssten geimpft werden, um eine schwere Gürtelroseerkrankung zu verhindern (Mbinta 2022, Okali 2022). Für die Personengruppe mit Windpockenkontakt in den vorangegangenen zwanzig Jahren dürfte die Zahl notwendiger Impfungen deutlich höher liegen.

Eine Wirkung von *Shingrix* ist auch bei immunsupprimierten Patienten nachgewiesen. Bei jüngeren Personen mit sonstigen Risikoerkrankungen fehlen Daten zur Wirksamkeit. Auch bei Patienten mit bereits überstandener Gürtelrose sind Wirkung und Sicherheit der Impfung nicht belegt (AT 2022). Im Gegenteil: Personen, die eine Gürtelrose mit Augenbeteiligung hatten, erleiden nach der Zosterimpfung eher einen Rückfall als Ungeimpfte (Walia 2024).

Im Jahr 2022 war *Shingrix* in Deutschland mit 652 Millionen Euro Kosten zulasten der gesetzlichen Versicherungen der kommerziell erfolgreichste Impfstoff nach den COVID-19-Impfstoffen.

Shingrix ist schlecht verträglich und trägt zu 35 Prozent der Meldungen von Impfnebenwirkungen bei Erwachsenen bei (PEI 2023). Jede fünfte Meldung betrifft eine Episode von Herpes Zoster, was der Impfstoff gerade verhindern sollte. Das Risikosignal wird vom *Paul-Ehrlich-Institut* allerdings nicht ernst genommen (DAZ 2023, AT 2024).

Weitere häufig gemeldete Nebenwirkungen sind starke Schmerzen an der Impfstelle, die teilweise normale Alltagsaktivitäten nicht mehr zulassen, außerdem Müdigkeit, Kopfschmerzen und Muskelschmerzen. Jüngere Personen sind davon deutlich häufiger betroffen als ältere (AT 2022). Sehr häufig kommt es auch zu Fieber, Übelkeit, Erbrechen, Durchfall und/oder Bauchschmerzen (GSK 2023).

Seltenere Nebenwirkungen sind Lymphknotenschwellungen, Gelenkschmerzen, Sehnervschädigungen und allergische Reaktionen. Berichtet wird auch die Auslösung von Gichtanfällen in den Tagen nach der Impfung (Yokose 2019).

Aus den US-amerikanischen Versicherungsdaten errechnen sich nach der ersten Impfdosis sechs Fälle der Lähmungserkrankung Guillain-Barré-Syndrom pro eine Million Impfdosen – ein Risiko von 1:167000 (AT 2022). Der EMA wurden bis März 2024 mehr als zweihundert Fälle gemeldet. Einzelfälle von möglicherweise impfbedingten autoimmunen Augenentzündungen (Uveitis) sind beschrieben (Richards 2021). Während der Zulassungsstudie von *Shingrix* starb ein 90-Jähriger an einer Leukämie, die von den Prüfärzten als möglicherweise impfbedingt beurteilt wurde (Cunningham 2016).

Bei breit angelegten Impfprogrammen vervielfachen sich derartige Ereignisse zu einer relevanten Zahl von Impfschäden. Das Nutzen-Risiko-Verhältnis von *Shingrix* ist daher zumindest bei Menschen mit intaktem Immunsystem fraglich. Der Impfstoff ist in Erwägung zu ziehen bei über 50-Jährigen mit erhöhtem Risikoprofil wie zum Beispiel angeborenen oder erworbenen Immundefekten, Immunsuppression oder anderen schweren chronischen Erkrankungen.

Zusammenfassung

- Herpes Zoster (Gürtelrose) ist Folge einer zurückliegenden Windpockenerkrankung. Bei nachlassender Immunität können die Viren, die sich ins Nervengewebe zurückgezogen haben, wieder aktiv werden und im Versorgungsgebiet eines Nervs einen schmerzhaften Hautausschlag hervorrufen.
- 20 bis 30 Prozent aller Menschen, die Windpocken hatten, erkranken irgendwann an Gürtelrose.
- Komplikationen wie anhaltende Schmerzen oder neurologische Störungen treten vor allem bei sehr alten Menschen und bei Patienten auf, die unter einer Vorerkrankung mit Immunschwäche leiden.
- Die Therapie mit Virostatika (zum Beispiel *Aciclovir*) ist effektiv.
- Erwachsene, die mit Windpocken Kontakt haben, frischen ihre Immunität auf und erkranken seltener an Gürtelrose.
- Die Impfung mit dem Zosterimpfstoff *Shingrix* ist für alle älteren Erwachsenen empfohlen – in Österreich ab 50 Jahren, in Deutschland ab 60 Jahren, in der Schweiz ab 65 Jahren.
- Die Empfehlung gilt auch schon für jüngere Altersgruppen mit Abwehrschwäche durch immunsupprimierende Medikamente oder bestimmte Grunderkrankungen.
- Die Impfung ist gut wirksam, aber ausgesprochen schlecht verträglich.
- Bei einer Gürtelrose in der Vorgeschichte könnte die Impfung einen neuen Schub auslösen.
- Bei älteren Personen mit Immundefekten oder schweren chronischen Erkrankungen, die mit Immunschwäche einhergehen, ist das Nutzen-Risiko-Verhältnis eher positiv.

Referenzen

Ärzteblatt (2018). *Ständige Impfkommission empfiehlt Impfung gegen Gürtelrose, 13*

AT (arznei-telegramm) (2022). Neue Daten zum Varizella-Zoster-Totimpfstoff Shingrix. *a-t, 53*, 53–54

AT (arznei-telegramm) (2024). Nochmals – Varizella-Zoster-Virus-Reaktivierung nach Impfung mit SHINGRIX? *a-t, 55*, 14

AWMF (Arbeitsgemeinschaft der Wissenschaftlichen Medizinischen Fachgesellschaften) (2020). *S2k-Leitlinie zur Diagnostik und Therapie des Zoster und der Postzosterneuralgie* (AWMF-Register-Nr. 013-023). 12. März, https://doi.org/10.3205/id000045

Bloch, K. C. und Johnson, J. G. (2012). Varicella zoster virus transmission in the vaccine era: unmasking the role of herpes zoster. *J Infect Dis, 205*(9), 1331, https://doi.org/10.1093/infdis/jis214

Brisson, M. et al. (2002). *Vaccine, 20*(19–20), 2500-7, https://doi.org/10.1016/s0264-410x(02)00180-9

Cunningham, A. L. et al. (2016). Efficacy of the herpes zoster subunit vaccine in adults 70 years of age or older. *N Engl J Med, 375*, 1019–1032, https://doi.org/10.1056/NEJMoa1603800

DAZ (Deutsche Apotheker Zeitung) (2023). *Kein Signal für eine Reaktivierung des Herpes zoster.* 19. April. Zugriff am 20. August 2024 unter https://www.deutsche-apotheker-zeitung.de/news/artikel/2023/04/19/herpes-zoster-nach-shingrix-impfung

Enders, M. und Enders, G. (2011). *Pränatale Infektionen*. München: Hans Marseille Verlag

Forbes, H. et al. (2020). Risk of herpes zoster after exposure to varicella to explore the exogenous boosting hypothesis: self controlled case series study using UK electronic healthcare data. *BMJ, 368*, l6987, https://doi.org/10.1136/bmj.l6987

Goldman, G. S. (2005). Universal varicella vaccination: efficacy trends and effect on herpes zoster. *Int J Toxicol, 24*(4), 205–213, https://doi.org/10.1080/10915810591000659

Goldman, G. S. und King, P. G. (2014). Vaccination to prevent varicella: Goldman and King's response to Myers' interpretation of varicella active surveillance project data. *Hum Exp Toxicol, 33*(8), 886–893, https://doi.org/10.1177/0960327113512340

GSK (GlaxoSmithKline) (2023). *Gebrauchsinformation: Information für Anwender. Shingrix Pulver und Suspension zur Herstellung einer Injektionssuspension*. Zugriff am 11. September 2024 unter https://www.gsk-kompendium.at/pil-Herpes-Zoster-vaccine

Harder, T. und Siedler, A. (2019). Systematic Review and Meta-analysis of Chickenpox Vaccination and Risk of Herpes Zoster: A Quantitative View on the »Exogenous Boosting Hypothesis«. *Clin Infect Dis 69*(8), 1329–1338, https://doi.org/10.1093/cid/ciy1099

Harpaz R. und Hoeck, A. J. van (2018). Point – Counterpoint: The Hope-Simpson Hypothesis and Its Implications Regarding an Effect of Routine Varicella Vaccination on Herpes Zoster Incidence. *J Infect Dis, 218*(suppl_2), S57–S62, https://doi.org/10.1093/infdis/jiy418

Hertel, M. et al. (2022). Real-world evidence from over one million COVID-19 vaccinations is consistent with reactivation of the varicella-zoster virus. *J Eur Acad Dermatol Venereol*, 36(8), 1342–1348, https://doi.org/10.1111/jdv.18184

Mbinta, J. F. et al. (2022). Post-licensure zoster vaccine effectiveness against herpes zoster and postherpetic neuralgia in older adults: a systematic review and meta-analysis. *Lancet Healthy Longev, 3*(4), e263–e275, https://doi.org/10.1016/S2666-7568(22)00039-3

Ogunjimi B. et al. (2011). Exploring the impact of exposure to primary varicella in children on varicella-zoster virus immunity of parents. *Viral Immunol, 24*(2), 151–157, https://doi.org/10.1089/vim.2010.0031

Okali, G.N. et al. (2022). The Number Needed to Vaccinate (NNV) against herpes zoster: a systematic review with meta-analysis. *Infect Dis (Lond), 54*(5), 356–366, https://doi.org/10.1080/23744235.2021.2018493

PEI (Paul-Ehrlich-Institut) (2023). Daten zur Pharmakovigilanz von Impfstoffen aus den Jahren 2019 bis 2021. *Bull Arzneimittelsicherheit 2023*(1), 4–14

Richards, P.J. et al. (2021). Uveitis reactivation following recombinant zoster vaccination. *Am J Ophthalmol Case Rep 23*,101115, https://doi.org/10.1016/j.ajoc.2021.101115

RKI (Robert Koch-Institut) (2017). Wissenschaftliche Begründung für die Entscheidung, die Herpes-Zoster-Lebendimpfung nicht als Standardimpfung zu empfehlen. *Epid Bull 36*, 391-410. Zugriff am 15. September 2024 unter https://www.rki.de/DE/Content/Infekt/EpidBull/Archiv/2017/36/Art_01.html

Shiraki, K. et al. (2021). Effect of universal varicella vaccination and behavioral changes against coronavirus disease 2019 pandemic on the incidence of herpes zoster. *J Dermatol Sci, 104*(3), 185–192, https://doi.org/10.1016/j.jdermsci.2021.10.007

Toyama, N. et al. (2018). Universal varicella vaccination increased the incidence of herpes zoster in the child-rearing generation as its short-term effect. *J Dermatol Sci, 92*(1), 89–96, https://doi.org/10.1016/j.jdermsci.2018.07.003

Walia, A. et al. (2024). Risk of Herpes Zoster Ophthalmicus Recurrence After Recombinant Zoster Vaccination. *JAMA Ophthalmol. 142*(3), 249–256, https://doi.org/10.1001/jamaophthalmol.2023.6830

Wei, K.-C. et al. (2023). Influenza vaccine and subsequent development of zoster. *Influenza Other Respir Viruses 17*(1), e13055, https://doi.org/10.1111/irv.13055

Yokose, C. et al. (2019). Risk of gout flares after vaccination: a prospective case cross-over study. *Ann Rheum Dis, 78*(11), 1601–1604, https://doi.org/10.1136/annrheumdis-2019-215724

Ziebold, C. et al. (2004). Severe complications of varicella in previously healthy children in Germany: a 1-year survey. *Pediatrics, 108*(5), E79, https://doi.org/10.1542/peds.108.5.e79

Influenza (Grippe)

Das Influenzavirus

Jeder Erwachsene macht durchschnittlich ein bis zwei Erkältungskrankheiten pro Jahr durch, vornehmlich im Winterhalbjahr. Kälte spielt dabei insofern eine Rolle, als wir uns in der kalten Jahreszeit vermehrt in Innenräumen aufhalten, wo die Ansteckungsgefahr höher ist. Das Einatmen kalter Luft draußen verringert zudem die Durchblutung und damit die Abwehrbereitschaft der Schleimhäute im Nasen-Rachen-Bereich. Der Eindruck, dass Kälte der Auslöser ist, hat auch mit dem Frösteln zu tun, das einem Fieberanstieg vorausgeht.

Voraussetzung für die Entstehung einer Erkältungskrankheit ist immer ein Krankheitserreger. Es gibt über zweihundert verschiedene Viren, die die menschlichen Atemwege befallen können, unter anderem Rhino-, Corona-, Adeno-, Influenza-, Metapneumoviren und das respiratorische Synzytial-Virus (RSV). Alle diese Viren unterliegen ständigen Mutationen, daher kann man sich im Lauf des Lebens mehrmals mit ihnen infizieren. Diese Mutationsprozesse machen auch die Entwicklung von Impfstoffen schwierig.

Mehr als 90 Prozent aller grippeartigen Erkrankungen sind nicht durch das Influenzavirus, sondern durch andere Viren verursacht.

Das Influenzavirus, das die »echte« Grippe verursacht, wird wie andere Erkältungsviren über Tröpfchen und Aerosole übertragen. Tröpfchen werden vor allem durch Husten oder Niesen verbreitet, sinken aber schnell zu Boden und sind daher nur auf kurze Distanz wirksam. Effektiver sind winzige schwebende Partikel, die sich in geschlossenen Räumen ausbreiten und eingeatmet werden.

Die Inkubationszeit der Grippe liegt zwischen wenigen Stunden und vier Tagen. Haupterkrankungszeit in Europa sind die ersten zwei bis drei Monate des Jahres.

Durchschnittlich bekommt jeder Fünfte während einer Grippesaison Kontakt mit Influenzaviren, aber bei den meisten verläuft die Infektion ohne Symptome. Das Immunsystem neutralisiert die Erreger, bevor sie krank machen können.

Das Influenzavirus wird bei Erwachsenen bis zu fünf, bei Kindern bis zu acht Tage nach Krankheitsausbruch ausgeschieden. Wie bei allen respiratorischen Erkrankungen können auch symptomlos Infizierte das Virus weitergeben. So werden Viren oder Virusbruchstücke ständig »herumgereicht«, wodurch in der Bevölkerung eine gewisse Immunität erhalten bleibt.

Die erste Influenzavirusinfektion in der Kindheit prägt das Immunsystem und führt zu einer langlebigen Gedächtnisreaktion (»Priming«), die sich auf zentrale Antigene des Virus richtet und auch gegenüber den meisten Mutationen wirksam ist (Skowronski 2019). Eine überstandene Grippeerkrankung hinterlässt zwar keinen perfekten Schutz vor einer Wiederansteckung, die Symptome werden jedoch nach jeder Begegnung mit dem Virus schwächer. Die Wahrscheinlichkeit einer schweren Grippeerkrankung ist daher für den Einzelnen gering.

Man unterscheidet drei Influenzavirustypen: A, B und C, wobei der Typ A der häufigste Verursacher der sogenannten Grippewellen ist. Die Wandelbarkeit der Influenzaviren ist enorm: Durch eine labile Struktur der Virushülle kommt es ständig zu Mutationen mit neuen Antigeneigenschaften. Dies wird begünstigt durch die Tatsache, dass Influenzaviren auch bei Tieren vorkommen, vor allem bei Geflügel, Schweinen und Pferden. Besonders das Hausschwein dient als Zwischenwirt, in dem die Viren wie in einem Reagenzglas ihre Eiweißstrukturen untereinander austauschen können. Neue Virusvarianten entstehen daher meist in Gegenden, in denen Menschen eng mit Haustieren zusammenleben, besonders in Süd- und Ostasien.

Die hohe Mutationsrate, die große Infektionswahrscheinlichkeit und die kurze Inkubationszeit führen dazu, dass die Influenza in regelrechten Wellen (»Grippewellen«) über die Bevölkerung ganzer Länder (»Epidemie«, alle zwei bis drei Jahre) und sogar Kontinente (»Pandemie«, alle zehn bis fünfzehn Jahre) kommt.

Im Abstand von mehreren Jahren tauchen immer wieder Neumutationen auf, denen von Virologen und Impfstoffherstellern die Fähigkeit zugesprochen wird, eine Pandemie hervorzurufen. Dadurch sind Medienhysterie und Massenimpfkampagnen vorgezeichnet, wie etwa während des »Schweinegrippe«-Winters 2009/10.

Für die »Ausrufung« einer Pandemie durch die Weltgesundheitsorganisation WHO ist seit 2009 nicht mehr die Gefährlichkeit des Virus, sondern nur seine Ansteckungsfähigkeit entscheidend. Dadurch gibt es im Grunde jedes Jahr eine Pandemie.

Während der Coronapandemie war die Influenza plötzlich »verschwunden« und tauchte nach eineinhalb Jahren im Herbst 2022 wieder auf. Ein Grund mögen die Abstandsregeln gewesen sein, die eine Weitergabe des Virus weniger wahrscheinlich machten. Ein anderer Grund ist: Wer mit einem Atemwegserreger infiziert ist, bei dem haben es andere Viren schwerer, weil das Immunsystem im Alarmmodus ist.

Die Influenzaerkrankung

Die klassische Influenza geht einher mit plötzlichem hohem Fieber und Erkältungssymptomen wie Husten, Schnupfen und gerötetem Hals. Typisch sind auch Kopf- und Gliederschmerzen. Das Fieber dauert meist zwei bis fünf Tage, die zurückbleibende Schwäche kann jedoch einige Tage bis mehrere Wochen anhalten. Ältere Grippepatienten entwickeln oft kein hohes Fieber, sie wirken aber dennoch krank und desorientiert.

Schnelltests auf Influenzaviren aus dem Nasen- oder Rachenabstrich haben eine Fehlerquote von bis zu 35 Prozent. Ebenso oft verschätzt sich der Arzt bei der Diagnose eines vermeintlichen Grippekranken (Michel 2014). Die Laboruntersuchung auf das Erbgut von Influenzaviren (PCR) aus einem Nasen- oder Rachenabstrich ist dagegen verlässlich und heute Standard. Positive Befunde – auch aus dem Schnelltest – sind meldepflichtig.

Die Meldeziffern von Influenzaerkrankungen schwanken beträchtlich. Jedes Jahr werden zwischen 50 000 und 300 000 laborbestätigte Fälle gemeldet. Diese Unschärfe lässt schon erahnen, wie wenig aussagekräftig Studien zur Influenzaimpfung sind, wenn sie nur ein oder zwei Jahre erfassen – und das trifft für fast alle zu.

Immer noch ist die Behandlung mit virushemmenden Medikamenten wie *Relenza (Zanamivir)* oder *Tamiflu (Oseltamivir)* empfohlen, um den Verlauf einer Influenza abzumildern und die Erkrankungsdauer zu verkürzen (RKI 2024). Die Cochrane Collaboration hatte jedoch schon vor Jahren festgestellt, dass der Nutzen nicht belegt ist (Jefferson 2014). Sie schätzte die Verkürzung der Symptomdauer auf höchstens achtzehn Stunden und fand keine Verringerung von Komplikationen und Krankenhauseinweisungen – ein teures »Multisystemversagen«, wie das *arznei-telegramm* schrieb (AT 2014).

Studien zur Wirksamkeit von *Tamiflu* wurden vom Hersteller Roche jahrelang geheim gehalten, um die Probleme des Medikaments zu verschleiern. Das deutsche *Robert Koch-Institut* behauptete ohne wissenschaftliche Belege, das Medikament biete »einen statistisch signifikanten Schutz vor Hospitalisierung und tödlichem Verlauf«, was die Landesregierungen bewog, Tamiflu für Millionenbeträge zu kaufen und einzulagern (AT 2017). Erst 2017 nahm die Weltgesundheitsorganisation WHO *Tamiflu* aus der Liste der unentbehrlichen Arzneimittel. Vor allem bei massenhafter Anwendung an (noch) Gesunden gewinnen die möglichen schweren Nebenwirkungen an Bedeutung: Leber- und Nierenschäden sowie die potenzielle Auslösung von Tumoren und embryonalen Missbildungen (AT 2002).

Zur Linderung der Beschwerden einer Influenzaerkrankung sind Tees oder Phytopharmaka geeignet. Die allgemein übliche Gabe von fiebersenkenden Medikamenten begünstigt Komplikationen und die Übertragung von Influenzaviren auf Kontaktpersonen (Eyers 2010, Earn 2014).

Wer krank ist, sollte zu Hause bleiben *(sickness behaviour)*, um möglichst wenige anzustecken.

Hatte man Kontakt mit einem Erkrankten, dann schützt man sich am besten durch Händewaschen, bevor man isst oder sich in Mund, Nase oder Augen fasst.

Gesichtsmasken zur Unterbrechung der Viruszirkulation haben bei Atemwegsviren keinen nachgewiesenen Effekt (Jefferson 2023). Antibiotika sind nur bei bakteriellen Komplikationen der Influenza angezeigt, die sich durch eine starke Verschlechterung des Krankheitsbildes oder einen erneuten Fieberanstieg nach vorübergehender Erholung bemerkbar machen.

Komplikationen der Influenza

Weniger als 2 Prozent der Influenzaerkrankungen gehen mit Komplikationen einher. Dazu gehören Lungen-, Ohren- und Nebenhöhlenentzündungen, bei älteren Menschen auch Kreislaufprobleme mit Kollapsneigung. Sehr selten treten Herzmuskel- oder Hirnentzündungen (Enzephalitis) auf. Gefürchtet sind plötzliche Todesfälle innerhalb weniger Stunden nach Krankheitsbeginn durch einen toxischen Krankheitsverlauf.
Ein erhöhtes Risiko für schwere Verläufe haben alte Menschen, besonders in Gemeinschaftseinrichtungen wie Alten- oder Pflegeheimen. Mehr als 90 Prozent aller mit Influenza zusammenhängenden Todesfälle ereignen sich bei über 65-Jährigen (Gleich 2021). Gefährdet sind außerdem Patienten mit chronischen Leiden wie Mukoviszidose, Diabetes, Herzerkrankungen, neurologischen Erkrankungen und Krankheiten des Immunsystems.
Die offiziellen Angaben zu Todesfällen durch Influenza schwanken von Jahr zu Jahr stark und sind wenig verlässlich. Sie beruhen auf Schätzungen und Modellierungen, denn die meisten Erkrankten werden nicht getestet. Im Jahr 2022 wurden nach dem Jahrbuch des RKI 861 gesichert grippebedingte Todesfälle übermittelt. Der Altersdurchschnitt lag bei 84 Jahren (RKI 2023). In der Saison 2017/18 dagegen erreichten die Angaben mit circa 25000 Grippetoten einen Höchststand. Die österreichischen Gesundheitsbehör-

den gehen von jährlich 250 bis 4500 Todesfällen durch Influenza aus.
Die enorm hohe Sterblichkeit der Spanischen Grippe 1918 bis 1920 war durch bakterielle Superinfektionen bedingt, die heute mit Antibiotika geheilt werden könnten (Brundage und Shanks 2008). Außerdem spielten wohl das Weltkriegstrauma und die verbreitete Unterernährung eine Rolle. Die historische Erfahrung wird trotzdem immer wieder als Argument für Impfkampagnen benutzt. Der Rückgang der Grippesterblichkeit in den letzten hundert Jahren ist nicht das Verdienst der Impfstoffhersteller, sondern bedingt durch den Anstieg des Lebensstandards, die Fortschritte in der Hygiene und die Akuttherapie von Komplikationen.
Tom Jefferson, Grippeexperte des unabhängigen Cochrane-Instituts, sagte anlässlich der »Schweinegrippe« 2009: »Ich finde es verrückt, welche Katastrophen uns Jahr für Jahr von den Grippe-Experten vorausgesagt werden. Bislang ist keine von ihnen jemals eingetroffen [...] Mit anderen Erregern lässt sich eben kein großes Geld verdienen.« (Spiegel Online 2009)
Das Risiko, an einer Influenza zu sterben, liegt weltweit bei 0,15 Prozent, in Ländern mit guter medizinischer Versorgung jedoch niedriger (Ioannidis 2021). Der amerikanische Forscher Peter Doshi errechnete, dass die Gesamtsterblichkeit in der Bevölkerung selbst während der beiden großen Pandemien im vergangenen Jahrhundert, der asiatischen Grippe 1957/58 und der Hongkonggrippe 1968/69, nicht erhöht war (Doshi 2008).

Die Influenzaimpfstoffe

Auf dem Markt der Grippeimpfstoffe gab es in den letzten Jahren einen enormen Konzentrationsprozess, bei dem die großen Hersteller die kleinen verdrängt haben. Wo sich früher zehn oder mehr Anbieter tummelten, war bis 2024/25 die Vielfalt auf nur noch fünf Anbieter geschrumpft. Leicht zu erraten, dass Sanofi und GSK übrig geblieben sind, außerdem Abbott aus den Niederlanden und die britischen Hersteller Seqirus und MedImmune.

Alle Grippeimpfstoffe für Erwachsene enthalten abgetötete Influenzaviren und werden jährlich neu zusammengesetzt, um der Wandelbarkeit des Virus nachzukommen und im Antigen dem gerade vorherrschenden Virustyp möglichst genau zu entsprechen. Aktuelle Empfehlungen für die Impfstoffhersteller gibt die WHO meist schon im Frühjahr heraus. Für die Pharmaindustrie ist die Unzuverlässigkeit dieser Prognose ein ähnlich großes Problem wie die kurze Zeitspanne, die für die Herstellung der notwendigen Menge von Impfstoffen zur Verfügung steht.

> Vergleichsstudien zur Wirksamkeit und Verträglichkeit der verschiedenen Grippeimpfstoffe gibt es nicht. Bei der jährlichen Neuzusammenstellung ist dafür die Zeit zu knapp.

Für Hühnereiallergiker ist die Impfung nicht ungefährlich: In fast allen Grippeimpfstoffen außer in *Flucelvax Tetra* finden sich Spuren von Hühnereiweiß. Aluminium ist dagegen in Grippeimpfstoffen nicht enthalten. *Fluad Tetra* (Seqirus) enthält jedoch den problematischen squalenhaltigen Wirkverstärker MF59.
Im Herbst 2009 waren im Eilverfahren Impfstoffe mit neuen und riskanten Herstellungsverfahren und Hilfsstoffen gegen die »Schweinegrippe« zugelassen worden. Die Sicherheit und Wirksamkeit der neuen Impfstoffe waren nur ansatzweise untersucht. Eine Koalition gieriger Pharmalobbyisten, korrupter Impfexperten und überforderter Politiker hatte die bis dahin teuerste Impfaktion aller Zeiten vom Zaun gebrochen – obwohl nach der Grippesaison auf der Südhalbkugel der Erde klar war, dass die »Schweinegrippe« eine besonders harmlose Variante der Influenza ist. Die Impfkampagne erzeugte Kosten von 18 Milliarden Dollar und eine Flut schwerer Nebenwirkungen, allen voran mehr als 1300 Fälle der unheilbaren Schlafkrankheit Narkolepsie.
Ähnliches wiederholte sich 2024, als die amerikanische Zulassungsbehörde FDA drei Impfstoffen gegen die »Vogelgrippe« auf Basis völlig unzulänglicher Studien und trotz einer hohen Rate an Nebenwirkungen die Zulassung erteilte (Siri 2024).
Ältere Menschen sprechen generell schlechter auf Impfungen an. Die Hersteller von Grippeimpfstoffen versuchen dies durch Impf-

stoffe mit höherer Dosis *(Efluelda Tetra)* oder Wirkverstärkern *(Fluad Tetra)* wettzumachen. Dies bringt allerdings ein erhöhtes Risiko von Nebenwirkungen mit sich. *Fluad Tetra* führt sogar, wahrscheinlich wegen des Hilfsstoffs MF59C, auffallend häufig zu unerwünschten Störwirkungen.
Beflügelt durch den kommerziellen Erfolg der COVID-19-Impfstoffe, arbeiten verschiedene Hersteller an mRNA-Impfstoffen gegen Influenza.

Impfempfehlungen gegen Influenza

Wie bei vielen anderen Impfungen werden auch bei der Influenzaimpfung die Empfehlungen Jahr für Jahr ausgeweitet. So kommt es zum schleichenden Übergang von einer Indikations- zu einer allgemein empfohlenen Impfung. Im Fall der Grippe sind wir mitten in diesem Prozess.
Eine sehr aktive Interessengruppe, die europaweit für die Ausweitung der Impfempfehlungen agiert, ist die ESWI (European Scientific Working Group on Influenza). Sie will Politiker und Gesundheitsbehörden von den Vorteilen und der Sicherheit der Influenzaimpfstoffe und der antiviralen Medikamente überzeugen. Gelder kommen dafür von sämtlichen Firmen, die sich im Bereich Influenza tummeln: Hoffmann-La Roche (*Tamiflu*-Hersteller), GSK, Seqirus, Sanofi Pasteur und andere. Mit dabei ist auch der Pharmalobbyist und WHO-Grippeexperte »Mr. Flu« Albert Osterhaus. Wissenschaftlicher Berater war unter anderem Walter Haas, zuständig für Atemwegserkrankungen beim *Robert Koch-Institut*. Die ESWI wird als »kristallklare Lobbygruppe für die Pharmaindustrie« kritisiert, die mit Wissenschaft so viel zu tun hat »wie McDonald's mit gesunder Ernährung.« (Spiegel Online 2009)
In Deutschland und der Schweiz ist die jährliche Grippeimpfung empfohlen für folgenden Personenkreis, der mehr als ein Drittel der Gesamtbevölkerung ausmacht:

- für ältere Menschen: in Deutschland ab 60 Jahren, in der Schweiz ab 65 Jahren,

- für Schwangere ab dem zweiten Schwangerschaftsdrittel, für Schwangere mit Vorerkrankungen auch schon früher,
- für Patienten (auch Kinder) mit erhöhter gesundheitlicher Gefährdung infolge eines chronischen Grundleidens,
- für Personen mit erhöhtem Erkrankungsrisiko wie medizinisches Personal, Personen in Einrichtungen mit umfangreichem Publikumsverkehr sowie Personen, die eine mögliche Infektionsquelle für von ihnen betreute Risikopersonen darstellen (Kinder-, Kranken-, Altenpflege et cetera). Die Impfung dieser »Multiplikatoren« dient nicht so sehr dem individuellen Schutz, sondern soll die Weiterverbreitung des Virus verhindern. Angesichts der zwar seltenen, aber möglicherweise schweren Nebenwirkungen kollidieren hier die Interessen des Einzelnen deutlich mit epidemiologischen Zielen.

In Deutschland ist für über 60-Jährige ausschließlich der hoch dosierte Influenzaimpfstoff *Efluelda* empfohlen und erstattungsfähig. Er enthält die vierfache Menge an Standardimpfstoff, hat jedoch bei dreifachem Preis kaum einen Zusatznutzen (DÄ 2023). Das *arznei-telegramm* hält wegen schwachem Nutzenbeleg und erhöhter Nebenwirkungsrate des hoch dosierten Impfstoffs auch die herkömmlichen standarddosierten Impfstoffe für alte Menschen für geeignet (AT 2021). Das mit einem Wirkverstärker ausgestattete *Fluad Tetra* wird von der STIKO wegen unzureichender Studiendaten nicht empfohlen und von den gesetzlichen Kassen auch nicht erstattet (AT 2021, AT 2023). Laut STIKO sind die Impfungen gegen Influenza, Pneumokokken und COVID-19 auch gemeinsam bei einem Impftermin möglich.
Das Bundesland Sachsen mit seiner pharmafreundlichen Impfkommission SIKO empfiehlt seit 2010 die jährliche Grippeimpfung aller Kinder ab dem Alter von sechs Monaten. Es agiert damit als Vorreiter einer bevorstehenden STIKO-Empfehlung. Die SIKO schrieb prahlerisch: »Sachsen hat seit Jahren vorbildliche Influenza-Durchimpfungsraten und beweist damit die Aufgeschlossenheit und Akzeptanz gegenüber der jährlichen Influenzaimpfung.« (Bigl 2010)
Auch in Österreich sieht der Impfplan die jährliche Impfung für

Menschen aller Altersgruppen ab dem Alter von sechs Monaten vor. Ab dem Alter von 50 Jahren ist *Fluad Tetra* empfohlen, ab 60 Jahren der Hochdosis-Impfstoff *Efluelda*. Die empfohlenen Impfstoffe sind nach dem »Öffentlichen Impfprogramm Influenza« kostenfrei.

In der Schweiz ist die jährliche Impfung mit *Efluelda* für alle ab 65 Jahren empfohlen. *Fluad Tetra* steht in der Schweiz nicht zur Verfügung.

In Deutschland lassen sich etwa 35 Prozent der über 60-Jährigen und 40 Prozent der Personen mit einer Grunderkrankung impfen (RKI 2021). Die Gesundheitsbehörden und die pharmazeutische Industrie versuchen durch öffentliche Impfkampagnen, diesen Anteil zu vergrößern. In die STIKO wurde 2024 mit Konstanze Rossmann eine Kommunikationsexpertin aufgenommen, die bis 2019 das Projekt »Impfen 60+« leitete, bei dem Strategien der Gesundheitskommunikation entwickelt wurden, um der sinkenden Impfquote in der Altersgruppe über 60 Jahren entgegenzuwirken. In der Schweiz ist es seit 2015 zur Steigerung der Impfraten sogar Apothekern erlaubt, die Influenzaimpfung vorzunehmen.

Im Fall einer Influenzapandemie können die deutschen Gesundheitsbehörden eine Impfempfehlung für alle Bürger aussprechen. Das war erstmals der Fall während der »Schweinegrippe« im Herbst 2009, als Millionen Menschen dem Risiko ungeprüfter und übereilt zugelassener Impfstoffe ausgesetzt wurden. Sowohl die STIKO als auch die europäische Zulassungsbehörde EMA gerieten damals massiv in die Kritik: Sie würden Entscheidungsprozesse nicht transparent machen und Interessenkonflikten unterliegen (TI 2011).

Wirkung und Wirkungsdauer der Impfung

Eine nachhaltige Wirkung der Influenzaimpfung ist nicht belegt – ein »schrecklich unzureichender Impfstoff«, wie es der US-Epidemiologe Michael Osterholm ausdrückte (Cohen 2017). Einerseits liegen die Vorhersagen zur aktuellen Virusmutante oft daneben, andererseits scheinen die Impfviren sogar während der Impfstoffherstellung im Labor zu mutieren. Die meisten Grippeforscher wollen sich zu der geringen Wirksamkeit nicht äußern, um nicht mit Impfgegnern in eine Schublade gesteckt zu werden.

Im Zusammenhang mit der »Schweinegrippe« wurden die Interessenkonflikte der Impfforscher und der Experten in den nationalen Impfbehörden und der WHO erstmals in der breiten Öffentlichkeit diskutiert (Schumann 2009). In einem Interview mit der Zeitschrift *Time* attackierte Tom Jefferson, Grippeexperte der Cochrane Collaboration, die Behörden verschiedener Länder, unter anderem die amerikanischen CDC und die deutsche STIKO, weil sie nur Studien mit positiven Ergebnissen gelten lassen, die negativen aber unterschlagen (Harrell 2010). Unverhohlen kritisierte Jefferson eine Gesundheitspolitik, die nach dem Grundsatz verfahre, man müsse Entscheidungen treffen und könne nicht warten, bis ausreichende Daten zur Verfügung stehen. Anstatt Unsummen in ein Impfprogramm zu investieren, dessen Wirkung nicht belegt ist, solle man die Ressourcen besser in placebokontrollierte Impfstudien fließen lassen, um eine belastbare Entscheidungsgrundlage zu schaffen.

Die meisten Wirksamkeitsstudien werden von den Impfstoffherstellern selbst durchgeführt oder in Auftrag gegeben (Demicheli 2014). Viele haben eine schlechte methodologische Qualität, etwa eine Laufzeit von nur einem Jahr, eine zu geringe Teilnehmerzahl oder eine Verzerrung durch eine undurchsichtige Vorauswahl der Teilnehmer (»Selektions-Bias«).

Die Forschergruppe um Tom Jefferson kritisiert unter anderem, es würden vor allem gesündere Menschen geimpft, die dann auch im Fall einer Grippeepidemie eine stabilere Gesundheit aufweisen (Jefferson 2010). O-Ton Thomas Jefferson: »Die meisten der Studien weisen schwerwiegende Fehler auf. ›Schrott‹ ist in diesem Zusammenhang zwar kein wissenschaftlicher Begriff, aber er trifft den Nagel auf den Kopf.« (Biondi und Aligne 2016)

Systematische Überprüfungen der veröffentlichten Impfstudien finden eine geringe oder gar keine Impfwirkung.

Nach den Saisonberichten der deutschen Arbeitsgemeinschaft Influenza lag die Wirksamkeit der Impfung bei den über 60-Jährigen von 2014 bis 2019 nur in einem Jahr über 40 Prozent, in drei von fünf Jahren lag sie unter 10 Prozent, in zwei Jahren schadete die Impfung mehr, als sie nutzte. Eine große japanische Übersichtsarbeit fand in den Jahren von 1997 bis 2018 bei den über 65-Jährigen eine Impfwirksamkeit von nicht einmal 13 Prozent (Taniguchi 2021). Für manche Jahre stellen selbst Autoren, die eng mit der Industrie zusammenarbeiten, eine negative Wirkung fest – das heißt, Geimpfte erkranken häufiger an Influenza als Ungeimpfte, etwa im Winter 2014/15 in Kanada (Skowronski 2015). So war die Sterblichkeit an der »Schweinegrippe« im Winter 2009/10 bei den durchgeimpften Schweden und Finnen doppelt so hoch wie in Polen, wo überhaupt nicht geimpft wurde (8,1 vs. 4,7 : 1 000 000 Einwohner; *Die Presse* 2012).

Niederländische Ärzte analysierten über zwei Winter fieberhafte grippeartige Erkrankungen bei älteren Menschen. Sie kamen zu dem Ergebnis, dass in jedem Winter etwa 10 Prozent erkrankten und Geimpfte und Nichtgeimpfte gleich häufig betroffen waren. Bei Geimpften wurde zwar seltener das Influenzavirus nachgewiesen, umso häufiger dafür andere Erreger. Das Fazit der Autoren: »Wir vermuten, dass es einen Pool von Individuen gibt, die für Atemwegserkrankungen sehr empfänglich sind.« (van Beek 2017, Kaaijk 2022)

Die meisten verfügbaren Studien zum Impfschutz bei alten Menschen haben eine zu schlechte Qualität, um daraus Schlüsse zum Nutzen der Impfung zu ziehen. Es gibt nach wie vor keinen Beleg für eine Verhinderung von Krankenhausaufnahmen wegen Influenza (Barosa 2024). Eine sehr große amerikanische Studie, die über einen Zeitraum von neun Jahren die Sterbefälle von ungeimpften und geimpften älteren Menschen verglich und dabei auch den Gesundheitszustand vor der Grippeimpfung berücksichtigte, konnte keine Impfwirkung nachweisen (Fireman 2009). Die Experten der Cochrane Collaboration schlagen vor, in Forschung für eine neue Generation von Grippeimpfstoffen für alte Menschen zu investieren (Demicheli 2018b).

Menschen in Pflegeheimen zur Grippeimpfung zu drängen, ist ethisch fragwürdig.

Auch in den mittleren Altersgruppen fällt die Impfwirksamkeit mau aus, zumindest wenn der Influenzavirus Typ A kursiert (Kissling 2019). Zwar kann die Impfung die Zahl der Grippefälle bei gesunden Erwachsenen möglicherweise leicht reduzieren – etwa von 2 auf 1 Prozent (Demicheli 2018a) –, doch kommt es zu keiner nachweisbaren Verringerung von Arbeitsausfällen, Krankenhausaufnahmen, Komplikationen oder Todesfällen (Jefferson 2010, Demicheli 2014). Geimpfte Schwangere haben nach einer Übersichtsarbeit dänischer Ärzte ein doppelt so hohes Risiko, an Atemwegsinfekten durch andere Viren zu erkranken (Hansen 2021).
Herzkranke Menschen profitieren möglicherweise von der Impfung, aber die diesbezüglichen Studien haben keine einheitlichen Ergebnisse (Clar 2015). Obwohl auch Asthmatiker zu dem Personenkreis gehören, für den die Grippeimpfung besonders empfohlen ist, lässt sich kein deutlicher Effekt der Impfung auf die Anfallshäufigkeit oder auf die Notwendigkeit von Klinikeinweisungen belegen (Cates und Rowe 2013, Vasileiou 2017, Martínez-Baz 2021). Nicht einmal die Risikogruppe der Mukoviszidose-Patienten scheint von der Impfung zu profitieren (Dharmaraj und Smyth 2014).
Die Wirksamkeit der Grippeimpfung von medizinischem Personal oder Pflegekräften zur Verhinderung einer Übertragung ist nicht belegt (De Serres 2017). Eine groß angelegte Überprüfung der Impfung von Personen, die ältere Menschen betreuen, fand keine Wirkung auf nachgewiesene Grippeerkrankungen, Krankenhausaufenthalte, Lungenentzündungen und die Gesamtsterblichkeit unter den Schützlingen (Thomas 2016). Eine ethische Pflicht zur Impfung lässt sich daraus nicht ableiten. Im Gegenteil: Die Impfung kann ein falsches Gefühl der Sicherheit vermitteln und möglicherweise eher dazu führen, dass andere infiziert werden. Sinnvoll ist gerade im Pflegebereich sorgfältige Händehygiene und im Fall einer Erkrankung das Fernbleiben vom Arbeitsplatz. Wenn drei Pflegepersonen diese Vorsichtsmaßnahmen befolgen, wird ein Fall von Influenzaübertragung verhindert (Jefferson 2011).
Die Impfung von Kindern wird vor allem deshalb diskutiert und in Sachsen und in Österreich empfohlen, weil Kinder Influenzaviren

aus Gemeinschaftseinrichtungen mit nach Hause bringen und auf Risikopersonen wie etwa ältere Verwandte übertragen könnten. Die Wirksamkeit der Impfung für dieses Szenario liegt jedoch bei weniger als 10 Prozent, sodass impfskeptische Eltern gegenüber den Großeltern kein schlechtes Gewissen haben müssen (Weidemann 2017). Kinder werden mit einer Impfempfehlung zum Werkzeug einer technokratischen Public-Health-Politik gemacht, ungeachtet der Nachteile, die sie und andere dafür in Kauf nehmen müssen.

Die Grippeimpfung bindet viele Ressourcen, die an anderen wichtigen Stellen des Gesundheitssystems fehlen. »Sollten wirklich so viel Zeit, Geld und Mühen für die Grippeimpfung aufgewendet werden, während man andere nationale Brennpunkte im Gesundheitssystem auf kleiner Flamme kocht?« (Biondi und Aligne 2016)

Nebenwirkungen der Influenzaimpfstoffe

Die Grippeimpfung ist mit zahlreichen Nebenwirkungen verbunden. Durch die ständige Neuanpassung des Impfstoffs treten unter Umständen auch Nebenwirkungen auf, die man bei früheren Chargen selten oder gar nicht beobachtete. So wurde in den USA 1976 wegen einer befürchteten Grippeepidemie an fünfzig Millionen Menschen ein Impfstoff verabreicht, durch den mehrere Tausend Menschen an der schweren Lähmungskrankheit Guillain-Barré-Syndrom erkrankten. Das Impfprogramm wurde daraufhin abgebrochen, die Grippeepidemie blieb aus. Die Impfkampagne gegen die »Schweinegrippe« im Jahr 2009 hatte ein erhöhtes Risiko für die schwere neurologische Erkrankung Narkolepsie zur Folge.

Schwere Impfkomplikationen oder -schäden sind zwar selten, die Wahrscheinlichkeit steigt jedoch mit der jährlichen Impfung.

Häufige Impffolge sind Schmerzen und Schwellungen an der Impfstelle und Allgemeinreaktionen wie Abgeschlagenheit, Muskel-, Kopfschmerzen und Fieber. Seltener treten auch Gelenkbeschwerden und Muskelentzündungen auf. Etwa 2 Prozent erleben die Nebenwirkung als schwer. Das Risiko ist höher nach einem hoch dosierten Impfstoff, wie er für ältere Menschen empfohlen ist (Vardeny 2021). Frauen haben ein deutlich höheres Risiko für Nebenwirkungen als Männer (Kiely 2023).

Wie alle Totimpfstoffe haben auch die Influenzaimpfstoffe ungünstige Folgen für das Immunsystem. Geimpfte werden infektanfälliger und machen eher als Ungeimpfte fieberhafte Luftwegsinfekte durch, die durch andere Erreger verursacht sind (Cowling 2012, Norhayati 2017, Rikin 2018, Hansen 2021). Sie erkranken in den zwei Wochen nach der Impfung auch eher an einer Gürtelrose (Wei 2023).

Bei wiederholten Grippeimpfungen fällt die Antikörperantwort jedes Mal schwächer aus (Kwong 2020). Nach einer kanadischen Studie haben Erwachsene, die als Kinder gegen Influenza geimpft wurden, ein fünfmal höheres Risiko, durch einen neu aufgetretenen Influenzavirusstamm zu erkranken (Skowronski 2019, Richards 2020). Regelmäßige Impfungen können demnach eine langfristige und breit aufgestellte Influenzaimmunität blockieren und die Ausbreitung neuer Virusvarianten begünstigen (Carrat 2006, Bodewes 2009, McLean 2014, Saito 2017). Eine niederländische Studie kam zu dem Ergebnis, dass großangelegte Grippeimpfprogramme bei Kindern zu einer Zunahme von Influenzaepidemien führen (de Boer 2020). Die jährliche Influenzaimpfung immer größerer Bevölkerungsgruppen könnte sogar das Auftreten von Pandemien begünstigen (Woolthuis 2017).

Grippeimpfstoffe können allergische Reaktionen hervorrufen, von mildem Nesselfieber über Atemnot bis hin zum lebensbedrohlichen anaphylaktischen Schock, dessen Häufigkeit mit 1 bis 2 unter 1 000 000 Impfungen angegeben wird (McNeil 2016). Ursache sind vor allem Reste von Hühnereiweiß aus den Viruskulturen. Die Grippeimpfung kann Eiallergien auch überhaupt erst auslösen (Yamane und Uemura 1988). Laut STIKO können Personen, die nur mit leichten Symptomen auf den Genuss von Hühnereiweiß reagieren, mit allen zugelassenen Influenza-Impfstoffen geimpft werden. Bei einer schweren Hühnereiallergie kann auf

den Impfstoff *Flucelvax Tetra* ausgewichen werden, der nicht auf Hühnerei, sondern auf Säugetierzellkulturen angezüchtet ist.
Die Influenzaimpfung kann die Bildung von Antikörpern gegen körpereigene Gewebe in Gang setzen und so die Entstehung von Autoimmunerkrankungen begünstigen oder ihren Verlauf verschlechtern (Nachamkin 2008, Perdan-Pirkmajer 2012, Gunes 2015, Brauner 2017). Es gibt zahlreiche Fallberichte von autoimmunen Blutgefäß- und Nierenentzündungen, autoimmuner Anämie sowie rheumatischen Erkrankungen in zeitlichem Zusammenhang mit der Impfung (Yanai-Berar 2002, Tavadia 2003, Montagnani 2011, Watanabe 2011, Soriano 2012). Der squalenhaltige Hilfsstoff MF59, mit dem der Grippeimpfstoff *Fluad Tetra* verstärkt ist, triggert möglicherweise die Entstehung der Autoimmunerkrankung Lupus erythematodes (Satoh 2003). Chronische Darmentzündungen waren eine Begleiterscheinung der Impfung gegen die »Schweinegrippe« im Winter 2009/10 (Bardage 2011).
Zu den impfbedingten Autoimmunreaktionen gehören ebenso Funktionsstörungen einzelner Nerven oder Nervengruppen, selten auch schwerwiegende neurologische Erkrankungen (Nakamura 2003). Meldungen an das deutsche *Paul-Ehrlich-Institut* betreffen Nervenentzündungen am Auge, Guillain-Barré-Syndrom, Enzephalitis und Multiple Sklerose.
Der Zusammenhang zwischen der Grippeimpfung und dem Guillain-Barré-Syndrom, einer schweren aufsteigenden Lähmungserkrankung, ist sehr wahrscheinlich (Dodd 2013, AT 2021, Levison 2022). Im Tierversuch wurde die Bildung der dafür verantwortlichen Antikörper nachgewiesen (Nachamkin 2008). Lähmungen des Gesichtsnervs (Fazialisparese) wurden bei etwa 6 von 10 000 älteren Menschen innerhalb von sechs Monaten nach der Impfung beobachtet (Hu 2023). Eine Auswertung des US-amerikanischen Meldesystems VAERS zeigte ein deutlich erhöhtes Risiko von autoimmunen Hirnentzündungen (Fujimori 2022). Zahlreiche Fallberichte wurden veröffentlicht (Mashkoor 2024).
In zeitlichem Zusammenhang mit der Grippeimpfung wurden auch neuropsychiatrische Erkrankungen wie Anorexia nervosa, Zwangs-, Tic-, und Angststörungen beschrieben (Leslie 2017).

Dem *Paul-Ehrlich-Institut* wurden zwischen 2001 und 2014 mehr als 80 Todesfälle nach Grippeimpfungen gemeldet.
Der dänische Evidenzmediziner Peter C. Gøtzsche resümiert: »Überall auf der Welt werden Menschen, insbesondere ältere, von den Behörden dazu angehalten, sich jährlich gegen Grippe impfen zu lassen. In der Tat gibt es einige Gründe, skeptisch zu sein.« (Gøtzsche 2023)

Zusammenfassung

- Influenza ist eine unangenehme, bei körperlich ansonsten Gesunden jedoch fast immer harmlose Erkrankung.
- Bedrohliche Komplikationen kommen nahezu ausschließlich bei über 65-Jährigen und bei chronisch Kranken vor.
- Ein signifikanter Effekt der Grippeimpfung auf Krankheitshäufigkeit, Komplikationen und Sterblichkeit ist nicht belegt, auch nicht bei alten Menschen. Die Impfempfehlung ist nicht evidenzbasiert.
- Die besonders trostlose Situation der Grippeimpfforschung dürfte mit den besonders hohen Profiten in diesem Bereich zusammenhängen. Nationale und internationale Gesundheitsbehörden stehen unter starkem Einfluss der Impfstoffhersteller.
- Asthmatiker haben durch die Impfung eher Nachteile.
- Regelmäßige Influenzaimpfungen stören den Aufbau einer langfristigen Influenzaimmunität und vergrößern die Erkrankungswahrscheinlichkeit gerade im Alter. Sie sind ein unkontrolliertes Menschenexperiment.
- Impfkomplikationen sind zwar selten, aber unter Umständen schwerwiegend. Besonders Hühnereiallergie ist ein Grund zur Zurückhaltung.
- Bei Impfwunsch sind Impfstoffe ohne Wirkverstärker vorzuziehen.
- Den besten Schutz vor Influenza bietet Händewaschen. Wer krank ist, sollte zu Hause bleiben.

AT (arznei-telegramm) (2002). Prophylaxe und Therapie der Virusgrippe mit Oseltamivir (Tamiflu)? *a-t, 33*(10), 98

AT (arznei-telegramm) (2014). Eingelagerte Neuraminidasehemmer – teures »Multisystemversagen«. *a-t, 45*, 54

AT (arznei-telegramm) (2017). WHO – Oseltamivir (TAMIFLU) nicht mehr »unentbehrlich«. *a-t, 48*, 70

AT (arznei-telegramm) (2021). »Grippe«-Impfstoffe für 2021/22. *e a-t 8*/2021a

AT (arznei-telegramm) (2023). Die neuen Grippeimpfstoffe für 2023/24. *a-t, 54*, 62

Bardage, C. et al. (2011). Neurological and autoimmune disorders after vaccination against pandemic influenza A (H1N1) with a monovalent adjuvanted vaccine: population based cohort study in Stockholm, Sweden. *BMJ, 343*, d5956, https://doi.org/10.1136/bmj.d5956

Barosa, M. et al. (2024). Evidence base for yearly respiratory virus vaccines: Current status and proposed improved strategies. *Eur J Clin Invest*, e14286, https://doi.org/10.1111/eci.14286

Beek, J. van et al. (2017). Influenza-like Illness Incidence Is Not Reduced by Influenza Vaccination in a Cohort of Older Adults, Despite Effectively Reducing Laboratory-Confirmed Influenza Virus Infections. *J Infect Dis, 216*(4), 415–424, https://doi.org/10.1093/infdis/jix268

Bigl, S. (2010). Mitteilungen der Sächsischen Impfkommission (SIKO). *Ärztebl Sachsen, 1*, 13

Biondi, E.A. und Aligne, A. (2016). Impfen gegen Influenza: Ein kritischer Blick auf die Datenlage zur Durchimpfung. *Medscape*. 28. Januar. Zugriff am 10. September 2024 unter https://deutsch.medscape.com/artikelansicht/4904521?form=fpf

Bodewes, R. et al. (2009). Yearly influenza vaccinations: a double-edged sword? *Lancet Infect Dis, 9*(12), 784–788, https://doi.org/10.1016/S1473-3099(09)70263-4

Boer, P.T. de et al. (2020). Vaccinating children against influenza: overall cost-effective with potential for undesirable outcomes. *BMC Med, 18*(11), https://doi.org/10.1186/s12916-019-1471-x

Brauner, S. et al. (2017). H1N1 vaccination in Sjögren's syndrome triggers polyclonal B cell activation and promotes autoantibody production. *Ann Rheum Dis, 76*(10), 1755–1763, https://doi.org/10.1136/annrheumdis-2016-210509

Brundage, J.F. und Shanks, G.D. (2008). Deaths from bacterial pneumonia during 1918–9 influenza pandemic. *Emerg Infect Dis, 14*(8), 1193–1199, https://doi.org/10.3201/eid1408.071313

Carrat, F. et al. (2006). Repeated influenza vaccination of healthy children and adults: borrow now, pay later? *Epidemiol Infect, 134*(1), 63–70, https://doi.org/10.1017/S0950268805005479

Cates, C.J. und Rowe, B.H. (2013). Vaccines for preventing influenza in people with asthma. *Cochrane Database Syst Rev*, https://doi.org/10.1002/14651858.CD000364.pub4

Clar, C. et al. (2015). Influenza vaccines for preventing cardiovascular disease. *Cochrane Database Syst Rev*, https://doi.org/10.1002/14651858.CD005050.pub3

Cohen, J. (2017). *Why flu vaccines so often fail? Science*. 20. September. Zugriff am

20. August 2024 unter https://www.science.org/content/article/why-flu-vaccines-so-often-fail

Cowling, B. J. et al. (2012). Increased risk of noninfluenza respiratory virus infections associated with receipt of inactivated influenza vaccine. *Clin Infect Dis, 54*(12), 1778–1778, https://doi.org/10.1093/cid/cis307

DÄ (Deutsches Ärzteblatt) (2023). *Studie: Influenza-Hochdosisimpfstoffe kosten mehr, als sie nutzen.* 6. Februar. Zugriff am 20. August 2024 unter https://www.aerzteblatt.de/nachrichten/140815/Studie-Influenza-Hochdosisimpfstoffe-kosten-mehr-als-sie-nutzen

Demicheli V. et al. (2014). Vaccines for preventing influenza in healthy adults. *Cochrane Database Syst Rev*, https://doi.org/10.1002/14651858.CD001269.pub6

Demicheli, V. et al. (2018a). Vaccines for preventing influenza in healthy adults. *Cochrane Database Syst Rev*, https://doi.org/10.1002/14651858.CD001269.pub6

Demicheli, V. et al. (2018b). Vaccines for preventing influenza in the elderly. *Cochrane Database Syst Rev*, https://doi.org/10.1002/14651858.CD004876.pub4

De Serres, G. et al. (2017). Influenza vaccination of healthcare workers: critical analysis of the evidence for patient benefit underpinning policies of enforcement. *PLoS One, 12*(1), e163586, https://doi.org/10.1371/journal.pone.0163586

Dharmaraj, P. und Smyth, R. L. (2014). Vaccines for preventing influenza in people with cystic fibrosis. *Cochrane Database Syst Rev*, https://doi.org/10.1002/14651858.CD001753.pub3

Die Presse (2012). *Der Preis der Panik: Folgenreiche Impfung gegen Schweinegrippe.* 23. Februar. Zugriff am 20. August 2024 unter http://diepresse.com/home/panorama/welt/734690/Der-Preis-der-Panik Folgenreiche-Impfung-gegen-Schweinegrippe?_vl_backlink=/home/index.do

Dodd, C. N. et al. (2013). International collaboration to assess the risk of Guillain Barré Syndrome following Influenza A (H1N1) 2009 monovalent vaccines. *Vaccine, 31*(40), 4448–4458, https://doi.org/10.1016/j.vaccine.2013.06.032

Doshi, P. (2008). Trends in recorded influenza mortality: United States, 1900–2004. *Am J Public Health, 98*(5), 939–945, https://doi.org/10.2105/AJPH.2007.119933

Earn, D. J. et al. (2014). Population-level effects of suppressing fever. *Proc Biol Sci, 281*(1778), 20132570, https://doi.org/10.1098/rspb.2013.2570

Eyers, S. et al. (2010). The effect on mortality of antipyretics in the treatment of influenza infection: systematic review and meta-analysis. *J R Soc Med, 103*(10), 403–411, https://doi.org/10.1258/jrsm.2010.090441

Fireman, B. et al. (2009). Influenza vaccination and mortality: differentiating vaccine effects from bias. *Am J Epidemiol, 170*(5), 650–656, https://doi.org/10.1093/aje/kwp173

Fujimori, M. et al. (2022). Association between seasonal influenza vaccines and the increased risk of acute disseminated encephalomyelitis, estimated using the Vaccine Adverse Event Reporting System. *Pharmazie, 77*, 262–269, https://doi.org/10.1691/ph.2022.2354

Gleich, S. et al. (2021). COVID-19- und influenzaassoziierte Sterbefälle in München ab März 2020 – eine standardisierte Auswertung von Todesbescheinigungen. *Bundesgesundheitsbl – Gesundheitsforsch – Gesundheitsschutz, 64*(9), 1125–1135, https://doi.org/10.1007/s00103-021-03392-z

Gøtzsche, P. C. (2023). *The Immune System and Vaccines are Complicated.* Brownstone Institute. 15. November. Zugriff am 20. August 2024 unter https://brownstone.org/articles/the-immune-system-and-vaccines-are-complicated

Gunes, A. T. et al. (2015). Possible triggering effect of influenza vaccination on psoriasis. *J Immunol Res*, 25. August, https://doi.org/10.1155/2015/258430

Hansen, K. P. et al. (2021). Does Influenza Vaccination during Pregnancy Have Effects on Non-Influenza Infectious Morbidity? A Systematic Review and Meta-Analysis of Randomised Controlled Trials. *Vaccines (Basel)*, *9*(12), 1452, https://doi.org/10.3390/vaccines9121452

Harrell, E. (2010). *Do flu vaccines really work? A skeptic's view.* 27. Februar. Zugriff am 20. August 2024 unter http://content.time.com/time/health/article/0,8599,1967306,00.html

Hu, C. et al. (2023). Association of Influenza Vaccination With Risk of Bell Palsy Among Older Adults in Taiwan. *JAMA Otolaryngol Head Neck Surg*, *149*(8), 726–734, https://doi.org/10.1001/jamaoto.2023.1392

Ioannidis, J. P. A. (2021). Reconciling estimates of global spread and infection fatality rates of COVID-19: An overview of systematic evaluations. *Eur J Clin Invest*, *51*(5), e13554, https://doi.org/10.1111/eci.13554

Jefferson, T. et al. (2010). Vaccines for preventing influenza in the elderly. *Cochrane Database Syst Rev*, https://doi.org/10.1002/14651858.CD004876.pub4

Jefferson, T. et al. (2011). Physical interventions to interrupt or reduce the spread of respiratory viruses. *Cochrane Database Syst Rev*, https://doi.org/10.1002/14651858.CD006207.pub4

Jefferson, T. et al. (2014). Neuraminidase inhibitors for preventing and treating influenza in healthy adults and children. *Cochrane Database Syst Rev*, https://doi.org/10.1002/14651858.CD008965.pub4

Jefferson, T. et al. (2023). Physical interventions to interrupt or reduce the spread of respiratory viruses. *Cochrane Database Syst Rev*, *30;1*(1), CD006207, https://doi.org/10.1002/14651858.CD006207.pub6

Kaaijk, P. et al. (2022). Contribution of Influenza Viruses, Other Respiratory Viruses and Viral Co-Infections to Influenza-like Illness in Older Adults. *Viruses*, *14*(4), 797, https://doi.org/10.3390/v14040797

Kiely, M. et al. (2023). Sex differences in adverse events following seasonal influenza vaccines: a meta-analysis of randomised controlled trials. *J Epidemiol Community Health*, *77*(12), 791–801, https://doi.org/10.1136/jech-2023-220781

Kissling, E. et al. (2019). Low 2018/19 vaccine effectiveness against influenza A(H3N2) among 15–64-year-olds in Europe: exploration by birth cohort. *Euro Surveill*, *24*(8), 1900121, https://doi.org/10.2807/1560-7917.ES.2019.24.48.1900604

Kwong, J. C. et al. (2020). The impact of repeated vaccination using 10-year vaccination history on protection against influenza in older adults: a test-negative design study across the 2010/11 to 2015/16 influenza seasons in Ontario, Canada. *Eurosurv*, *25*(1), 1900245, https://doi.org/10.2807/1560-7917.ES.2020.25.1.1900245

Leslie, D. L. et al. (2017). Temporal association of certain neuropsychiatric disorders following vaccination of children and adolescents: A pilot case-control study. *Front Psych*, *8*, 3, https://doi.org/10.3389/fpsyt.2017.00003

Levison, S. L. et al. (2022). Guillain-Barré syndrome following influenza vaccination: a 15-year nationwide population-based case-control study. *Eur J Neur*, *29*, 3389–3394, https://doi.org/10.1111/ene.15516

Martínez-Baz, I. et al. (2021). Effect of influenza vaccination in patients with asthma. *CMAJ*, *193*(29), E1120–E1128, https://doi.org/10.1503/cmaj.201757

Mashkoor, Y. et al. (2024). Neurological complications of influenza vaccination: navigating the spectrum with a focus on acute disseminated encephalomyelitis (ADEM). *Ann Med Surg (Lond), 86*(2), 1029–1041, https://doi.org/10.1097/MS9.0000000000001656

McLean, H.Q. et al. (2014). Impact of repeated vaccination on vaccine effectiveness against influenza A(H3N2) and B during 8 seasons. *Clin Infect Dis, 59*(10), 1375–1385, https://doi.org/10.1093/cid/ciu680

McNeil, M.M. et al. (2016). Risk of anaphylaxis after vaccination in children and adults. *J Allergy Clin Immunol, 137*(3), 868–878, https://doi.org/10.1016/j.jaci.2015.07.048

Michel, D. (2014). Influenzaverdacht, ist der Labortest Pflicht? *Allgemeinarzt, 36*(10), 16–21

Montagnani, S. et al. (2011). Autoimmune hemolytic anemia following MF59-adjuvanted influenza vaccine administration: a report of two cases. *Ann Pharmacother, 45*(1), e8, https://doi.org/10.1345/aph.1P480

Nachamkin, I. et al. (2008). Anti-ganglioside antibody induction by swine (A/NJ/1976/H1N1) and other influenza vaccines: insights into vaccine-associated Guillain-Barré syndrome. *J Inf Dis, 198*(10.1086/589624), 226–233, https://doi.org/10.1086/589624

Nakamura, N. et al. (2003). Neurologic complications associated with influenza vaccination: two adult cases. *Intern Med, 42*(2), 191–194, https://doi.org/10.2169/internalmedicine.42.191

Norhayati, M.N. et al. (2017). Influenza vaccines for preventing acute otitis media in infants and children. *Cochrane Database Syst Rev*, https://doi.org/10.1002/14651858.CD010089.pub3

Perdan-Pirkmajer, K. et al. (2012). Autoimmune response following influenza vaccination in patients with autoimmune inflammatory rheumatic disease. *Lupus, 21*(2), 175–183, https://doi.org/10.1177/0961203311429817

Richards, K.A. et al. (2020). Evidence that blunted CD4 T-Cell responses underlie deficient protective antibody responses to influenza vaccines in repeatedly vaccinated human subjects. *J Infect Dis, 222*(2), 273–277, https://doi.org/10.1093/infdis/jiz433

Rikin, S. et al. (2018). Assessment of temporally-related acute respiratory illness following influenza vaccination. *Vaccine, 36*(15), 1958–1964, https://doi.org/10.1016/j.vaccine.2018.02.105

RKI (Robert Koch-Institut) (2021). Beschluss und Wissenschaftliche Begründung der Ständigen Impfkommission (STIKO) für die Aktualisierung der Influenza-Impfempfehlung für Personen im Alter von ≥ 60 Jahren. *Epid Bull, 1*, 3–25

RKI (Robert Koch-Institut) (2023). *Infektionsepidemiologisches Jahrbuch meldepflichtiger Krankheiten für 2022*. Zugriff am 11. September 2024 unter https://www.rki.de/DE/Content/Infekt/Jahrbuch/Jahrbuch_2022.pdf?__blob=publicationFile

RKI (Robert Koch-Institut) (2024). *Häufig gestellte Fragen und Antworten zur Grippe. Gesamtstand: 12.4.2024*. Zugriff am 20. August 2024 unter https://www.rki.de/SharedDocs/FAQ/Influenza/FAQ_Liste.html

Saito, N. et al. (2017). Negative impact of prior influenza vaccination on current influenza vaccination among people infected and not infected in prior season: A test-negative case-control study in Japan. *Vaccine, 35*(4), 687–693, https://doi.org/10.1016/j.vaccine.2016.11.024

Satoh, M. et al. (2003). Induction of lupus autoantibodies by adjuvants. *J Autoimmun, 21*(1), 1–9, https://doi.org/10.1016/s0896-8411(03)00083-0

Schumann, H. (2009). Schweinegrippe: Höchste Warnstufe. *Tagesspiegel.* 1. November. Zugriff am 20. August 2024 unter https://www.tagesspiegel.de/gesellschaft/panorama/experten-schweinegrippe-hoechste-warnstufe/1836418.html

Siri, A. (2024). FDA has licensed three bird flu (H5N1) vaccines. 4. Juli. Zugriff am 20. August 2024 unter https://x.com/AaronSiriSG/status/1808695016816255294?t=-jEXoq8KWFf4emhdu-AdUA

Skowronski, D.M. et al. (2015). Interim estimates of 2014/15 vaccine effectiveness against influenza A(H3N2) from Canada's Sentinel Physician Surveillance Network. *Euro Surveill, 20*(4), https://doi.org/10.2807/1560-7917.es2015.20.4.21022

Skowronski, D.M. et al. (2019). Paradoxical clade- and age-specific vaccine effectiveness during the 2018/19 influenza A(H3N2) epidemic in Canada: potential imprint-regulated effect of vaccine (I-REV). *Eurosurv, 24*(46), 1900585, https://doi.org/10.2807/1560-7917.ES.2019.24.46.1900585

Soriano, A. et al. (2012). Giant cell arteritis and polymyalgia rheumatica after influenza vaccination: report of 10 cases and review of the literature. *Lupus, 21*(2), 153–157, https://doi.org/10.1177/0961203311430222

Spiegel Online (2009). *Schweinegrippe. Experte warnt vor Viren-Hysterie.* 18. Juli. Zugriff am 20. August 2024 unter https://www.spiegel.de/wissenschaft/mensch/schweinegrippe-experte-warnt-vor-viren-hysterie-a-636914.html

Taniguchi, K. et al. (2021). Epidemiology and burden of illness of seasonal influenza among the elderly in Japan: a systematic literature review and vaccine effectiveness meta-analysis. *Influenza Other Respir Viruses, 15*(2), 293–314, https://doi.org/10.1111/irv.12814

Tavadia, S. et al. (2003). Leucocytoclastic vasculitis and influenza vaccination. *Clin Exp Dermatol, 28*(2), 154, https://doi.org/10.1046/j.1365-2230.2003.01188.x

Thomas, R.E. et al. (2016). Influenza vaccination for healthcare workers who care for people aged 60 or older living in long-term care institutions. *Cochrane Database Syst Rev*, https://doi.org/10.1002/14651858.CD005187.pub5

TI (Transparency International) (2011). *Transparency Deutschland fordert Aufarbeitung des Schweinegrippen-Fehlalarms.* 7. Oktober. Zugriff am 20. August 2024 unter https://www.transparency.org/en/press/20111007-schweinegrippe

Vardeny, O. et al. (2021). Effect of high-dose trivalent vs standard-dose quadrivalent influenza vaccine on mortality or cardiopulmonary hospitalization in patients with high-risk cardiovascular disease: a randomized clinical trial. *JAMA*, 325(1), 39–49, https://doi.org/10.1001/jama.2020.23649

Vasileiou, E. et al. (2017). Effectiveness of influenza vaccines in asthma: a systematic review and meta-analysis. *Clin Infect Dis, 65*(8), 1388–1395, https://doi.org/10.1093/cid/cix524

Watanabe, T. (2011). Henoch-Schoenlein purpura following influenza vaccinations during the pandemic of influenza A (H1N1). *Pediatr Nephrol, 26*(5), 795–798, https://doi.org/10.1007/s00467-010-1722-8

Wei, K.-C. et al. (2023). Influenza vaccine and subsequent development of zoster. *Influenza Other Respir Viruses, 17*(1), e13055, https://doi.org/10.1111/irv.13055

Weidemann, F. et al. (2017). Is the impact of childhood influenza vaccination less than expected: a transmission modelling study. *BMC Infect Dis, 17*(1), 258, https://doi.org/10.1186/s12879-017-2344-6

Woolthuis, R.G. et al. (2017). Variation in loss of immunity shapes influenza epidemics and the impact of vaccination. *BMC Infect Dis, 17*(1), 632, https://doi.org/10.1186/s12879-017-2716-y

Yamane, N. und Uemura, H. (1988). Serological examination of IgE- and IgG-specific antibodies to egg protein during influenza virus immunization. *Epidemiol Infect 100* (2), 291–299, https://doi.org/10.1017/s095026880006742x

Yanai-Berar, N. et al. (2002). Influenza vaccination induced leukocytoclastic vasculitis and pauci-immune crescentic glomerulonephritis. *Clin Nephrol, 58*(3), 220–223, https://doi.org/10.5414/cnp58220

COVID-19

Die Krankheit COVID-19

COVID-19 (Corona Virus Disease 2019) ist eine sehr ansteckende respiratorische Infektionskrankheit, die sich ab Ende 2019 innerhalb kurzer Zeit weltweit ausgebreitet hat. Erreger ist das Coronavirus SARS-CoV-2, ein Verwandter der schon seit jeher zirkulierenden anderen Corona-Erkältungsviren. Es wird unter anderem vermutet, dass es in einem internationalen Viruslabor in China gezüchtet und durch einen Laborunfall freigesetzt wurde (NYT 2024).
SARS-CoV2 wird hauptsächlich in geschlossenen Räumen über Aerosole und Atemtröpfchen übertragen. Ansteckend sind vor allem frisch Erkrankte, auch schon am Tag vor Krankheitsausbruch. Die Dauer der Ansteckungsfähigkeit liegt bei vier bis sechs Tagen ab Symptombeginn.

Die Mehrzahl der Infizierten entwickelt keinerlei Beschwerden (Day 2020). Sie sind geschützt durch eine angeborene Immunität, durch eine robuste unspezifische Abwehr auf den Schleimhäuten oder durch spezifische Antikörper und Abwehrzellen aus früheren Kontakten mit anderen Coronaviren.

Im Krankheitsfall kommt es zu einem »grippalen Infekt« mit Unwohlsein, Fieber, Husten, Hals- und Kopfschmerzen. Bei Erkrankung in der frühen Pandemiephase war dies oft begleitet von einem vorübergehenden Geruchs- und Geschmacksverlust.
Die ersten COVID-19-Varianten »Wuhan« und »Alpha« führten bei bis zu 2 Prozent der Infizierten zu schweren Krankheitsverläufen durch Lungenentzündungen und weitere Komplikationen. Risikofaktoren waren hohes Alter und eine Kombination von Vorerkrankungen wie Krebs, massives Übergewicht, Diabetes, Bluthochdruck und chronische Raucherbronchitis. Auch Luftverschmutzung spielte eine Rolle (Ioannidis 2020).
SARS-CoV-2 mutiert ständig, und parallel dazu hat sich auch die

Krankheit COVID-19 nach und nach verändert: Sie wurde ansteckender, aber auch milder. Symptome einer Infektion mit der seit 2022 vorherrschenden Omikron-Variante sind Halsschmerzen, Erschöpfung sowie Muskel- und Kopfschmerzen für einige Tage, seltener auch Schnupfen oder Husten.

Die Therapie schwerer Verläufe besteht aus Sauerstoffzufuhr, Infusionen, Blutverdünnung und bei bakterieller Superinfektion aus der Gabe von Antibiotika.

In den ersten Monaten der Pandemie wurden viele Patienten vorschnell künstlich beatmet, auch zum vermeintlichen Selbstschutz von Pflegern und Ärzten vor ausgeatmeten Aerosolen. Dieser therapeutische Panikmodus erhöhte die Sterblichkeit signifikant und führte zu Tausenden »Coronatoten« auch etwa in Bergamo oder New York. Der Pneumologe Thomas Voshaar nannte das frühe Intubieren einen der größten Fehler der Pandemiebekämpfung (Focus 2020).

Kinder und Jugendliche haben generell ein sehr niedriges Risiko für schwere COVID-19-Erkrankungen. Von März 2020 bis Juni 2022 wurden dem *Robert Koch-Institut* neun Todesfälle bei Kindern übermittelt, davon hatten alle eine schwere Vorerkrankung (Corona-Netzwerk 2022). Überhaupt liegt für den Großteil der Bevölkerung die Gefährlichkeit von COVID-19 im Bereich sonstiger Atemwegsinfekte oder anderer alltäglicher Risiken. Sie überwinden die Infektion schnell und komplikationslos.

> Genesene verfügen über einen lang anhaltenden Schutz vor einer erneuten Infektion (Lenzen-Schulte 2023).

Manche Genesene klagen noch mehrere Wochen über Restsymptome wie Müdigkeit, Muskelschwäche, Kurzatmigkeit oder Schlafstörungen. Derartige Langzeitfolgen (»Long-COVID«) werden jedoch überschätzt. Das Beschwerdebild ist unspezifisch und kommt auch bei Menschen ohne SARS-CoV-2-Infektion vor, etwa nach einer Influenza oder einer Impfung (Høeg 2024). Die meisten »Long-COVID«-Fälle sind Folge der mRNA-Impfung, einer pandemiebedingten Depression oder der lang dauernden Anwendung von Gesichtsmasken (Medscape 2021, Kisielinski 2023).

Die Sterblichkeit durch COVID-19 wurde von Beginn an überschätzt, da der Virusbefall oft nur ein zufälliger Nebenbefund war. Nach einer von der WHO veröffentlichten Übersichtsarbeit betrug im ersten Pandemiejahr das Risiko, an einer SARS-CoV-2-Infektion zu sterben, weltweit durchschnittlich 0,27 Prozent, in Ländern mit guter medizinischer Versorgung 0,09 Prozent, bei unter 70-Jährigen sogar nur 0,03 bis 0,04 Prozent – vergleichbar mit einer leichten Grippeerkrankung oder einer täglichen kurzen Autofahrt (Ioannidis 2020). Spätere Nachberechnungen kamen auf eine noch geringere Sterblichkeit und eine nahezu 100-prozentige Überlebensrate bei den unter 70-Jährigen (Pezzullo 2023). In Deutschland lag das Durchschnittsalter der an COVID-19 Verstorbenen bei 84 Jahren.

Forscher des Instituts für Statistik der LMU München errechneten für Deutschland im ersten Pandemiejahr 2020 nur für die Altersgruppe der über 85-Jährigen eine »herausstechende Übersterblichkeit« (CODAG 2021).

Die Todesfälle durch COVID-19 müssen im Verhältnis zur Gesamtsterblichkeit betrachtet werden. Diese ist im Winterhalbjahr regelmäßig höher als im Sommerhalbjahr und steigt Jahr für Jahr wegen der zunehmenden Überalterung der Gesellschaft. In Deutschland werden jedes Jahr 300000 Menschen mit einer Lungenentzündung stationär behandelt, etwa 40000 davon sterben. Für manchen ist der relativ sanfte Tod durch eine Lungenentzündung, die »Freundin des alten Menschen«, eine Erlösung.
Schon im Frühjahr 2022 verfügten mehr als 95 Prozent der Bevölkerung über SARS-CoV-2-Antikörper durch eine vorangegangene Infektion und/oder Impfung (Maier 2022). Ab Sommer 2022 lagen kaum noch COVID-19-Patienten in den deutschen Krankenhäusern, und tödliche Krankheitsverläufe gab es fast ausschließlich bei Krebspatienten mit immunsuppressiver Therapie (Lahme 2022). Im Frühjahr 2023 wurde die Pandemie durch Gesundheitsminister Karl Lauterbach für beendet erklärt.

Die Impfstoffe gegen COVID-19

Von Beginn der Pandemie an arbeiteten mehr als zweihundert Hersteller an der Entwicklung von Impfstoffen gegen SARS-CoV-2, zum Teil finanziell massiv unterstützt von westlichen Regierungen und der *Bill & Melinda Gates Foundation*. »32 Milliarden Dollar kamen aus öffentlichen Mitteln für die mRNA-Impfstoffe zusammen. Die Impfstoffe wurden öffentlich finanziert, aber Patente und horrende Gewinne gehören den Herstellern«, schrieb Elke Bodderas im Juni 2023 in der *Welt* (Bodderas 2023). Am Start waren zwar auch konventionelle Impfstoffe, gefördert wurden aber in erster Linie solche mit neuen und wenig erprobten Wirkprinzipien: gentechnisch erzeugte Impfstoffe mit Boten-RNA (mRNA) oder viralen Vektoren (»Genfähren«).

Die Wirkung dieser »genetischen Impfstoffe« beruht auf großen Mengen in Nanopartikel verpackter mRNA beziehungsweise gentechnisch veränderter Viren, die nach der Injektion in menschliche Zellen eingeschleust werden und dort die Steuerung der Proteinsynthese übernehmen. Körpereigene Zellen werden quasi in kleine Impfstofffabriken umgewandelt und beginnen mit der Produktion von Spikeprotein, einem Protein aus den Virus»füßchen« von SARS-CoV-2. Sobald dieses Protein die Zellen verlässt, wird es vom Immunsystem als fremd erkannt. Es kommt zu einer entzündlichen Reaktion mit Bildung von Antikörpern und Abwehrzellen, die die fremdgesteuerten Zellen zerstören und auch im Blut patrouillieren, um Coronaviren aufzuspüren und anzugreifen.

Im Herbst 2024 waren folgende an die Variante Omikron JN.1 angepassten Impfstoffe auf dem Markt und empfohlen:

- *Comirnaty JN.1* (BioNTech/Pfizer), ein mRNA-Impfstoff.
- *Spikevax JN.1* (Moderna), ein mRNA-Impfstoff, etwa dreimal höher dosiert als *Comirnaty* und mit einem entsprechend höheren Nebenwirkungspotential, in Deutschland empfohlen ab dem Alter von 30 Jahren.
- *Nuvaxovid JN.1* (Novavax), ein gentechnisch hergestellter konventioneller Impfstoff mit Zulassung ab zwölf Jahren auf Basis von Spikeprotein und dem neuen Wirkungsverstärker Matrix-M1.

Die Virusvektorimpfstoffe *Vaxzevria* (AstraZeneca) und *Jcovden* (Janssen) waren Ende 2021, Anfang 2022 nach lebensbedrohlichen Nebenwirkungen in der Versenkung verschwunden.

Die Zulassung der COVID-19-Impfstoffe

Üblicherweise dauern Untersuchungen zu Wirkung und Sicherheit von Impfstoffen mehrere Jahre. Alle COVID-19-Impfstoffe wurden in beschleunigten, sogenannten »teleskopierten« Verfahren innerhalb von wenigen Monaten entwickelt. Studienphasen wurden verkürzt und ineinander verschränkt, und es wurden nicht wie üblich erst alle Daten gesammelt, analysiert und nach Abschluss der Studien bei den Behörden eingereicht, sondern es gab schon während der laufenden Studien einen direkten Austausch mit den Zulassungsbehörden (»rollende Zulassung«). Sobald sich statistisch eine Wirksamkeit errechnete, war die Beobachtungsphase abgeschlossen und es erfolgte die bedingte Zulassung. Dieses Vorgehen sollte möglichst rasch eine pharmakologische Antwort auf die Pandemie ermöglichen.
Bedingte Zulassungen an den etablierten Sicherheitsstandards vorbei vergrößern jedoch das Risiko, dass Studien von den Herstellern manipuliert und Nebenwirkungen ignoriert werden. Tatsächlich kam es zu zahlreichen Unregelmäßigkeiten (Thacker 2021, Dörhöfer 2021, Frei 2023). Keiner der Hersteller unternahm Untersuchungen zum Verbleib und Abbau der Impfstoffpartikel im Körper, zu möglichen Auswirkungen auf Fruchtbarkeit und Schwangerschaft, zur Auslösung von Krebs oder zur Gefahr der Integration von genetischem Impfmaterial in das Erbgut.
In der EU erfolgten dennoch bis Mitte 2021 in rascher Abfolge die bedingten Zulassungen für mRNA- und Virusvektor-Impfstoffe. Im September 2022 erhielten Moderna und BioNTech/Pfizer für ihre mRNA-Impfstoffe sogar eine reguläre Zulassung, ohne zusätzliche Studien vorzulegen, die ursprünglich als Bedingung dafür genannt waren (Rößler 2022). Seit 2023 werden jährlich neue, praktisch ungeprüfte COVID-19-Impfstoffe zugelassen, die vor den jeweils aktuellen Virusvarianten schützen sollen.

Mit einer skandalösen Bestellungspolitik hatte die EU mit den Herstellern bis April 2021 die Lieferung von 4,2 Milliarden Impfstoffdosen vereinbart, neun Dosen pro Einwohner. EU-Kommissionspräsidentin Ursula von der Leyen geriet wegen der milliardenschweren Verträge unter Druck, die sie teilweise über später angeblich gelöschte SMS abgeschlossen hatte (Maier 2023). Das deutsche Bundesgesundheitsministerium forderte bis Frühjahr 2022 710 Millionen Impfdosen an. Es wurden Hunderte von Impfzentren eingerichtet und mobile Teams für die Impfung der Menschen in den Alten- und Pflegeheimen aufgestellt. Ein großer Teil der bestellten Impfstoffe war von vornherein dem Verfall preisgegeben. Allein in Deutschland wurden bis 2024 über 180 Millionen Impfstoffdosen im Wert von 11,3 Milliarden Euro unbrauchbar (Ärzteblatt 2024). Darüber hinaus müssen die EU-Länder den Herstellern bis 2027 vertragsgemäß weitere Massenlieferungen abnehmen (Maier 2023).

Die Wirksamkeit der COVID-19-Impfstoffe

Nach den Daten der Zulassungsstudien kamen schwere COVID-19-Erkrankungen in den Impfgruppen etwas seltener vor als in den Placebogruppen.

> Die Hersteller prahlten mit einer »relativen« Impfwirkung von 70 bis 95 Prozent. Die absolute Risikoverringerung schwerer COVID-19-Erkrankungen betrug jedoch nur 0,84 bis 1,3 Prozent (Olliaro 2021).

Zur Verhinderung einer schweren Erkrankung mussten etwa hundert, zur Verhinderung eines COVID-19-Todesfalls vermutlich viele Zigtausend Menschen geimpft werden (Doshi 2020, Walach 2021, Larkin 2022). Die Impfwirkung reduzierte sich weiter durch den raschen Wirkungsverlust und die ständig wachsende Zahl an Genesenen. Auch wurden sehr gebrechliche alte Menschen seltener geimpft als rüstige Senioren, wodurch die Impfwirkung in puncto Sterblichkeit überschätzt wurde (Fürst 2024).
Auf die Lebenserwartung hatte die Impfung schon in den Zulas-

sungsstudien keinen messbaren Einfluss (Medi-Facts 2022). Niederländische Autoren bestätigten dies durch eine Untersuchung in 340 Gemeinden des Landes: »Unsere Ergebnisse ergänzen andere neuere Erkenntnisse über die Null-Wirksamkeit von mRNA-Impfstoffen auf die Gesamtmortalität und machen weitere Untersuchungen zu diesem Thema erforderlich.« (Redert 2022) Die immer wieder vorgetragene Behauptung, die Impfung hätte Millionen Leben gerettet, ist pure Propaganda und beruht auf äußerst fragwürdigen Voraussetzungen, Schätzungen und Modellierungen. »Im Gegenteil besteht der hochgradige Verdacht, dass unter anderem die Impfung zu einer Übersterblichkeit geführt hat«, so Andreas Sönnichsen, bis Januar 2022 Leiter der Abteilung für Allgemein- und Familienmedizin an der MedUni Wien (Sönnichsen 2023). Die Zulassungsstudien waren nicht einmal umfassend und lang dauernd genug, um Aussagen über die Dauer der Impfwirkung, die Notwendigkeit von Auffrischungsimpfungen oder die Übertragung des Virus durch Geimpfte zu machen (Doshi 2020).

Im ersten Anwendungsjahr 2021 zeigten die zugelassenen SARS-CoV-2-Impfstoffe nur eine Wirkdauer von wenigen Monaten, was die Verhinderung schwerer Krankheitsverläufe betraf (Whittaker 2022).

Durch die mildere Omikron-Erkrankung und die bis zum Sommer 2022 nahezu komplette »Durchseuchung« der Bevölkerung näherte sich die Impfwirksamkeit immer mehr der Nulllinie.
Im Eckpunktepapier zum Konjunkturpaket der deutschen Bundesregierung vom Juni 2020 hatte es geheißen: »Die Pandemie endet, wenn ein Impfstoff für die Bevölkerung zur Verfügung steht.« (BMF 2020) Damit wurde suggeriert, dass Impfprogramme zu einem Herdenschutz führen und das Coronavirus ausrotten können, wenn ein Großteil der Bevölkerung teilnimmt. Erst Monate nach Beginn der Impfkampagne wurde öffentlich, was die Hersteller und das *Robert Koch-Institut* insgeheim schon wussten: Die COVID-19-Impfung erzeugt weder im Speichel noch auf der Rachenschleimhaut schützende Antikörper. Geimpfte können sich im selben Maß wie Ungeimpfte infizieren und das Virus weitergeben (Madewell 2022, Boucau 2022).

RNA-Viren sind sehr mutationsfreudig und finden immer Wege, um sich effektiv zu vermehren. Die »schmale«, auf Teile des Spikeproteins begrenzte Immunität durch die Impfung erleichtert impfresistenten Virusstämmen (»Escape-Varianten«) die Ausbreitung. Die Impfstoffe sollen daher künftig ständig an die neuen Virusmutanten angepasst werden, analog zu den Grippeimpfstoffen. Den Herstellern wurde dafür die Fortschreibung der abgekürzten Zulassungsverfahren ohne zusätzliche klinische Studien zugestanden (Hohmann-Jeddi 2023) – eine gemeingefährliche Attacke auf die Patientensicherheit. Für den Nutzen dieser »angepassten« Impfstoffe gibt es keinerlei Beleg. Im Gegenteil: Eine groß angelegte Studie aus dem Jahr 2024 mit fast 50 000 Beschäftigten im Gesundheitswesen kam zu dem Schluss, dass das Risiko, sich mit COVID-19 zu infizieren, mit jeder Impfdosis stieg (Shreshta 2024).

Wer eine Infektion mit SARS-CoV-2 durchgemacht hat, verfügt nicht nur über Antikörper gegen das Spikeprotein, sondern auch gegen andere Bestandteile des Virus, und das auch auf der Schleimhaut. Genesene haben daher gegenüber Geimpften eine robustere und länger anhaltende Immunität und einen besseren Schutz vor Virusmutationen (Nordström 2022, Lenzen-Schulte 2023). Sie brauchen keine Impfung oder Impfauffrischung und haben sogar ein erhöhtes Risiko für Nebenwirkungen (Raw 2021).

Die Impfempfehlungen

Ab Anfang 2021 empfahl die STIKO die COVID-19-Impfung stufenweise für alle Erwachsenen. Sie kritisierte allerdings die »mangelhafter Berichtsqualität«, die fehlende Verblindung der Impfstudie von Pfizer und die fehlenden Daten zur Virusübertragung durch Geimpfte (RKI 2021).

> Die Bevölkerung wurde nie über die unsichere wissenschaftliche Beweislage bezüglich Nutzen und Risiken der COVID-19-Impfung aufgeklärt.

In kurzen Abständen erfolgten Ausweitungen der Impfempfehlungen, die jeweils an »neue Erkenntnisse«, vor allem jedoch an den Druck aus der Politik angepasst wurden, etwa was Boosterimpfungen oder die Impfung von Kindern und Jugendlichen betraf (Maier 2021).

Die Impfkampagne wurde teilweise mit unzutreffenden Argumenten unterfüttert, etwa mit der Behauptung, es lägen immer mehr junge Erwachsene auf den Intensivstationen, es gäbe eine Zunahme von »Long Covid« bei Kindern und man könnte einen Herdenschutz herbeiimpfen. Ideologisches Ziel war die möglichst weitgehende »Durchimpfung« der Gesamtbevölkerung ohne Rücksicht auf die individuelle Gesundheit (Maier 2024). Es wurde nie kommuniziert, dass lediglich hochbetagte Menschen und Patienten mit mehreren gravierenden Grunderkrankungen, etwa Krebspatienten, von der Impfung profitierten.

Der Impfdruck wurde erhöht mit politischen Maßnahmen, die nichts mit einer evidenzbasierten und demokratisch-partizipativen Pandemiebekämpfung zu tun hatten: mit der fortlaufenden Verunglimpfung von ungeimpften Menschen, dem systematischen Entzug ihrer Grundrechte und der Ausgrenzung aus der Gesellschaft, mit der Diskussion über Einführung einer allgemeinen Impfpflicht und letztendlich einer Impfpflicht im Gesundheits- und Pflegebereich sowie bei der Bundeswehr. In Österreich wurden im Februar 2022 alle Personen ab 18 Jahren gesetzlich zu einer Impfung verpflichtet, und es wurde sogar diskutiert, Impfgegner bis zu ein Jahr in Beugehaft zu nehmen. Auf massive Proteste hin wurde die Impfpflicht schon vier Wochen später wieder abgeblasen.

Menschen, die sich nicht impfen lassen wollten, waren meist besonders gut informiert und hatten gute Gründe für ihre Entscheidung, die niemanden etwas angingen – schon gar nicht die Politiker, die durch Lockdown-Verordnungen immensen Schaden angerichtet hatten.

Ende 2021 wurde von der STIKO eine dritte Impfung (»Boosterimpfung«) für alle über 18-Jährigen angeraten, im Januar 2022 auch für 12- bis 17-Jährige. Im Februar 2022 kam eine vierte Impfung hinzu, zunächst für alle ab 70 Jahren, ab August 2022 für alle ab 60 Jahren sowie für Betreute in Pflegeeinrichtungen, Patienten mit Immunschwäche sowie Pflegepersonal.

Seit Mai 2023 ist die COVID-19-Impfung in den allgemeinen Impfplan der STIKO integriert. Personen ohne Grunderkrankungen zwischen 18 und 59 Jahren – auch Schwangere – sollen demnach über eine »Basisimmunität gegen SARS-CoV-2« verfügen. Darunter versteht die STIKO »mindestens drei SARS-CoV-2-Antigenkontakte (Impfung oder Infektion)«, davon mindestens eine Impfung. Wissenschaftlich lässt sich diese Empfehlung nicht begründen.

Weiterhin empfiehlt die STIKO die »jährliche Boosterimpfung für Personen mit erhöhtem Risiko für schwere COVID-19-Verläufe« (RKI 2024), unter anderem für

- alle über 60-Jährigen (gegebenenfalls gemeinsam mit den Impfungen gegen Influenza und Pneumokokken),
- Personen mit relevanten Grundkrankheiten,
- Personen in Pflegeeinrichtungen,
- Familienangehörige und enge Kontaktpersonen von Patienten unter immunsuppressiver Therapie, die durch eine COVID-19-Impfung selbst nicht sicher geschützt werden können.

Auch für diese Empfehlungen fehlen fundierte wissenschaftliche Belege (Barosa 2024). Vor allem der letzte Punkt ist widersinnig, weil die Impfung bekanntermaßen nicht vor der Virusübertragung auf andere schützt.

In Österreich ist ebenfalls im Herbst jedes Jahres eine an jeweils neue Varianten angepasste COVID-19-Impfung empfohlen, und zwar für alle ab dem Alter von 60 Jahren, für Personen mit einem erhöhten Risiko eines schweren Krankheitsverlaufs sowie für medizinisches Personal.

Das Schweizer Bundesamt für Gesundheit empfiehlt die COVID-19-Impfung im Herbst oder Winter für alle über 65-Jährigen sowie für Personen ab 16 Jahren mit Trisomie 21 oder einer chronischen Krankheit.

Eine Analyse der vierten Impfung im Jahr 2023 durch ein österreichisches Forscherteam ergab keinen Nutzen bei Personen, die bereits COVID-19 hatten und damit eine stabile natürliche Immunität aufwiesen – und das waren praktisch alle (Chalupka 2023). Der amerikanische Hämatologe und Onkologe Vinay Prasad schrieb über die Empfehlungen zu Auffrischungsimpfungen: »Der Effekt ist so geringfügig und vorübergehend, dass er kein Impfprogramm rechtfertigt. Es ist, als würde man eine Tasse Wasser auf den Rasen gießen, wenn sich ein Waldbrand nähert.« (Prasad 2024a)

Durch das ständige Nachimpfen sind zudem immunologische Nebenwirkungen vorprogrammiert. Spätestens ab der vierten Impfung nimmt die Gefahr eines Entgleisens des Immunsystems zu, mit daraus folgende Risiken wie Immunschwäche, Autoimmunkrankheiten oder Krebs (Uversky 2023, Rubio-Casillas 2024). Das betrifft auch sogenannte Risikopatienten mit Immunschwächekrankheiten (Boretti 2024). Vermutlich verschlechtert sich mit jeder zusätzlichen Impfung auch die Immunität gegen neue Coronavirusvarianten (Andeweg 2021, Kekulé 2022, Roth 2022, Shreshta 2023).

COVID-19 ist überstanden, wenn man einmal daran erkrankt war. Boosterimpfungen sind überflüssig und eher schädlich.

Peter C. Gøtzsche äußerte bissig: »Die Geschichte der COVID-19-Impfstoffe wird offiziell als eine Erfolgsgeschichte angepriesen, aber es fällt auf, dass hinter vielen Empfehlungen eine Geschichte massiver Täuschung und fehlender wissenschaftlicher Beweise steht.« (Gøtzsche 2023)

Nebenwirkungen der COVID-19-Impfstoffe

Die Coronapandemie war ein Schlüsselereignis, bei dem neuartige Impftechnologien in hohem Tempo entwickelt und massenhaft eingesetzt wurden. Die Impfstoffe waren im Grunde *too big to fail*, denn die Regierungen hatten Milliarden investiert, gigantische Mengen bestellt und mit der Impfung enorme Hoffnungen verbunden. Das hatte zur Folge, dass das Risiko von Nebenwirkungen heruntergespielt wurde. Menschen, die von Impfkomplikationen betroffen sind, wurden und werden nach wie vor wenig ernst genommen und mit ihrem Problem weitgehend allein gelassen. Nebenwirkungen wurden sogar über viele Monate von den Verantwortlichen rundweg abgestritten.

Mit den SARS-CoV-2-Impfstoffen wurden Technologien eingeführt, mit denen es kaum Erfahrungen am Menschen gab. Die üblichen toxikologischen Sicherheitsuntersuchungen wurden unterlassen (Doshi 2021). Es gab weder Sicherheitsstudien nach der Zulassung der Impfstoffe noch anonyme Impfregister zur raschen Aufdeckung möglicher Impfnebenwirkungen, wie sie etwa die Fachgesellschaften für Virologie und Immunologie gefordert hatten (Hengel und Kamradt 2020). Ernsthafte und schwerwiegende Schäden der COVID-19-Impfstoffe werden nach wie vor ignoriert oder heruntergespielt und oft auch bei Veröffentlichungen in hochrangigen medizinischen Fachzeitschriften bewusst ausgeklammert (Gøtzsche und Demasi 2022).

In Tierversuchen lassen sich mRNA- und Lipidnanopartikel innerhalb weniger Stunden nach der Impfung im Blut, in den Lymphbahnen und in praktisch allen Organen nachweisen (EMA 2021). Bei der Mehrzahl der geimpften Menschen zirkulieren mRNA über mindestens zwei Wochen im Blut und finden sich noch nach 30 und mehr Tagen in den Lymphknoten und teilweise auch im Herzmuskel (Fertig 2022, Röltgen 2022, Krauson 2023). Im Körper jedes zweiten Geimpften wird noch Monate nach der Injektion Spikeprotein produziert (Brogna 2023).

Die exzessiv hohe Zahl an mRNA-Partikeln, die injiziert werden, sowie die toxische Wirkung der Lipidnanopartikel und der Spikeproteine bergen ein hohes Risiko für hämatologische, immunologische oder autoimmune Nebenwirkungen.

Durch Zufall wurde im März 2023 entdeckt, dass die COVID-19-Impfstoffe von Pfizer und Moderna erheblich mit DNA-Molekülen verunreinigt sind, die aus dem Herstellungsprozess der Impfstoffe stammen. Die Konzentration war bei den ersten Impfstoffen bis zu siebzigmal, bei den späteren Impfstoffen bis zu tausendmal höher als die, die von den Zulassungsbehörden als »akzeptabel« erachtet werden. Unklar ist, was dies für die Gesundheit, die Nachkommen und die Zukunft des menschlichen Genoms bedeutet (Anandamide 2023, Sladden 2023).

Im Oktober 2023 wurde bekannt, dass die mRNA-Impfstoffe für die Massenproduktion mit einem fundamental anderen, störanfälligeren Verfahren hergestellt wurden als die Impfstoffe, die für die Zulassungsstudien verwendet wurden (Rekittke 2023). Bei den in Verkehr gebrachten Impfstoffen war nur etwas mehr als die Hälfte der mRNA-Moleküle intakt. Der Rest war fragmentiert mit dem Risiko, dass Proteine produziert werden, die nicht gewollt sind, mit unbekannter Wirkung im Organismus. Die EMA verständigte sich offensichtlich mit Pfizer darauf, dass man kurzerhand die Qualitätsstandards lockert. »Das, was vorher nicht konform war, wurde jetzt konform gemacht durch eine nachträgliche Anpassung der Lieferverträge.« (Schreyer 2023)

Die COVID-19-Impfstoffe sind wie eine Büchse der Pandora, deren schädlicher Inhalt sich unter Umständen erst nach Jahren offenbart.

Obwohl viele Ärzte Nebenwirkungen grundsätzlich nicht melden und die Dunkelziffer somit erheblich ist, wurden nach COVID-19-Impfungen 10- bis 60-mal mehr Verdachtsfälle von Impfreaktionen registriert als nach anderen Impfungen.

Eine erste unabhängige Analyse der verfügbaren Daten von Moderna und BioNTech/Pfizer kam zu einem katastrophalen Ergebnis: Pro achthundert geimpfte Personen kam es zu einer schweren Impfnebenwirkung »besonderen Interesses«, etwa zu allergischen und neurologischen Reaktionen, schweren Hautreaktionen, Herzerkrankungen oder Depressionen und Suizid:

> »Das erhöhte Risiko für schwerwiegende unerwünschte Ereignisse [...] übertraf sowohl in der Pfizer- als auch in der Moderna-Studie die Risikoverringerung für COVID-19-Hospitalisierungen im Vergleich mit der Placebogruppe«, und zwar um das Zwei- bis Sechsfache (Fraiman 2022).

Gemäß den Sicherheitsberichten des *Paul Ehrlich-Instituts* kam es zu 2,3 Meldungen von Nebenwirkungen pro tausend Impfdosen und zu 0,3 Meldungen »schwerer Nebenwirkungen« pro tausend Impfdosen.

Eine aktive Überwachungsstudie aus Israel mit zweitausend geimpften Erwachsenen registrierte bei 56 Prozent Beschwerden an der Impfstelle und bei 49 Prozent Allgemeinreaktionen wie Krankheitsgefühl, Kopf- oder Gliederschmerzen, Fieber, Schwindel oder Verdauungsprobleme. Die Häufigkeit derartiger Reaktionen ist ein Hinweis auf die starke Entzündungsaktivität, die durch die Impfung ausgelöst wird. 4,5 Prozent gaben neurologische Symptome wie Gesichtsnervenlähmung, Sehstörungen oder Gefühlsstörungen an, 3,9 Prozent berichteten über allergische Reaktionen (MoH 2021).

Schwere allergische Reaktionen wie Atemnot oder anaphylaktischer Schock treten bei 2,5:10000 Geimpften auf (Blumenthal 2021).

Im Februar 2024 wurde eine Studie des Global Vaccine Data Network veröffentlicht, in dem Sicherheitssignale von dreizehn »unerwünschten Ereignisse von besonderem Interesse« nach einer COVID-19-Impfung untersucht wurden. Die Datensammlung erfasste 99 Millionen Personen mit insgesamt über 183 Millionen Impfstoffdosen und war damit die bisher größte Untersuchung bestimmter Nebenwirkungen. Die mRNA-Impfstoffe wiesen durchweg signifikante Sicherheitssignale für Herzmuskelentzündungen, Hirnentzündungen, Krampfanfälle, Lähmungserkrankungen (Fazialisparese, Guillain-Barré-Syndrom), Blutgerinnungsstörungen und Lungenembolien auf (Faksova 2024, Prasad 2024b).

Zu Herzmuskelentzündungen kommt es am häufigsten bei jungen Männern. Meldedaten ergaben ein Risiko von bis zu 1:3000, vor allem nach der zweiten Impfung (Sharff 2021). Die Krankheit kann lebensbedrohlich verlaufen und auch noch nach Jahren zu Herzrhythmusstörungen und plötzlichem Herztod führen (MoH 2021, Schauer 2022). Eine indische Übersichtsarbeit fand ein Sterberisiko von 1:200 (Goyal 2022). Bis Februar 2022 wurden dem *Paul Ehrlich-Institut* mehr als zweitausend Herzmuskelentzündungen gemeldet, davon achtzehn mit tödlichem Ausgang. Obwohl den

Zulassungsbehörden das Problem seit Februar 2021 bekannt war, wurde es über viele Monate nicht kommuniziert. In Deutschland wurde der gefährlichere Impfstoff *Spikevax* erst im November 2021 für unter 30-Jährige nicht mehr empfohlen.

Peter C. Gøtzsche und Maryanne Demasi fanden in ihrer Übersichtsarbeit zu Impfnebenwirkungen Hinweise auf schwere neurologische Schäden einschließlich Fazialisparese, Guillain-Barré-Syndrom, myasthenischer Störung und Schlaganfall, die »wahrscheinlich auf eine Autoimmunreaktion zurückzuführen sind« (Gøtzsche und Demasi 2022).

Schwere Nebenwirkungen ereignen sich signifikant häufiger bei Menschen, die eine COVID-19-Erkrankung überstanden haben. Das Nutzen-Risiko-Verhältnis ist für diese ständig wachsende Gruppe klar negativ (Gøtzsche 2023).

Gesichtsnervenlähmungen (Fazialisparesen) treten in einer Häufigkeit von 1:5000 oder mehr auf (Galileo 2022). Seltener werden Schlaganfälle oder Hirnblutungen gemeldet, mit einer Risikoerhöhung von 38 Prozent nach der Impfung mit *Comirnaty* (Patone 2021).

Jede dritte Verdachtsmeldung neurologischer Komplikationen bezieht sich auf demyelinisierende Erkrankungen wie Guillain-Barré-Syndrom, Sehnerventzündungen, transverse Myelitis, Multiple Sklerose (MS) oder akute demyelinisierende Enzephalomyelitis (ADEM). Beim *Paul-Ehrlich-Institut* wurden bis Februar 2022 354 aufsteigende Lähmungen (Guillain-Barrê-Syndrom) registriert, darunter mindestens sechs mit tödlichem Ausgang (PEI 2022).

Bis Oktober 2021 fanden über hundert Fälle einer autoimmunen Hirnentzündung Eingang in das europäische Datenregister, darunter 32 nach *Comirnaty* (Garibashvili und Heckmann 2022). Das Global Vaccine Data Network fand auch ein entsprechendes Sicherheitssignal nach dem Impfstoff *Spikevax* (Faksova 2024).

Nach einer Analyse der Meldedaten der WHO kam es im Zusammenhang mit der Einführung der COVID-19-Impfung zu einer dramatischen Zunahme von Meldungen möglicherweise impfbedingter rheumatischer Erkrankungen (Oh 2024). Des Weiteren wurden autoimmune Erkrankungen der kleinen Nervenfasern *(small fiber neuropathy)* beschrieben: Gefühlsstörungen (Parästhesien), verminderte Schweißbildung, Herzklopfen, Ohnmachtsneigung und chronische Müdigkeit (Safavi 2022, Vogel und Couzin-Frankel 2023).

Lebensbedrohliche Blutgerinnungsstörungen kamen vor allem im Zusammenhang mit den inzwischen nicht mehr verwendeten Virusvektor-Impfstoffen vor. Die Folgen waren Blutgerinnsel im Hirn (Sinusvenenthrombose), Lungenembolien und seltener auch Thrombosen in anderen Organen, etwa im Auge oder im Darm, teilweise kombiniert mit Blutungsneigung durch einen Abbau von Blutplättchen. Das Risiko wurde auf 1:40000 bis 1:140000 geschätzt. In zahlreichen Ländern wurde die Verwendung von Virusvektor-Impfstoffen eingeschränkt oder ausgesetzt. Von der STIKO wurde zunächst ein Anwendungsstopp bei unter 60-Jährigen ausgesprochen. Ende 2021, Anfang 2022 wurde die Produktion der Impfstoffe eingestellt.

Thrombosen und Blutgerinnungsstörungen werden auch nach den mRNA-Impfstoffen beobachtet. Unter anderem verdoppeln diese Impfstoffe das Risiko von Gefäßverschlüssen in der Netzhaut mit der Folge einer möglichen Erblindung (Li 2023).

Die COVID-19-Impfung kann Schübe bereits bestehender Autoimmunerkrankungen herbeiführen, aber auch zu solchen Krankheiten führen (Ishay 2021). Beschrieben sind Fälle von autoimmuner Hepatitis, autoimmuner Anämie und nicht infektiöser Meningitis oder Nierenentzündung (Glomerulonephritis).

Nach Impfungen mit mRNA-Impfstoffen steigt das Risiko für Herpes Zoster (Gürtelrose) auf das Doppelte, vermutlich wegen einer vorübergehenden Immunsuppression (Hertel 2022). Sehr selten, aber lebensbedrohlich ist das Kapillarlecksyndrom mit plötzlich auftretender Durchlässigkeit und Verlust von Plasma in das Gewebe. Mögliche Folgen sind Ödeme, Schock, Nierenversagen, Lungenödem und multiples Organversagen (DAZ 2021).

In Norwegen ereigneten sich gleich in den ersten Wochen nach Beginn des Impfprogramms 29 Todesfälle unter alten Menschen mit schweren Grunderkrankungen – bei bis dahin nur 42000 Impfungen ein relevantes Risiko (1:1450). Die Regierung empfahl, den Gesundheitszustand älterer Patienten mehr zu berücksichtigen:

> »Für Menschen mit schwerster Gebrechlichkeit können selbst relativ milde Impfstoffnebenwirkungen schwerwiegende Folgen haben. Für diejenigen, die ohnehin eine sehr kurze Restlebenszeit haben, kann der Nutzen des Impfstoffs marginal oder irrelevant sein.« (Taraldsen 2021)

Im Sicherheitsbericht vom 4. Mai 2022 hielt das *Paul-Ehrlich-Institut* bei 116 der gemeldeten Todesfälle einen Zusammenhang mit der COVID-19-Impfung für wahrscheinlich. Die Untererfassung solcher Ereignisse ist hoch. Noch zu klären ist der Beitrag der COVID-19-Impfung zur deutlichen Übersterblichkeit in praktisch allen Ländern der Welt seit Beginn der Impfkampagne im Frühjahr 2021 (Kuhbandner 2023).

Die COVID-Impfstoffe sind die mit Abstand gefährlichsten Impfstoffe auf dem Markt, und dennoch unternahmen die Zulassungsbehörden nichts, was man auch nur annähernd als Verbraucherschutz bezeichnen kann.

Was bleibt, ist das juristische Nachspiel: Wie kommen die vielen durch die Impfung Geschädigten zu einer Anerkennung und einer finanziellen Entschädigung beziehungsweise Schmerzensgeld? Die Ausgleichszahlungen der Versorgungsämter sind putzig im Vergleich zu den zerstörten Lebensentwürfen. Die Impfstoffhersteller wurden von der Europäischen Kommission komplett aus der Haftung entlassen, selbst bei nachgewiesener vorsätzlicher Schädigung.

Bei Schadensersatzklagen gegen die Hersteller trägt der Staat das volle finanzielle Risiko und hat daher ein deutliches Interesse daran, dass die Gerichtsverfahren für die Unternehmen gut ausgehen. Er kommt für die Kosten teurer Anwaltskanzleien auf, sorgt für medizinische Gutachten und steuert die Pressearbeit – alles mit dem Zweck, Haftungsrisiken zu vermeiden. Die Geschädigten dagegen müssen für Prozess- und Anwaltskosten und eventuelle

medizinische Privatgutachten selber aufkommen: Staat gegen Bürger ohne »Waffengleichheit« (Boehme-Neßler 2024).
Geschädigten bleibt oft nur noch die Klage gegen den Impfarzt mit dem Argument, dass keine ausreichende Impfaufklärung stattgefunden hat. Dies könnte freilich erfolgreich sein, denn der Impfarzt hat die Beweislast, und ausreichende Aufklärungen fanden in den wenigsten Fällen statt.

Zusammenfassung

- Die Infektion mit SARS-CoV-2 verläuft bei vielen Menschen wie eine harmlose Erkältungskrankheit. Die meisten infizieren sich, ohne manifest zu erkranken.
- Die aktuelle Omikronvariante von SARS-CoV-2 führt fast immer zu milden Krankheitsverläufen, ist aber sehr ansteckend und dadurch in seiner Ausbreitung effektiv. SARS-CoV-2 ist gekommen, um zu bleiben.
- Bei sehr alten und pflegebedürftigen Menschen kann COVID-19 wie jede andere Erkältungskrankheit bedrohlich werden. Auch ein Immundefekt oder die Behandlung mit immunsuppressiven Medikamenten stellt ein erhöhtes Risiko dar.
- Die COVID-19-Impfung konnte in der Anfangsphase der Pandemie schwere Krankheitsverläufe abmildern. Sie war daher prädestiniert für sehr alte Menschen und Patienten mit Immundefekt oder immunsuppressiver Therapie.
- Die Impfung hat eine Wirkdauer von wenigen Wochen und verhindert weder die Infektion noch die Virusübertragung.
- Eine Verringerung von COVID-19-Todesfällen oder der Sterblichkeit insgesamt wurde nie belegt. Eher besteht der Verdacht, dass die Impfung mitverantwortlich ist für die Übersterblichkeit seit 2021 in den meisten Ländern der Erde.
- Kinder und Heranwachsende erkranken so gut wie nie schwer und spielten eine untergeordnete Rolle bei der

Virusverbreitung. Sie wurden mit der (inzwischen zurückgenommenen) Impfempfehlung völlig unnötig den Risiken der Impfung ausgesetzt.

- Seit 2022 haben die allermeisten Menschen eine robuste Grundimmunität und sind gut vor schweren Zweiterkrankungen und neuen Virusstämmen geschützt. Genesene profitieren nicht von einer Impfung, sondern erleiden eher Nebenwirkungen.
- Die COVID-19-Impfung hat ausgedient. Für den Nutzen von »angepassten« Impfstoffen gibt es keinerlei Beleg. Wiederholte Impfungen sind eher kontraproduktiv.
- Die COVID-19-Impfung führt sehr häufig zu Nebenwirkungen und vorübergehender Arbeitsunfähigkeit.
- Häufig sind gravierende Herzmuskelentzündungen, vor allem bei jungen Männern.
- Bei Frauen kommt es oft zu Zyklusstörungen.
- Selten kommt es zu schweren allergischen Reaktionen, Lähmungserkrankungen, rheumatischen Erkrankungen, Thrombosen und Lebererkrankungen. Sehr selten ereignen sich weitere autoimmune oder neurologische Nebenwirkungen.
- Impfbedingte Todesfälle werden vor allem bei sehr alten und gebrechlichen Menschen gemeldet, aber auch bei jüngeren Menschen durch Herzmuskelentzündung, Thrombosen oder Leberschäden.
- Unabhängige Studien zeigen ein hohes Risikopotenzial der Impfung durch die Lipidnanopartikel und die große Menge gebildeter Spikeproteine. Auch die Verunreinigung der Impfstoffe mit DNA und fragmentierten mRNA-Molekülen lässt Schlimmes befürchten. Die Massenimpfung der gesamten Bevölkerung war und ist ein riskantes Public-Health-Experiment.
- Von den Behörden werden die Nebenwirkungen heruntergespielt und ungenügend erfasst. Betroffene werden mit ihrem Problem alleingelassen.
- Jede Art einer Impfpflicht, auch indirekt durch Diskriminierung von Ungeimpften, war ein verfassungswidriger

Eingriff in das Recht auf körperliche Unversehrtheit. Unverzichtbare Voraussetzung für jede Impfung ist eine freie, informierte Entscheidung.

Referenzen

Anandamide (2023). *DNA contamination in 8 vials of Pfizer monovalent mRNA vaccines*. 29. März. Zugriff am 20. August 2024 unter https://anandamide.substack.com/p/dna-contamination-in-8-vials-of-pfizer

Andeweg, S. et al. (2022). Elevated risk of infection with SARS-CoV-2 Beta, Gamma, and Delta variant compared to Alpha variant in vaccinated individuals. *Sci Transl Med, 15*, eabn4338. https://doi.org/10.1126/scitranslmed.abn4338

Ärzteblatt (2024). *Rund 132 Millionen Dosen Coronaimpfstoff entsorgt*. 8. Januar. Zugriff am 20. August 2024 unter https://www.aerzteblatt.de/nachrichten/148462/Rund-132-Millionen-Dosen-Coronaimpfstoff-entsorgt

Barosa, M. et al. (2024). Evidence base for yearly respiratory virus vaccines: Current status and proposed improved strategies. *Eur J Clin Invest*, e14286, https://doi.org/10.1111/eci.14286

Blumenthal, K. G. et al. (2021). Acute Allergic Reactions to mRNA COVID-19 Vaccines. Research Letter. *JAMA, 325*(15), 1562–1565, https://doi.org/10.1001/jama.2021.3976

BMF (Bundesministerium für Finanzen) (2020). *Corona-Folgen bekämpfen, Wohlstand sichern, Zukunftsfähigkeit stärken. Ergebnis Koalitionsausschuss*. 3. Juni. Zugriff am 20. August 2024 unter https://www.bmwk.de/Redaktion/DE/Downloads/E/eckpunktepapier-corona-folgen-bekaempfen.pdf?__blob=publicationFile&v=6

Bodderas, E. (2023). Goldrausch in der Pandemie. *Welt*. 8. Juni. Zugriff am 20. August 2024 unter https://www.welt.de/politik/deutschland/plus245721764/Corona-Impfung-Wir-haben-es-mit-einem-32-Milliarden-Dollar-Geschenk-zu-tun.html

Boehme-Neßler, V. (2024). Waffengleichheit vor Gericht? *Cicero*. 27. Februar. Zugriff am 20. August 2024 unter https://www.cicero.de/innenpolitik/impfstoffvertrage-corona-waffengleichheit-vor-gericht (Bezahlschranke)

Boretti, A. (2024). mRNA vaccine boosters and impaired immune system response in immune compromised individuals: a narrative review. *Clin Exp Med 24*, 23, https://doi.org/10.1007/s10238-023-01264-1

Boucau, J. et al. (2022). Duration of shedding of culturable virus in SARS-coV-2 omicron (BA.1) infection. *N Engl J Med, 387*, 275–277, https://doi.org/10.1056/NEJMc2202092

Brogna, C. et al. (2023). Detection of recombinant Spike protein in the blood of individuals vaccinated against SARS-CoV-2: Possible molecular mechanisms. *Proteomics Clin Appl, 17*(6), e2300048, https://doi.org/10.1002/prca.202300048

Chalupka, A. et al. (2024). Effectiveness of a fourth SARS-CoV-2 vaccine dose in previously infected individuals from Austria. *Eur J Clin Invest 54*(3), e14136, https://doi.org/10.1111/eci.14136

CODAG (COVID-19 Data Analysis Group) (2021). *Bericht Nr. 15*. LMU München. 14. Mai. Zugriff am 20. August 2024 unter https://www.covid19.statistik.uni-muenchen.de/pdfs/codag_bericht_15.pdf

Corona-Netzwerk (2022). *Die Pandemie durch SARS-CoV-2/CoViD-19: Fehlende medizinische Evidenz: Impfkampagne bei Kindern aus politischer Motivation?* 7. Adhoc-Stellungnahme der Thesenpapier-Autorengruppe, Köln, Berlin, Bremen, Frankfurt, Graz, Hamburg, 23. Juni. Zugriff am 20. August 2024 unter https://corona-netzwerk.info/wp-content/uploads/2022/06/tp_adhoc7_endfass.pdf

Day, M. (2020). Covid-19: four fifths of cases are asymptomatic, China figures indicate. *BMJ, 369*, m1375, https://doi.org/10.1136/bmj.m1375

DAZ (Deutsche Apotheker Zeitung) (2021). *Kapillarlecksyndrom auch nach Spikevax von Moderna?* 3. November. Zugriff am 20. August 2024 unter https://www.deutsche-apotheker-zeitung.de/news/artikel/2021/11/03/kapillarlecksyndrom-auch-nach-spikevax-von-moderna

Dörhöfer, P. (2021). Astrazeneca Corona-Impfstoff: Experte warnt – »Zuverlässige Daten nicht da«. *Frankfurter Rundschau*. 8. März. Zugriff am 20. August 2024 unter https://www.fr.de/politik/astrazeneca-impfstoff-impfung-corona-studie-vektorimpfstoff-rna-dna-kritik-90195947.html

Doshi P. et al. (2020). Adjuvant-containing control arms in pivotal quadrivalent human papillomavirus vaccine trials: restoration of previously unpublished methodology. *BMJ Evid Based Med, 25*(6), 213–219, https://doi.org/10.1136/bmjebm-2019-111331

Doshi, P. (2021). Covid-19 vaccines: In the rush for regulatory approval, do we need more data? *BMJ, 373*, n1244, https://doi.org/10.1136/bmj.n1244

EMA (European Medicines Agency) (2021). *Assessment report COVID-19 Vaccine Moderna*. EMA/15689/2021 Corr.1*1. 11. März. Zugriff am 20. August 2024 unter https://www.ema.europa.eu/en/documents/assessment-report/spikevax-previously-covid-19-vaccine-moderna-epar-public-assessment-report_en.pdf

Faksova, K. et al. (2024). Global Vaccine Data Network (GVDN) cohort study of 99 million vaccinated individuals. *Vaccine, 42*(9), 2200–2211, https://doi.org/10.1016/j.vaccine.2024.01.100

Fertig, T.E. et al. (2022). Vaccine mRNA Can Be Detected in Blood at 15 Days Post-Vaccination. *Biomedicines, 10*(7), 1538, https://doi.org/10.3390/biomedicines10071538

Focus (2020): *Lungenarzt: »Frühe künstliche Beatmung ist größter Fehler im Kampf gegen Corona«*. 23. Dezember. Zugriff am 20. August 2024 unter https://www.focus.de/gesundheit/news/bis-zu-50-prozent-sterben-daran-lungenarzt-fruehe-kuenstliche-beatmung-ist-groesster-fehler-im-kampf-gegen-corona_id_12787476.html

Fraiman, J. et al. (2022). Serious Adverse Events of Special Interest Following mRNA Vaccination in Randomized Trials. *Vaccine 40*(40), 5798-5805, https://doi.org/10.1016/j.vaccine.2022.08.036

Frei, M. (2024). Weitere Ungereimtheiten bei der Pfizer-Covid-Impfstudie. *Infosperber*. 18. Februar. Zugriff am 20. August 2024 unter https://www.infosperber.ch/gesundheit/weitere-ungereimtheiten-bei-der-pfizer-covid-impfstudie

Fürst, T. et al. (2024). Does the healthy vaccinee bias rule them all? Association of COVID-19 vaccination status and all-cause mortality from an analysis of data from 2.2 million individual health records. *Int J Infect Dis, 142*, 106976, https://doi.org/10.1016/j.ijid.2024.02.019

Galileo (2022). *Translated Israeli MOH survey of reported adverse events after the third Pfizer vaccine shot for Covid-19*. 15. Februar. Zugriff am 20. August 2024 unter https://galileoisback.substack.com/p/translated-israeli-moh-survey-of?utm_source=url

Garibashvili, T. und Heckmann, J. G. (2022). LGI-1 encephalopathy following ChAdOx1 nCov-19 vaccination. *Neurol Res Pract*, *4*, 24, https://doi.org/10.1186/s42466-022-00187-8

Gøtzsche, P. C. und Demasi, M. (2022). Serious harms of the COVID-19 vaccines: a systematic review. *medRxiv* 06.22283145, https://doi.org/10.1101/2022.12.06.22283145

Gøtzsche, P. C. (2023). The Immune System and Vaccines are Complicated. *Brownstone Institute*. 15. November. Zugriff am 20. August 2024 unter https://brownstone.org/articles/the-immune-system-and-vaccines-are-complicated

Goyal, M. et al. (2022). Myocarditis post SARS-CoV-2 vaccination: a systematic review. *QJM*, *116*(1), 7–25, https://doi.org/10.1093/qjmed/hcac064

Hengel, H. und Kamradt, T. (2020). Gemeinsame Stellungnahme der Gesellschaft für Virologie (GfV) und der Deutschen Gesellschaf für Immunologie (DGfI) zur Entwicklung einer Impfung gegen COVID-19. *Trillium*, 2. Zugriff am 20. August 2024 unter https://www.trillium.de/zeitschriften/trillium-immunologie/archiv/trillium-immunologie-ausgaben-2020/heft-2/2020-covid-19/gemeinsame-stellungnahme-der-gesellschaft-fuer-virologie-gfv-und-der-deutschen-gesellschaft-fuer-immunologie-dgfi-zur-entwicklung-einer-impfung-gegen-covid-19.html

Hertel, M. et al. (2022). Real-world evidence from over one million COVID-19 vaccinations is consistent with reactivation of the varicella-zoster virus. *J Eur Acad Dermatol Venereol*, *36*(8), 1342–1348, https://doi.org/10.1111/jdv.18184

Høeg, N. et al. (2024). How methodological pitfalls have created widespread misunderstanding about long COVID. *BMJ Evidence-Based Medicine*, https://doi.org/10.1136/bmjebm-2023-112338

Hohmann-Jeddi, C. (2023). EMA empfiehlt für den Herbst XBB-Impfstoff. *Pharmazeutische Zeitung*. 31. Mai. Zugriff am 20. August 2024 unter https://www.pharmazeutische-zeitung.de/ema-empfiehlt-fuer-den-herbst-xbb-impfstoff-140406

Ioannidis, J. et al. (2020). Population-level COVID-19 mortality risk for non-elderly individuals overall and for non-elderly individuals without underlying diseases in pandemic epicenters. *Environmental Research*, *188*, 109890, https://doi.org/10.1016/j.envres.2020.109890

Ishay, Y. et al. (2021). Autoimmune phenomena following SARS-CoV-2 vaccination. *Int Immunopharmacol*, *99*, 107970, https://doi.org/10.1016/j.intimp.2021.107970

Kekulé, A. (2022). Zulassungsverfahren für Impfstoffe beschleunigen? »Epidemiologisch nicht nachvollziehbar«: Kekulé zerlegt Vorschlag von Biontech-Chef. *Focus*. 28. Juni. Zugriff am 20. August 2024 unter https://www.focus.de/gesundheit/news/kekule-vorschlag-von-biontech-chef-ist-epidemiologisch-nicht-nachvollziehbar_id_107989512.html

Kisielinski, K. et al. (2023). Physio-metabolic and clinical consequences of wearing face masks –Systematic review with meta-analysis and comprehensive evaluation. *Front Pub Health*, *11*, 1125150, https://doi.org/10.3389/fpubh.2023.1125150

Krauson, A. J. et al. (2023). Duration of SARS-CoV-2 mRNA vaccine persistence and factors associated with cardiac involvement in recently vaccinated patients. *njp Vaccines 8*, 141, https://doi.org/10.1038/s41541-023-00742-7

Kuhbandner, C. (2023). KBV-Daten und Geburtenrückgang: Über echte und falsche Risikosignale. *Multipolar*. 6. Februar. Zugriff am 20. August 2024 unter https://multipolar-magazin.de/artikel/kbv-daten-risikosignale

Lahme, F. (2022). »Corona komplett verändert«: Chefarzt aus Hamm fordert Umdenken. *Westfälischer Anzeiger*. 22. Juli. Zugriff am 20. August 2024 unter https://

www.wa.de/hamm/coronavirus-in-hamm-sti1428766/corona-komplett-veraendert-chefarzt-aus-hamm-fordert-neue-denkweise-91682415.html

Larkin, A. et al. (2022). COVID-19 vaccine distribution policies: a scoping review and calculation of indicators from data in randomised controlled trials. *BMJ Open, 12*, e063525, https://doi.org/10.1136/bmjopen-2022-063525

Lenzen-Schulte, M. (2023). Immungedächtnis nach SARS-CoV-2: Eine COVID-Infektion schützt mindestens so gut wie die Impfung. *Dtsch Arztebl, 120*(10), A-432/B-371. Zugriff am 6. September 2024 unter https://www.aerzteblatt.de/archiv/230229/Immungedaechtnis-nach-SARS-CoV-2-Eine-COVID-Infektion-schuetzt-mindestens-so-gut-wie-die-Impfung

Li, J.-X. et al. (2023). Risk assessment of retinal vascular occlusion after COVID-19 vaccination. *npj vaccines, 8*, 64, https://doi.org/10.1038/s41541-023-00661-7

Madewell, Z. J. et al. (2022). Household secondary attack rates of SARS-coV-2 by variant and vaccination status. *JAMA Netw Open, 5*(4), e229317, https://doi.org/10.1001/jamanetworkopen.2022.9317

Maier, B. F. et al. (2022). Estimating the distribution of COVID-19-susceptible, -recovered, and -vaccinated. *medRxiv* 2022.04.19.22274030. Zugriff am 2. März 2024 unter https://doi.org/10.1101/2022.04.19.22274030

Maier, M. (2021). Politiker und die Stiko: Diese unerträgliche Arroganz! *Berliner Zeitung*. 2. August. Zugriff am 20. August 2024 unter https://www.berliner-zeitung.de/politik-gesellschaft/politiker-und-die-stiko-diese-unertraegliche-arroganz-li.174638 (Bezahlschranke)

Maier, M. (2023). Von der Leyen verzockt Milliarden: Corona-Impfstoffe landen auf Müll. *Berliner Zeitung*. 19. Dezember. Zugriff am 20. August 2024 unter https://www.berliner-zeitung.de/wirtschaft-verantwortung/milliarden-verluste-corona-impfstoffe-landen-auf-dem-muell-li.2169855

Maier, M. (2024). *Neue Corona-Dokumente: »Düsteres Bild«*. 26. Mai. Zugriff am 20. August 2024 unter https://www.berliner-zeitung.de/wirtschaft-verantwortung/neue-corona-dokumente-duesteres-bild-li.2218714

Medi-Facts (2023). *Sterben Geimpfte seltener als Ungeimpfte, wenn man ALLE Todesursachen betrachtet (also Covid, Herzinfarkt, Schlaganfall etc.)?* 8. April. Zugriff am 20. August 2024 unter https://x.com/Doc_MediFacts/status/1512452345992564745?t=mvhc7mB2QgkW7jcWJZ6vvQ

Medscape (2021). »Long-COVID macht mir Sorgen« – US-Kardiologe kritisiert Hype um Symptome ohne Evidenz und fürchtet Schäden durch Über-Therapie. 14. April. Zugriff am 2. März 2024 unter https://deutsch.medscape.com/artikelansicht/4909887?form=fpf (Registrierung erforderlich)

MoH (Ministry of Health Israel) (2021). *Surveillance of Myocarditis (inflammation of the heart muscle) cases between December 2020 and May 2021* (including). 2. Juni. Zugriff am 20. August 2024 unter https://www.gov.il/en/departments/news/01062021-03

Nordström, P. et al. (2022). Risk of SARS-CoV-2 reinfection and COVID-19 hospitalisation in individuals with natural and hybrid immunity: a retrospective, total population cohort study in Sweden. *Lancet, 22*(6), 781–790, https://doi.org/10.1016/S1473-3099(22)00143-8

NYT (New York Times) (2024). *Why the Pandemic Probably Started in a Lab, in 5 Key Points*. 3. Juni. Zugriff am 20. August 2024 unter https://www.nytimes.com/interactive/2024/06/03/opinion/covid-lab-leak.html (Bezahlschranke)

Oh, J. et al. (2024). Global burden of vaccine-associated rheumatic diseases and their related vaccines, 1967–2023: A comprehensive analysis of the international pharmacovigilance database. *Int J Rheum Dis*, e15294, https://doi.org/10.1111/1756-185X.15294

Olliaro, P. et al. (2021). COVID-19 vaccine efficacy and effectiveness – the elephant (not) in the room. *The Lancet Microbe*, *2*(7), e279–e280, https://doi.org/10.1016/S2666-5247(21)00069-0

Patone, M. et al. (2021). Neurological complications after first dose of COVID-19 vaccines and SARS-CoV-2 infection. *Nat Med*, *27*, 2144–2153, https://doi.org/10.1038/s41591-021-01556-7

PEI (Paul Ehrlich-Institut) (2022). *Sicherheitsbericht*. 4. Mai. Zugriff am 20. August 2024 unter https://www.pei.de/SharedDocs/Downloads/DE/newsroom/dossiers/sicherheitsberichte/sicherheitsbericht-27-12-20-bis-31-03-22.pdf?__blob=publicationFile&v=5

Pezzullo, A.M. et al. (2023). Age-stratified infection fatality rate of COVID-19 in the non-elderly informed from pre-vaccination national seroprevalence studies. *Environ Res*, *216*(Pt 3), 114655, https://doi.org/10.1016/j.envres.2022.114655

Prasad, V. (2024a). *Boosters do not work in people who have had COVID*. 21. Januar. Zugriff am 20. August 2024 unter https://www.drvinayprasad.com/p/boosters-do-not-work-in-people-who

Prasad, V. (2024b). COVID19 vaccines linked to myocarditis, pericarditis, ITP, Guillain Barre Syndrome, Bell's Palsy, ADEM, PE, Febrile seizures & more. 5. Mai. Zugriff am 20. August 2024 unter https://www.drvinayprasad.com/p/covid19-vaccines-linked-to-myocarditis

Raw, R.K. et al. (2021). Previous COVID-19 infection, but not Long-COVID, is associated with increased adverse events following BNT162b2/Pfizer vaccination. *J Infect*, *83*(3), 381–412, https://doi.org/10.1016/j.jinf.2021.05.035

Redert, A. (2022). Covid-19 vaccinations and all-cause mortality – a long-term differential analysis among municipalities. *Researchgate*, https://doi.org/10.13140/RG.2.2.33994.85447

Rekittke, V. (2023). *Ein Autoimmunangriff aus dem Trojanischen Pferd*. 8. Dezember. Zugriff am 20. August 2024 unter https://www.cicero.de/kultur/impfung-verunreinigung-mrna (Bezahlschranke)

RKI (Robert Koch-Institut) (2021). Beschluss der STIKO zur 1. Aktualisierung der COVID-19-Impfempfehlung. 8. Januar. *Epid Bull*, *2*, 1–72. Zugriff am 6. September 2024 unter https://www.rki.de/DE/Content/Infekt/EpidBull/Archiv/2021/02/Art_01.html

RKI (Robert Koch-Institut) (2024). Aktualisierung der COVID-19-Impfempfehlung in den allgemeinen Empfehlungen der STIKO 2024. *Epid Bull* 2, 3–20

Röltgen, K. et al. (2022). Immune imprinting, breadth of variant recognition, and germinal center response in human SARS-CoV-2 infection and vaccination. *Cell*, *185*(6), 1025–1040.e14, https://doi.org/10.1016/j.cell.2022.01.018

Rößler, A. (2022). Reguläre Zulassung für Covid-19-Impfstoffe. *Pharmazeutische Zeitung*. 16. September. Zugriff am 20. August 2024 unter https://www.pharmazeutische-zeitung.de/regulaere-zulassung-fuer-covid-19-impfstoffe-135622

Roth, C. (2022). COVID-19: Erschöpfen zu viele Booster-Impfungen unser Immunsystem? *Deutsche Welle*. 19. Januar. Zugriff am 20. August 2024 unter https://www.dw.com/de/covid-19-ersch%C3%B6pfen-zu-viele-booster-impfungen-unser-immunsystem/a-60467331

Rubio-Casillas, A. et al. (2024). Do vaccines increase or decrease susceptibility to diseases other than those they protect against? *Vaccine 42*(3), 426–440, https://doi.org/10.1016/j.vaccine.2023.12.060

Safavi, F. et al. (2022). Neuropathic symptoms with SARS-CoV-2 vaccination. *medRxiv*. Zugriff am 6. September 2024 unter https://doi.org/10.1101/2022.05.16.22274439

Schauer, J. et al. (2022). Persistent cardiac magnetic resonance imaging findings in a cohort of adolescents with post-Coronavirus disease 2019 mRNA vaccine Myopericarditis. *J Pediatr, 245*, 233–237, https://doi.org/10.1016/j.jpeds.2022.03.032

Schreyer, P. (2023). »Diesen Stein will keiner ins Rollen bringen.« *Multipolar*. 8. November. Zugriff am 20. August 2024 unter https://multipolar-magazin.de/artikel/process-2

Sharff, K. A. et al. (2022). Risk of myopericarditis following COVID-19 mRNA vaccination in a large integrated health system: a comparison of completeness and timeliness of two methods. *Pharmacoepidemiol Drug Saf, 31*(8), 921–925, https://doi.org/10.1002/pds.5439

Shreshta, N. K. et al. (2023). Risk of Coronavirus Disease 2019 (COVID-19) among those up-to-date and not up-to-date on COVID-19 vaccination by US CDC criteria. *PLoS ONE 18*(11), e0293449, https://doi.org/10.1371/journal.pone.0293449

Shreshta, N.K. et al. (2024). Effectiveness of the 2023-2024 Formulation of the COVID-19 Messenger RNA Vaccine. *Clin Infect Dis. 79*(2), 405–411, https://doi.org/10.1093/cid/ciae132

Sladden, J. (2023). *The vax-gene files: an accidental discovery*. 27. Mai. Zugriff am 20. August 2024 unter https://brownstone.org/articles/vax-gene-files-accidental-discovery

Sönnichsen, A. (2023). Warum die Impfstoffe keine Million Leben gerettet haben. *Achgut*. 4. Mai. Zugriff am 20. August 2024 unter https://www.achgut.com/artikel/warum_die_impfstoffe_keine_million_leben_gerettet_haben

Taraldsen, L. E. (2021). Norway Raises Concern Over Vaccine Jabs for the Elderly. *Bloomberg*. 16. Januar. Zugriff am 20. August 2024 unter https://www.bloomberg.com/news/articles/2021-01-16/norway-vaccine-fatalities-among-people-75-and-older-rise-to-29

Thacker, P. (2021). Covid-19: Researcher blows the whistle on data integrity issues in Pfizer's vaccine trial. *BMJ, 375*, n2635, https://doi.org/10.1136/bmj.n2635

Uversky, V. N. et al. (2023). IgG4 antibodies induced by repeated vaccination may generate immune tolerance to the SARS-coV-2 spike protein. *Vaccines, 11*(5), 991, https://doi.org/10.3390/vaccines11050991

Vogel, G. und Couzin-Frankel, J. (2023). Rare link between coronavirus vaccines and Long Covid–like illness starts to gain acceptance. *Science*. 3. Juli. Zugriff am 20. August 2024 unter https://www.science.org/content/article/rare-link-between-coronavirus-vaccines-and-long-covid-illness-starts-gain-acceptance

Walach, H. (2021). *Corona-Impfstoffe: Kosten und Nutzen – Nochmals nachdenken!* 6. April. Zugriff am 20. August 2024 unter https://harald-walach.de/2021/04/06/corona-impfstoffe-kosten-und-nutzen-nochmals-nachdenken

Whittaker, R. et al. (2022). Length of hospital stay and risk of intensive care admission and in-hospital death among COVID-19 patients in Norway: a register-based cohort study comparing patients fully vaccinated with an mRNA vaccine to unvaccinated patients. *Clin Microbiol Infect, 28*(6), 871–878, https://doi.org/10.1016/j.cmi.2022.01.033

Respiratorisches Synzytial-Virus (RSV)

Die RSV-Krankheit

Respiratorische Synzytial-Viren (RSV) gehören zu den häufigsten Auslösern von Atemwegserkrankungen. Die Übertragung erfolgt in erster Linie durch Tröpfcheninfektion, in geringerem Maß auch über die Hände. Auch symptomlos Infizierte können Virusüberträger sein. Haupterkrankungszeit ist das Winterhalbjahr mit Schwerpunkt im Januar und Februar.
Es kursieren zwei Gruppen, A und B, die sich in der Antigenstruktur unterscheiden. Die Inkubationszeit liegt bei zwei bis acht Tagen. Eine RSV-Infektion hinterlässt keine zuverlässige Immunität, doch verlaufen wiederholte Infekte milder.
90 Prozent aller Kinder machen in den ersten zwei Lebensjahren mit RSV Bekanntschaft. Vor allem im Säuglingsalter können die Infektionen zu schweren Bronchialerkrankungen (obstruktive Bronchitis, Bronchiolitis) und Lungenentzündungen führen. Bei 40 Prozent aller Kinder, die wegen eines Atemwegsinfekts in ein Krankenhaus eingewiesen werden, lässt sich das RS-Virus nachweisen (Moore 2011).
Bei Erwachsenen sind die Beschwerden meist geringer oder sie treten gar nicht auf. Erwachsene unter immunsuppressiver Therapie oder mit Herz- beziehungsweise Lungenkrankheiten können allerdings auch schwer erkranken. Gerade bei Asthmatikern kann es zu einer wochenlangen Verschlechterung der Überempfindlichkeit des Bronchialsystems kommen.
Eine weitere Risikogruppe für schwere RSV-Infekte sind alte Menschen. Eine Übersichtsarbeit internationaler Autoren schätzt, dass es in den reichen Ländern bei über 60-Jährigen jährlich mehr als fünf Millionen RSV-Erkrankungen gibt. Daraus würde sich ein Erkrankungsrisiko von 1:60 errechnen. Das Risiko einer stationären Behandlung wegen RSV könnte bei 1:700 und das Risiko, im Krankhaus mit RSV zu sterben, bei 1:10 000 liegen (Savic 2023).
Übertragen auf Deutschland wären das jährlich etwa 30 000 Krankenhausaufnahmen und 2200 Todesfälle in Verbindung mit einer

RSV-Infektion. Diese Zahlen müssen jedoch in Relation zu anderen Krankheitserregern gesehen werden: In Deutschland sterben jährlich bis zu 60 000 meist ältere Menschen an einer Lungenentzündung. Gerade bei Hochbetagten sind Lungenentzündungen die häufigste einzelne Todesursache (ÄZ 2014). Auch Erkrankungen durch andere vermeintlich harmlose Schnupfenviren führen bei alten Menschen zu einer hohen Sterblichkeit von teilweise über 10 Prozent, insbesondere bei Bewohnern von Pflegeheimen (Hung 2017, Choi 2021).

Eine RSV-Infektion ist klinisch nicht von einem Atemwegsinfekt durch andere Erreger wie Influenzaviren, Coronaviren oder Rhinoviren zu unterscheiden.

Eine sichere Diagnose kann nur durch den Virusnachweis (PCR) aus Speichel oder einem Rachenabstrich gestellt werden. Im Handel sind auch Antigenschnelltests mit geringerer Zuverlässigkeit erhältlich.

Seit 2023 müssen alle Ärzte oder Labore eine von ihnen diagnostizierte RSV-Erkrankung namentlich melden. Begründet wird das unter anderem mit dem »Fortschritt in der Impfstoff- und Prophylaxe-Entwicklung« (Bundesrat 2023). Es ist zu befürchten, dass die Meldepflicht ein Einfallstor darstellen könnte für immer umfangreichere RSV-Impfempfehlungen, eine einrichtungsbezogene Impfpflicht oder Quarantänemaßnahmen etwa in Institutionen, in denen Kinder oder alte Menschen betreut werden (BSZ 2023).

Spezifische Medikamente gegen RSV gibt es nicht. Die Behandlung besteht aus den üblichen unterstützenden Maßnahmen bei Schnupfen und Husten: salzhaltige Nasentropfen, schleimlösende Tees oder Hustensäfte und Inhalation mit Kochsalzlösung. Bei Atemnot kann die Gabe von Sauerstoff notwendig werden. Antibiotika sind nicht angezeigt, solange keine bakterielle Superinfektion nachgewiesen ist.

Ein Risikofaktor für komplizierte RSV-Verläufe und Lungenentzündungen ist aktives oder passives Rauchen (Sommer 2011). Risikopersonen können sich durch das Meiden von Menschenansammlungen schützen, in denen ein enger Kontakt mit »erkälteten« Personen möglich ist. Für Säuglinge gibt es eine medikamentöse Prophylaxe mit Antikörpern, für ältere Erwachsene sind Impfstoffe zugelassen.

Die RSV-Impfung

Im Windschatten der Coronapandemie entwickelten verschiedene Hersteller Impfstoffe gegen RSV: herkömmliche Präparate auf Proteinbasis (Pfizer, GSK, Novavax) und mRNA-Impfstoffe (Moderna, Bavarian Nordic).

Seit 2023 sind in der EU und seit 2024 in der Schweiz die RSV-Impfstoffe *Arexvy* (GSK) und *Abrysvo* (Pfizer) für Erwachsene ab 60 Jahren zugelassen. Es handelt sich nicht um mRNA-, sondern um herkömmliche Impfstoffe mit Fusionsproteinen von der Oberfläche des RS-Virus. Werden Antikörper dagegen gebildet, kann das Virus nicht mehr in die menschlichen Zellen eindringen und sich nicht mehr vermehren.

Arexvy enthält ebenso wie der Zosterimpfstoff *Shingrix* den Zusatzstoff AS01E, *Abrysvo* kommt ohne Wirkungsverstärker aus.

Die Deutsche Gesellschaft für Pneumologie und Beatmungsmedizin e.V. und andere Fachgesellschaften rieten schon kurz nach der Impfstoffzulassung in einem Positionspapier zur RSV-Impfung, die möglichst zeitgleich mit einer Influenzaimpfung verabreicht werden soll. Acht der zehn Autoren deklarierten gravierende Interessenkonflikte (DGPB 2023).

Seit August 2024 empfiehlt die STIKO die Impfung für alle ab dem Alter von 75 Jahren, außerdem für Risikopatienten mit chronischen Erkrankungen ab dem Alter von 60 Jahren. Das RKI schreibt:

> »Nach aktuellem Datenstand ist die RSV-Impfung eine 1-malige Impfung und muss nicht jährlich wiederholt werden. Zur Notwendigkeit von möglichen Auffrischungsimpfungen kann derzeit noch keine Aussage getroffen werden.« (RKI 2024)

Die Impfempfehlung in der Schweiz deckt sich mit der STIKO-Empfehlung. In Österreich ist die Impfung ab dem vollendeten 60. Lebensjahr allgemein empfohlen, »idealerweise im September«, muss aber aus eigener Tasche bezahlt werden.
Auch mRNA-Impfstoffe sind am Start. Im Februar 2024 meldete Reuters: »Der RSV-Impfstoff ist eines der wichtigsten Produkte, auf die Moderna setzt, um den Umsatz wieder anzukurbeln, da die Nachfrage nach COVID-19-Impfungen stark rückläufig ist.« Der Aktienkurs des Unternehmens fiel zunächst, nachdem bekannt wurde, dass erste Tests eine schwache Schutzwirkung zeigten (Reuters 2024). Dennoch wurde der Impfstoff im Mai 2024 in den USA für über 60-Jährige zugelassen, wenige Monate später folgte die Zulassung durch die Europäische Arzneimittelagentur EMA. Untersuchungen auf mögliche Mutagenität oder Kanzerogenität sind Fehlanzeige. Angesichts der verheerenden Nebenwirkungen der mRNA-Impfstoffe gegen SARS-CoV-2 sollte man von diesem Impfstoff besser die Finger lassen.

Die Wirksamkeit der RSV-Impfstoffe

Die RSV-Impfung senkt zumindest kurzfristig leicht das Risiko für RSV-Infektionen. In der Zulassungsstudie von *Arexvy* mit 12467 über 60-jährigen Teilnehmern konnte der Impfstoff gegenüber dem Placebo 16 schwerere RSV-Erkrankungen verhindern (Papi 2023). Für die Abwendung eines solchen Verlaufs mussten demnach 780 Personen geimpft werden. Bei *Abrysvo* sahen die Zahlen ähnlich aus: Bei 17069 geimpften Teilnehmern wurden zwölf schwerere Erkrankungen verhindert (Walsh 2023), ein Nutzen von 1:776 Impfungen.

In beiden großen Zulassungsstudien mussten insgesamt nur sechs Personen (0,01 Prozent) stationär wegen RSV behandelt werden. Ein Einfluss auf schwere oder gar lebensbedrohliche Verläufe konnte für keinen der beiden Impfstoffe belegt werden. Todesfälle gab es nicht.

Eine Übersichtsarbeit bemängelt die begrenzte statistische Aussagekraft der Studien bezüglich schwerer Komplikationen und tödlicher Verläufe sowie die geringen Nachbeobachtungszeiten. Über 80-Jährige seien zudem in den Studien stark unterrepräsentiert. Bereits im zweiten Jahr sinke die Wirkung der untersuchten RSV-Impfstoffe deutlich (Riccò 2024). Dies könnte mit der Mutationsfreudigkeit der RSV zusammenhängen.

Die RSV-Impfung ist nicht imstande, generell Infektionen der Atemwege zu verhindern. Die Geimpften infizieren sich zwar seltener mit RSV, dafür aber umso häufiger mit anderen Erkältungsviren, so wie es auch bei der Influenzaimpfung nachgewiesen wurde. In der Summe bleibt die Wahrscheinlichkeit einer grippeartigen Erkrankung gleich. Ebenso wie bei den Impfungen gegen Influenza oder COVID-19 lässt sich ein Gewinn an Lebensqualität oder Lebenszeit nicht belegen.

Die Nebenwirkungen der RSV-Impfung

In den Zulassungsstudien mit *Abrysvo* traten bei 12 Prozent der über 65-Jährigen Beschwerden an der Impfstelle auf, in einer Studie mit jüngeren Frauen bei 43 Prozent (AT 2024a). Etwas häufiger als unter Placebo gab es Klagen über Müdigkeit, Kopfschmerzen und Muskelschmerzen. In der Impfgruppe kam es zu mehreren schweren Impfreaktionen: Eine verzögerte allergische Reaktion, die acht Stunden nach der Immunisierung einsetzte, zwei aufsteigende Lähmungen (Guillain-Barré-Syndrom) sieben beziehungsweise acht Tage nach Impfung sowie mehrere Fälle von Vorhofflimmern (AT 2023). Bei Impfungen in der Schwangerschaft gab es Risikosignale für Frühgeburtlichkeit und Bluthochdruck (AT 2024a, Son 2024).

Nebenwirkungen von *Arexvy* wurden nur über vier Tage erfasst. 62 Prozent erlitten Beschwerden an der Impfstelle, fast jeder Dritte klagte über Müdigkeit, Muskel-, Kopf- oder Gelenkschmerzen. Grund dafür ist möglicherweise der enthaltene Wirkungsverstärker (AT 2023). Es kam zu einem Guillain-Barré-Syndrom, mehrfach zu Vorhofflimmern und bei gleichzeitiger Impfung gegen Influenza zu zwei autoimmunen Hirnentzündungen (ADEM), eine davon mit tödlichem Ausgang.

Das Risiko schwerer neurologischer Nebenwirkungen lag in beiden Zulassungsstudien bei 1:10 000.

Dem amerikanischen Meldesystem VAERS wurden im Jahr nach Einführung der RSV-Impfung 37 Fälle der aufsteigenden Lähmungserkrankung Guillain-Barré-Syndrom gemeldet, was einem Risiko von drei *(Arexvy)* bis sechzehn *(Abrysvo)* unter einer Million Impfungen entsprach – »häufiger als erwartet« (Hause 2024, AT 2024b), auch schon unter dem Vorbehalt einer wahrscheinlich deutlichen Untererfassung. Zwei der betroffenen Patienten starben. Der EMA wurden bis März 2024 achtzehn möglicherweise impfbedingte Fälle von Guillain-Barré-Syndrom und zwölf Fälle von Vorhofflimmern gemeldet. Das RKI sieht ein mögliches Sicherheitssignal für das Auftreten einer Blutgerinnungsstörung (Thrombozytopenie) (RKI 2024).

Zusammenfassung

- RS-Viren sind der häufigste Auslöser von Erkältungskrankheiten. In den ersten Lebensjahren, bei immunsupprimierten Patienten und im höheren Alter kann die Infektion zu schweren Erkrankungen führen.
- Bedrohliche Verläufe sind selten, Todesfälle sehr selten.
- Die RSV-Impfstoffe *Arexvy* und *Abrysvo* können RSV-Infektionen verhindern oder abschwächen. Es müssen allerdings fast achthundert ältere Menschen geimpft werden, um einen einzigen schweren RSV-Krankheitsverlauf zu verhindern.
- In Österreich ist die Impfung ab 60 Jahren empfohlen, in Deutschland und der Schweiz ab 75 Jahren.
- Die Häufigkeit und Schwere von Atemwegsinfekten insgesamt wird durch die Impfung nicht beeinflusst. Ein lebensverlängernder Effekt ist nicht belegt.
- Die Wirkung der Impfung lässt rasch nach.

- Die Impfung führt häufig zu Beschwerden an der Impfstelle, selten zu Krankheitsgefühl und Vorhofflimmern.
- Sehr seltene, aber schwere neurologische Nebenwirkungen mahnen zu Zurückhaltung.
- Die gleichzeitige Impfung gegen Influenza scheint besonders riskant zu sein.
- Künftige RSV-Impfstoffe auf mRNA-Basis haben nach den Erfahrungen mit den COVID-19-Impfstoffen ein zweifelhaftes Sicherheitsprofil.

Referenzen

AT (arznei-telegramm) (2023). RSV-Impfstoffe Abrysvo und Arexvy für Erwachsene ab 60 Jahre. *a-t, 54*, 73–75 (Bezahlschranke)

AT (arznei-telegramm) (2024a). Abrysvo ... passiver Schutz für Säuglinge durch Immunisierung von Schwangeren. *a-t, 55*, 11–13 (Bezahlschranke)

AT (arznei-telegramm) (2024b). USA – Empfehlungen zur RSV-Prophylaxe für ältere Erwachsene eingeschränkt. *a-t, 55*, 62–63 (Bezahlschranke)

ÄZ (ÄrzteZeitung) (2014). Die Lungenentzündung wird für viele zum Verhängnis. 7. Juli. Zugriff am 19. April 2024 unter https://www.aerztezeitung.de/Medizin/Die-Lungenentzuendung-wird-fuer-viele-zum-Verhaengnis-238428.html

BSZ (Bayerische Staatszeitung) (2023). *Kommt nun eine RSV-Impfpflicht?* 21. Juli. Zugriff am 5. März 2024 unter https://www.bayerische-staatszeitung.de/staatszeitung/politik/detailansicht-politik/artikel/kommt-nun-eine-rsv-impfpflicht.html#topPosition

Bundesrat (2023). *Entwurf eines Gesetzes zur Änderung des Bevölkerungsstatistikgesetzes, des Infektionsschutzgesetzes und personenstands- und dienstrechtlicher Regelungen.* Drucksache 20/7235 vom 4. Juni. Zugriff am 18. August 2023 unter https://www.bundesrat.de/SharedDocs/drucksachen/2023/0201-0300/274-23(B).pdf

Choi, W. et al. (2021). Comparison of the clinical characteristics and mortality of adults infected with human coronaviruses 229E and OC43. *Sci Rep, 11*(1), 4499, https://doi.org/10.1038/s41598-021-83987-3

DGPB (Deutsche Gesellschaft für Pneumologie und Beatmungsmedizin e. V.) (2023). *Positionspapier zur RSV-Schutzimpfung bei besonders gefährdeten Patientinnen und Patienten der Deutsche Gesellschaft für Pneumologie und Beatmungsmedizin e. V.* 2. November. Zugriff am 4. März 2024 unter https://pneumologie.de/storage/app/media/uploaded-files/2023_RSV-Impfung_DGP.pdf

Hause, A. M. et al. (2024). Early Safety Findings Among Persons Aged ≥ 60 Years Who Received a Respiratory Syncytial Virus Vaccine – United States, May 3, 2023–April 14, 2024. *MMWR, 73*(21), 489–494, http://dx.doi.org/10.15585/mmwr.mm7321a3

Hung, I. F. N. et al. (2017). Unexpectedly Higher Morbidity and Mortality of Hospitalized Elderly Patients Associated with Rhinovirus Compared with Influenza Virus

Respiratory Tract Infection. *Int J Mol Sci,18*(2), 259, https://doi.org/10.3390/ijms18020259

Moore, H. C. et al. (2011). Use of data linkage to investigate the aetiology of acute lower respiratory infection hospitalisations in children. *J Paediatr Child Health, 48*(6), 520–528, https://doi.org/10.1111/j.1440-1754.2011.02229.x

Papi, A. et al. (2023). Respiratory Syncytial Virus Prefusion F Protein Vaccine in Older Adults. *N Engl J Med 388*(7), 595–608, https://doi.org/10.1056/NEJMoa2209604

Reuters (2024). *Moderna shares slide on concerns over drop in RSV vaccine efficacy (Feb 9)*. 12. Februar, Zugriff am 5. März 2024 unter https://www.reuters.com/business/healthcare-pharmaceuticals/moderna-shares-slide-longer-term-data-shows-quick-fall-rsv-vaccine-efficacy-2024-02-09

Riccò, M. et al. (2024). Efficacy of Respiratory Syncytial Virus Vaccination to Prevent Lower Respiratory Tract Illness in Older Adults: A Systematic Review and Meta-Analysis of Randomized Controlled Trials. *Vaccines (Basel), 12*(5), 500, http://doi.org/10.3390/vaccines12050500

RKI (Robert Koch-Institut) (2024). *Antworten auf häufig gestellte Fragen zur Schutzimpfung gegen RSV.* 8. August. Zugriff am 20. August 2024 unter https://www.rki.de/SharedDocs/FAQ/Impfen/RSV/FAQ_Liste_RSV.html

Savic, M. et al. (2023). Respiratory syncytial virus disease burden in adults aged 60 years and older in high-income countries: A systematic literature review and meta-analysis. *Influenza Other Respir Viruses, 17*(1), e13031, https://doi.org/10.1111/irv.13031

Sommer, C. et al. (2011). Risk factors for severe respiratory syncytial virus lower respiratory tract infection. *Open Microbiol J, 5*, 144–154, https://doi.org/10.2174/1874285801105010144

Son, M. et al. (2024). Nonadjuvanted bivalent respiratory syncytial virus vaccination and perinatal outcomes. *JAMA Netw Open, 7*(7), e2419268, https://doi.org/10.1001/jamanetworkopen.2024.19268

Walsh, E. E. et al. (2023). Efficacy and Safety of a Bivalent RSV Prefusion F Vaccine in Older Adults. *N Engl J Med, 388*, 1465–1477, https://doi.org/10.1056/NEJMoa2213836

Frühsommer-Meningoenzephalitis (FSME)

Die FSME-Erkrankung

Bei der Frühsommer-Meningoenzephalitis handelt es sich um eine Viruserkrankung, die durch den Stich von Zecken übertragen wird und das Gehirn befällt.

Zecken sind von März bis spätestens November aktiv. Die meisten FSME-Erkrankungen ereignen sich daher zwischen Ende Mai und Oktober mit Gipfel im Juni. Die Erkrankungszahlen schwanken von Jahr zu Jahr stark, da es nach milden Wintern mehr Zecken gibt als nach solchen mit strengem Frost.

Die Inkubationszeit der FSME beträgt 7 bis 14 Tage, im Extremfall 2 bis 28 Tage. Die Mehrzahl der Infektionen verläuft völlig ohne Krankheitssymptome, hinterlässt aber nachweisbare Antikörper und lebenslange Immunität.

Bei 10 bis 30 Prozent der Infizierten kommt es zu einer Art »Sommergrippe« mit Fieber, Krankheitsgefühl, Glieder- und Kopfschmerzen. 5 Prozent von ihnen – also 0,5 bis 1,5 Prozent der Infizierten – erkranken nach einem meist mehrtägigen Intervall an einer gutartigen Hirnhautentzündung. Weitere 5 Prozent entwickeln die gefürchtete Meningoenzephalitis, eine Entzündung von Hirnhaut und Gehirn. Die Symptome sind Gleichgewichtsstörung, Zittern, Schläfrigkeit bis hin zu Bewusstlosigkeit und/oder neurologische Ausfälle wie Lähmungen oder Sensibilitätsstörungen. Bis zur Ursachenklärung werden viele betroffene Patienten sicherheitshalber mit Medikamenten gegen eine Herpesenzephalitis behandelt. Eine spezifische Behandlung der FSME gibt es nicht.

Die Wahrscheinlichkeit einer Meningoenzephalitis nach einem Zeckenstich in einem Hochrisikogebiet liegt bei 1:5000 bis 1:50 000. Das Risiko bleibender Schäden ist mindestens zehnmal und das eines Todesfalls hundertmal geringer (1:5 000 000). In Deutschland wird jährlich durchschnittlich ein Todesfall registriert (GBE 2007).

Bei 3 bis 11 Prozent der Enzephalitisfälle kommt es zu bleibenden Beschwerden wie Konzentrationsstörungen, Müdigkeit oder chronischen Kopfschmerzen. Selten bleiben auch Lähmungen zurück.

Selbst schwere FSME-Erkrankungen können jedoch auch völlig ausheilen (AT 2014).

> Das Risiko für einen schweren FSME-Verlauf steigt mit dem Alter und ist am höchsten bei den über 60-Jährigen.

Den Hauptanteil an der Fallsterblichkeit haben die über 80-Jährigen. Ein erhöhtes Komplikationsrisiko haben auch Patienten mit Immundefekten oder unter immunsuppressiver Behandlung (Beauté 2018).
Die Diagnose der FSME wird durch den Nachweis von FSME-Antikörpern im Blut oder Rückenmarkswasser gesichert. Die Erkrankung ist in Deutschland, Österreich und der Schweiz meldepflichtig.
In Deutschland werden jährlich 200 bis 500 FSME-Fälle gemeldet. Ausreißer waren die Jahre 2006 (547 Fälle), 2020 (712 Fälle) und 2022 (565 Fälle). Die besonders hohe Erkrankungszahl im Jahr 2020 könnte laut *Robert Koch-Institut* auch »damit zusammenhängen, dass mehr Menschen als in den Vorjahren während der COVID-19-Pandemie ihre Freizeit im Freien verbracht haben« (RKI 2021).
Bei etwa der Hälfte der gemeldeten Fälle liegen keine neurologischen Symptome vor, sondern unklare fieberhafte Erkrankungen, zum Beispiel eine »Sommergrippe« (AT 2014).
In der Schweiz werden jährlich zwischen 90 und 270 Fälle von FSME diagnostiziert. In Österreich sind es 50 bis 100 Fälle bei einer allerdings sehr hohen Impfquote. Früher gab es dort jährlich 300 bis 700 Meldungen.

Das Vorkommen der FSME

Zecken beziehungsweise Holzböcke leben im Unterholz von Wäldern, an Waldrändern, im Gras und an Sträuchern oder Büschen, meist in einer Höhe von 30 bis 60 Zentimetern, selten bis zu 1,50 Metern über dem Boden. Sie nehmen ihr Opfer über Temperatur, Erschütterung und Geruch wahr, lassen sich von ihrem Aufenthaltsort abstreifen, krabbeln an feuchtwarme Hautstellen wie

Kopfhaut, Achselhöhle, Schamgegend oder hinter die Ohren und beginnen dort, mit ihrem Rüssel Blut zu saugen – anfangs meist unbemerkt, weil ihr Speichel eine betäubende Substanz enthält. Beim Saugakt gelangen die FSME-Viren aus der Speicheldrüse der Zecke in die Stichwunde.

Zecken, die das FSME-Virus übertragen, kommen nur in bestimmten Gebieten (Naturherden) vor, die sich auch über Jahrzehnte wenig verändern.

In Gegenden mit hohem Gefährdungspotenzial ist in einer von etwa fünfhundert Zecken das FSME-Virus nachweisbar, doch nicht bei jedem Zeckenstich kommt es zu einer Übertragung (Kaiser 2020).

Im Bergland oberhalb von 1500 Metern Höhe sind Zecken wegen der niedrigen Durchschnittstemperatur und hohen Lufttrockenheit sehr selten, somit herrscht dort auch keine relevante FSME-Gefahr (AT 2014).

Bei Personen, die sich nur in städtischen oder unbewaldeten Gegenden aufhalten, ist das Infektionsrisiko vernachlässigbar gering (WHO 2011).

Für Deutschland veröffentlicht das *Robert Koch-Institut* jährlich im *Epidemiologischen Bulletin* alarmierende FSME-Verbreitungskarten, in denen halb Deutschland als Risikogebiet ausgewiesen ist. 2007 waren signifikante Umdefinitionen vorgenommen worden, die zu einer wahren Inflation von Risikogebieten geführt haben und nach Ansicht des *arznei-telegramms* auch »aus den Marketingabteilungen der Hersteller von FSME-Impfstoffen stammen« könnten (AT 2007). Das *Robert Koch-Institut* hat damit zu einer beispiellosen Zeckenhysterie beigetragen.

Das RKI definiert als Risikogebiete Stadt- oder Landkreise ab einem Erkrankungsrisiko von 1 : 100 000 innerhalb von fünf Jahren. Dies trifft auf etwa 180 Kreise in Deutschland zu (RKI 2024b). Zu Risikogebieten werden jedoch auch Kreise erklärt, in denen eigentlich kein Risiko besteht, die aber an Kreise grenzen, deren

»gemeinsam berechnetes Risiko« über den besagten 1:100 000 liegt. Baden-Württemberg wird vollständig zum Risikogebiet erklärt, obwohl in den meisten Landkreisen die Gefahr einer FSME-Erkrankung sehr gering ist.
Ein als Risikogebiet eingestufter Landkreis behält diesen Status für mindestens zwanzig Jahre. Durch diese Festlegung gibt es zahlreiche »Risikolandkreise«, in denen seit Jahren kein FSME-Fall mehr aufgetreten ist. Die fehlende Unterscheidung zwischen Risiko- und Hochrisikogebieten erschwert zusätzlich die informierte Entscheidung für oder gegen die FSME-Impfung.
Die WHO definiert Risikogebiete erst ab einer Inzidenz von über fünf Fällen pro 100 000 Einwohner und Jahr, also mit 25-mal mehr Fällen als das *Robert Koch-Institut*. Nach dieser Definition gibt es in Deutschland nur 56 Risikolandkreise, und diese liegen vor allem im südlichen Teil Baden-Württembergs und in Nordost- und Südostbayern. Eine instruktive vergleichende Karte von Risikogebieten nach RKI- und WHO-Definition hat Steffen Rabe veröffentlicht (Rabe 2024).

In Deutschland liegen FSME-Naturherde fast ausschließlich in Baden-Württemberg und Bayern. Über 90 Prozent der FSME-Meldungen betreffen Personen, die sich im Landkreis ihres Wohnorts infiziert haben.

Kreise mit besonders hohem Risiko laut WHO (fünf und mehr Fälle pro 100 000 Einwohner und Jahr) sind:

- Baden-Württemberg: die Landkreise Calw, Freudenstadt, Ravensburg, Rottweil, Sigmaringen und Zollernalbkreis. Spitzenwerte hat das Dreisamtal bei Freiburg,
- Bayern: die Landkreise Amberg-Sulzbach, Cham, Freyung-Grafenau, Fürth (LK), Neustadt a.d. Waldnaab, Nürnberger Land, Regen und Schwandorf.
- Thüringen: der Stadtkreis Suhl.

Ein erhöhtes Risiko haben außerdem die Landkreise Darmstadt-Dieburg und Odenwaldkreis in Hessen sowie der Vogtlandkreis in Sachsen.

In Österreich besteht ein FSME-Schwerpunkt in den östlichen Bundesländern. Das Bundesland Tirol überschritt erstmals im Jahr 2020 die Grenze zu einem Hochrisikogebiet laut WHO (mindestens fünf Fälle auf 100 000 Einwohner), im Gegensatz zu den übrigen Landesteilen, die vermutlich wegen der hohen Durchimpfungsraten unter dieser Grenze lagen. Naturherde gibt es seit jeher in Salzburg und Oberösterreich, an den Flussniederungen entlang der Donau von Passau bis Wien, ferner in Teilen von Kärnten, der Steiermark und des Burgenlandes, besonders entlang der slowenischen und ungarischen Grenze. Das Innviertel bis Salzburg, der Walgau in Vorarlberg und die Talgebiete Tirols, etwa das Inn- und das Zillertal, haben ein mäßig hohes FSME-Risiko. Eine detaillierte Karte, erstellt von der Virologin Judith Aberle, veröffentlichte die Wiener Zeitschrift *heute* (Scharfetter 2023).

In der Schweiz gibt es größere Naturherde vor allem in den Kantonen Schaffhausen, Winterthur, Zürich und Bern. Die italienische Schweiz ist weitgehend frei von FSME. Dennoch gilt seit 2019 die ganze Schweiz mit Ausnahme der Kantone Genf und Tessin als FSME-Risikogebiet. Das BAG veröffentlichte eine detaillierte Karte gemeldeter »Stichorte«, die aussieht wie ein Flickenteppich (BAG 2023).

Außer in Deutschland, Österreich und der Schweiz gibt es FSME-Risikogebiete in Russland, Weißrussland, Ukraine, den baltischen Staaten, Nordostpolen, Tschechien (vor allem südlich und westlich von Prag), der südlichen Slowakei, Ungarn, Slowenien und Südalbanien (ECDC 2022).

Tschechien und Litauen tragen zu etwa 40 Prozent der in Europa gemeldeten FSME-Fallzahlen bei. Die Gebiete mit dem höchsten individuellen Risiko liegen in Slowenien, Nordostpolen und den baltischen Staaten (Beauté 2018).

Erkrankungen nach Reisen in Risikoländer sind selten (RKI 2021).

Kleinere FSME-Risikogebiete gibt es in einigen Regionen Norwegens (Südküste, Tromøy), Schwedens (Södermanlands, Uppsala, Västmanlands) und Finnlands (hohes Risiko vor allem auf Åland). In Italien kam es zu einzelnen FSME-Erkrankungen in den Provin-

zen Belluno (Venetien), Udine (Friaul-Julisch Venetien) und Trient in Lagen unterhalb von 600 Metern (Rezza 2013).
In einigen Regionen Osteuropas, aber auch in Österreich und Deutschland wurden vereinzelt FSME-Übertragungen durch Genuss von Ziegenrohmilch beobachtet (Elbaz 2022).
Kein FSME-Risiko besteht auf der Iberischen Halbinsel, in Irland und Großbritannien, in den Beneluxländern, Dänemark (außer auf Bornholm), Frankreich, in weiten Teilen Italiens, im küstennahen Kroatien und Bulgarien, in Rumänien, Bosnien, Griechenland und in der Türkei (Beauté 2018).
Die Verbreitung der FSME von 2012 bis 2020 in Bezirken beziehungsweise Provinzen verschiedener europäischer Länder dokumentiert die ECDC (Heuverswyn 2023).

Die FSME ist nicht identisch mit der Borreliose

Die FSME wird oft mit der ebenfalls durch Zecken übertragenen Borreliose verwechselt. Letztere ist eine bakterielle Infektion, die in ganz Europa verbreitet ist. 1 von 750 bis 1000 Zeckenstichen führt zur Erkrankung, erkennbar an einer sich allmählich, über Tage bis Wochen ringförmig ausbreitenden Hautrötung *(Erythema migrans)*. Unbehandelt kann sie in seltenen Fällen zur Gelenk- und Herzmuskelentzündung sowie zu neurologischen Erkrankungen führen.
Die Borreliose ist mit Antibiotika heilbar, in fast allen Fällen kommt es jedoch auch ohne Behandlung zur Spontanheilung. Das Risiko für Folgeerkrankungen wird nach Expertenmeinung weit überschätzt. Borreliose boomt als Modediagnose bei allen möglichen Beschwerden. Das rührt daher, dass bis zu 20 Prozent der Bevölkerung Antikörper aufweisen.
Im Jahr 1998 wurde in den USA ein Borrelioseimpfstoff zugelassen, der für Bewohner in Hochrisikogebieten empfohlen war. Er wurde 2002 wieder vom Markt genommen, nachdem nach der Impfung mindestens 170 Fälle von rheumatischen Erkrankungen gemeldet worden waren. Verschiedene Hersteller arbeiten an Impfstoffen auf mRNA-Basis.

Die Vorbeugung und Behandlung von Zeckenstichen

In vielen Ratgebern ist zu lesen, man solle zur Verhinderung von Zeckenbissen lange Hosen, Socken, festes Schuhwerk und eventuell Kopfbedeckung tragen. Insbesondere im Sommer ist das nicht sehr realistisch.

Einen gewissen Schutz vor Zeckenbefall verleihen Repellents. Laut Stiftung Warentest haben folgende Mittel mit den chemischen Inhaltsstoffen Icaridin, PMD oder DEET eine sehr gute Wirkung: *Anti Brumm Zeckenstopp* (Icaridin und Citriodiol), *Autan Protection Plus* (Icaridin), *Soventol Protect Intensiv-Schutzspray zur Zeckenabwehr* (PMD) und *S-QUITOfree Insektenschutz Spray* (PMD) (StW 2017). Im Jahr 2022 wurde von der Schweizer Konsumentenschutz-Organisation FRC auch bei *Anti Brumm Naturel* auf Basis von Zitroneneukalyptusöl eine gute Wirkung für bis zu sechs Stunden festgestellt (Gatschet 2022).

Nach einem Zeckenstich wird das FSME-Virus innerhalb weniger Minuten mit dem Speichel der Zecke übertragen. Borrelien dagegen müssen erst aus dem Verdauungstrakt der Zecke zu den Speicheldrüsen wandern, sodass das Risiko einer Übertragung in den ersten 24 Stunden nach dem Stich gering ist. Das abendliche Absuchen nach Zecken ist von daher sinnvoll.

Zecken sollen möglichst schonend durch Abschaben mit einem Fingernagel, einer Scheckkarte oder einem stumpfen Messer oder auch mit einer Zeckenpinzette entfernt werden. Eine weitere Möglichkeit ist das Erfrieren mit einem Vereisungsspray. Quetschen sollte vermieden werden, da dadurch vermehrt Krankheitserreger in die Bissstelle gepresst werden. Sollte ein Teil des Mundwerkzeugs in der Haut verbleiben, ist das kein Problem – es wird nach einigen Tagen abgestoßen. Nach Entfernung der Zecke sollte man die Bissstelle mit Alkohol (60- oder höherprozentig), *Octenisept* oder einer Jodsalbe desinfizieren.

Die FSME-Impfstoffe

FSME-Impfstoffe enthalten abgetötete FSME-Viren, die auf Hühnerzellen angezüchtet wurden, außerdem Aluminiumhydroxid sowie Spuren von Antibiotika und Formaldehyd. Hühnereiallergiker können auch gegen FSME geimpft werden, allerdings vorsichtshalber in einem Krankenhaus, wenn sie schon einmal einen anaphylaktischen Schock hatten.
Zugelassene Impfstoffe sind (in Klammern jeweils der Aluminiumgehalt in Milligramm):

- *Encepur Erwachsene* (0,3–0,4) von Bavarian Nordic,
- *FSME-IMMUN Erwachsene* (0,35) von Pfizer.

Die Impfung muss dreimal innerhalb eines Jahres erfolgen: die erste Wiederholung nach ein bis drei Monaten und die zweite nach neun bis zwölf Monaten.
Nach drei Impfungen sind schwere FSME-Erkrankungen sehr selten und kommen praktisch nur noch vereinzelt bei älteren Menschen vor. Die Empfehlungen zu Auffrischungsimpfungen sind von Land zu Land sehr verschieden und liegen teilweise bei dreijährigen Intervallen. In der Schweiz sind Wiederholungsimpfungen nur noch alle zehn Jahre empfohlen (BAG 2024).

Der Impfschutz hält nach der Grundimmunisierung unabhängig vom Alter mindestens zehn Jahre an (Schelling 2023).

Mit einer Schnellimmunisierung kann innerhalb von vier Wochen ein Schutz aufgebaut werden. Bei *FSME-IMMUN* ist das Schema 0/14 Tage (dritte Teilimpfung nach fünf bis zwölf Monaten), bei *Encepur* 0/7/21 Tage (vierte Teilimpfung nach zwölf bis achtzehn Monaten). Auch viele Jahre nach der Grundimmunisierung lässt sich mit einer einzigen Auffrischungsimpfung der Schutz wiederherstellen (Bößenecker 2007).

Die FSME-Impfung bietet mehr als 95 Prozent der Geimpften einen Schutz. Sie wirkt auch gegen die asiatischen Virusstämme.

Die Bestimmung der FSME-Antikörper ist sinnvoll, wenn bei bis dato Ungeimpften eine Impfentscheidung ansteht. Sie zeigen eine durchgemachte Infektion und sichere Immunität an.
Bei Geimpften erübrigt sich die Untersuchung, denn Impfantikörper sind kein sicherer Beleg für eine Schutzwirkung: Gelegentlich werden FSME-Erkrankungen bei vollständig Geimpften beobachtet. 2020 gab es in Deutschland drei Enzephalitiserkrankungen trotz regulärer Impfung (RKI 2021).

Die Impfempfehlungen

Die STIKO empfiehlt die FSME-Schutzimpfung für Personen, die in Risikogebieten wohnen oder arbeiten und für die das Risiko eines Zeckenstichs besteht.
In Deutschland ist etwa ein Viertel der Bewohner von Risikogebieten geimpft. In Bayern lagen 2021 die Impfraten bei 22,3 Prozent, in Baden-Württemberg bei 18 Prozent, in Thüringen bei 30 Prozent und in Hessen bei 19 Prozent. Laut RKI hat »die Aufklärung über die Relevanz des Impfschutzes in den Risikogebieten hohe Priorität« (RKI 2022).
Da ein kleiner Teil der FSME-Erkrankten ihre Infektion außerhalb ihres Heimatkreises erwerben, schließt die STIKO in ihre Empfehlung auch Personen ein, die sich vorübergehend in Risikogebieten aufhalten: »Falls ein Aufenthalt in einem FSME-Endemiegebiet vorgesehen ist und sich ein Expositionsrisiko abzeichnet, ergibt sich eine Impfindikation.« (RKI 2024b)
Bedenkt man, wie kurz Urlauber einem Risiko ausgesetzt sind, so müsste eher formuliert werden: Ihr Risiko wird verschoben vom Erkrankungsrisiko zum Impfrisiko. Um an FSME zu erkranken, müsste ein Tourist durchschnittlich 10 000 Monate Wanderurlaub in einem Hochrisikogebiet machen (Süß 2008). 2020 gaben 14 (2 Prozent) der 712 FSME-Erkrankten an, die Infektion wahrscheinlich im Ausland erworben zu haben (RKI 2021).
Die Pharmaunternehmen verstehen es durch geschickte Medienarbeit, Angst zu schüren: »Zeckenbiss – Gewissensbiss« oder »Die Natur ist nicht nur unser Freund«, heißt es in der Werbung für

Encepur. In der subjektiven Wahrnehmung der Eltern stehen Zecken auf Rang 2 der Gefahrenliste (Höppe 2005). Ärzte werden zu »Zeckensymposien« eingeladen, die von Universitätskliniken zusammen mit den Impfstoffherstellern veranstaltet werden.
Die Firma Pfizer betreibt das viel besuchte Portal www.zecken.de mit beängstigenden Karten von Risikogebieten und Warnungen vor neuen FSME-Risikogebieten. GSK schreibt auf der Website www.impfen.de: »[...] auch im Herbst und Winter sind Zeckenstiche und Infektionen möglich.« Ärzte werden durch wissenschaftliche Veröffentlichungen geködert, etwa durch die Studie eines Pfizer-Beraters, der als Mitarbeiter des WHO-Zentrums für Reisegesundheit zur FSME-Impfung ab dem Alter von einem bis drei Jahren aufrief (Steffen 2019). Erwachsene und sogar Kinder auch außerhalb der Naturherde werden regelrecht »durchgeimpft«.
Das Schweizer Bundesamt für Gesundheit empfiehlt die Impfung allen Personen, die in einem Endemiegebiet wohnen oder sich zeitweise dort aufhalten. Sie bekommen die Impfung kostenlos. Etwa 30 Prozent der Schweizer Bevölkerung haben mindestens drei FSME-Impfungen erhalten. Seit 2015 dürfen in der Schweiz auch Apotheken die FSME-Impfung vornehmen.
Für die FSME-Impfung in der Schweiz kämpft die *Liga für Zeckenkranke Schweiz*. Sie ist Mitglied der Schweizerischen Gesundheitsligen-Konferenz und wird großzügig unterstützt von den beiden Impfstoffproduzenten Pfizer und GSK. Die Firmen betreiben unter der Adresse https://zecken-stich.ch im Teamwork eine Kampagne für die FSME-Impfung, die im Impressum vom Bundesamt für Gesundheit (BAG) ausdrücklich »begrüßt« wird.
In Österreich ist die Impfung »für alle in Österreich lebenden Personen« ab dem Alter von einem Jahr empfohlen. Die Krankenkassen gewähren einen Kostenzuschuss. Die Impfstoffhersteller führen schon seit Jahren eine äußerst intensive Impfkampagne durch, wodurch die Impfung nahezu nationalen Pflichtcharakter hat. Sie gehört zu Österreich »wie Mozartkugeln und Hofreitschule« (Reimon 2007). Jedes Jahr laufen Werbespots im Fernsehen, auf Werbeplakaten werden überdimensional große Zecken gezeigt, Kinder dürfen ohne FSME-Impfung nicht ins

Schullandheim mitfahren, und Impfkritiker werden öffentlich verunglimpft.
Als österreichische Ärzte die Notwendigkeit einer Auffrischungsimpfung alle drei Jahre anzweifelten und dem damaligen Impfstoffhersteller Immuno unterstellten, er wollte dadurch nur seinen Profit erhöhen, wurden sie von Immuno für den Fall, dass einer ihrer Patienten an FSME erkrankt, mit haftungsrechtlichen Konsequenzen bedroht (Mayrhofer 1997). Bei der jährlichen Zeckenschutz-Impfaktion arbeiten die Österreichische Apotheker- und die Österreichische Ärztekammer ungeniert mit den Profiteuren zusammen: der Pharmaindustrie, dem Großhandel und der ARGE Pharmazeutika. Die Website www.zecken.at wird von der Firma Pfizer ins Netz gestellt.
In Österreich sind 85 Prozent der Bevölkerung mindestens einmal und 64 Prozent mehrmals geimpft – darunter auch viele, die praktisch kein Erkrankungsrisiko haben, wie zum Beispiel notorische »Stadtpflanzen« oder Kinder. Nach Ansicht der Tiroler Gesellschaft für Allgemeinmedizin ist gerade bei Letzteren die Impfung entbehrlich (TGAM 2011).

Die Nebenwirkungen der FSME-Impfung

Nebenwirkungen kommen in den meisten Veröffentlichungen zur FSME nicht vor, auch nicht im Positionspapier der WHO (WHO 2011) und schon gar nicht in den offiziellen österreichischen Publikationen. FSME-Impfstoffe wurden jedoch in der Vergangenheit wiederholt wegen schlechter Verträglichkeit vom Markt genommen. Obwohl die »Zeckenimpfung« innerhalb Deutschlands eine untergeordnete Rolle spielt, nahm sie vor der Einführung der COVID-19-Impfung mit 13 Prozent aller Meldungen potenzieller Impfnebenwirkungen einen der vorderen Ränge ein. Von 2001 bis 2017 gingen beim *Paul-Ehrlich-Institut* 4317 Meldungen möglicher Störwirkungen ein, darunter 72 bleibende Schäden und mehr als 1100 Beschwerden, die zum Zeitpunkt der Meldung »nicht wiederhergestellt« waren. Unter den Verdachtsmeldungen waren auch schwere neurologische Erkrankungen wie

Lähmungen, Enzephalitis, Krampfanfälle oder Multiple Sklerose (MS). Dreizehn Todesfälle kamen zur Meldung, unter anderem wegen Lähmungen oder Herzversagen.
Die Datenbank des *arznei-telegramms* verzeichnete bis zum Juli 2024 mehr als 540 Berichte zu Nebenwirkungen nach FSME-Impfungen, darunter zahlreiche neurologische, autoimmune und auch lebensbedrohliche Erkrankungen.
Eine häufige Folge der FSME-Impfung sind Schmerzen und Schwellungen an der Impfstelle. Erwachsene klagen oft über Kopfschmerzen, Schwindel, Übelkeit oder Sehstörungen. Weitere häufige Allgemeinsymptome sind Appetitlosigkeit, Schlafstörungen, Erbrechen, Durchfall und Muskel- oder Gelenkschmerzen. Seltener ereignen sich allergische Reaktionen wie Hautausschlag, Asthma oder allergischer Schock (AT 2002). Der Hersteller des Impfstoffs *Encepur* empfiehlt deshalb eine Nachbeobachtungszeit von einer Stunde.
FSME-Impfstoffe stehen unter Verdacht, Schübe von Autoimmunerkrankungen auszulösen, auch etwa von Multipler Sklerose (Pfizer 2021). Beim Netzwerk gegenseitiger Information des *arznei-telegramms* gingen Berichte ein über Blutgefäß- (Vaskulitis) und Gelenkentzündungen, rheumatische Systemerkrankungen, Zuckerkrankheit, Herzmuskelentzündungen, Entzündungen der Regenbogenhaut im Auge und zahlreiche weitere Autoimmunkrankheiten.

Auffallend häufig werden im Zusammenhang mit der FSME-Impfung neurologische Reaktionen gemeldet.

Im Netzwerk des *arznei-telegramms* finden sich mehr als 100 Verdachtsmeldungen zu Sehstörungen, Augenmuskel- und Sehnervlähmungen, Gefühls- und Gangstörungen, aufsteigenden Lähmungen (Guillain-Barré-Syndrom), Krampfanfällen, Enzephalitis und Psychosen. Des Weiteren wurden 19 Fälle von Multipler Sklerose gemeldet.
Dem Meldesystem des *Paul-Ehrlich-Instituts* wurden von 2001 bis 2017 Hunderte neurologische Beschwerden und Erkrankungen mitgeteilt, darunter 78 Lähmungserkrankungen, 109 Fälle von En-

zephalitis, 372 Gefühlsstörungen, 38 Nervenentzündungen und 40 Fälle von MS. Außerdem wurden 13 Fälle der unheilbaren »Schlafkrankheit« Narkolepsie registriert. Weitere 4 Fälle dokumentiert eine wissenschaftliche Fallserie (Hidalgo 2016).

Die absolute Zahl und damit das tatsächliche Risiko solcher Störwirkungen ist unbekannt. Im Beipackzettel von *Encepur* ist zu lesen: »In Einzelfällen Erkrankungen des zentralen und peripheren Nervensystems, aufsteigende Lähmung bis zur Atemlähmung (Guillain-Barré-Syndrom). Nach heutigem Kenntnisstand kann nicht sicher ausgeschlossen werden, dass es bei Vorliegen einer Autoimmunerkrankung (zum Beispiel Multiple Sklerose oder Lupus erythematodes) oder bei einer entsprechenden genetischen Disposition in seltenen Fällen nach der Impfung zu einem Schub der Erkrankung kommen kann.«

Bei *FSME-IMMUN* liest sich die entsprechende Passage so: »Sehr selten Nervenentzündungen unterschiedlichen Schweregrades [...] in seltenen Fällen entzündliche Reaktion des Gehirns. Wie bei jeder Stimulation des Immunsystems ungünstige Beeinflussung einer Autoimmunerkrankung wie zum Beispiel Multiple Sklerose oder Iridozyklitis möglich.«

Zwischen 2001 und 2017 wurden dem *Paul-Ehrlich-Institut* 13 Todesfälle nach FSME-Impfungen gemeldet, verursacht durch Enzephalitis, Guillain-Barré-Syndrom, Herzmuskelentzündung und Bluterkrankungen. Dem *arznei-telegramm* wurden im gleichen Zeitraum 2 Todesfälle gemeldet: 1 Todesfall nach *Encepur* wurde laut Obduktionsergebnis auf eine möglicherweise impfbedingte Herzmuskelentzündung zurückgeführt. Ein weiterer Todesfall ereignete sich durch Suizid nach der zweiten Impfung mit *FSME-IMMUN*. Nach der ersten Impfung war es zum Auftreten von Depressionen gekommen (AT 2024).

Das Nutzen-Risiko-Verhältnis der FSME-Impfung ist unklar. Zwar nehmen die Erkrankungsfälle infolge der Impfung ab – in Österreich von geschätzten 300 bis 700 Fällen vor Beginn der Impfung auf 50 bis 100 Fälle in den letzten Jahren –, schwere Impfnebenwirkungen machen diesen Vorteil jedoch unter Umständen wieder wett. Es gibt bis heute keine einzige Studie, in der die Komplikationen der FSME-Impfung den Komplikationen durch FSME gegenübergestellt werden – zumindest wurde keine publiziert. Die Tiroler Gesellschaft für Allgemeinmedizin hat folgende Schätzung veröffentlicht: »Bei errechneten ca. 3 Millionen Impfdosen/Jahr ergeben sich etwa 3 tödliche neurologische Impf-Folgen. Dem stünden rein rechnerisch ohne FSME-Impfung jährlich ca. 7 Todesfälle durch die Erkrankung gegenüber.« (TGAM 2011)

Zusammenfassung

- Die FSME kommt nur in bestimmten geografischen Gebieten vor, sogenannten »Naturherden«. Auch dort führt ein Zeckenstich nur sehr selten zu einer schweren FSME-Erkrankung (Risiko 1:5000 bis 50000). FSME mit Todesfolge ist eine Rarität.
- Durch die Umdefinition von Risikogebieten wurde in Deutschland die Impfindikation ohne Not erheblich ausgeweitet. Auch Österreich ist nicht durchgehend Risikogebiet.
- Die FSME-Impfung ist vor allem für ältere Erwachsene zu erwägen, die in Hochrisikogebieten wohnen.
- Besonders gefährdete Bevölkerungsgruppen – Gärtner, Förster, Waldarbeiter, Landwirte – profitieren von der Impfung auch in Gebieten mit mäßig hohem Risiko.
- Die Grundimmunisierung besteht aus drei Spritzen innerhalb eines Jahres. Ein schnellstmöglicher Schutz wird erzielt durch zwei Impfungen mit *FSME-IMMUN* im Abstand von vierzehn Tagen.
- Auffrischungsimpfungen sind nach frühestens zehn Jahren notwendig.
- Alle verfügbaren FSME-Impfstoffe enthalten Aluminiumhydroxid.
- Die Nebenwirkungen der FSME-Impfung werden aus den öffentlichen Impfempfehlungen völlig ausgeblendet. Gemeldet werden auffallend viele und schwere allergische, autoimmune und neurologische Erkrankungen.
- Verlässliche Risikoberechnungen für Impfschäden im Vergleich zu Folgeschäden durch die FSME-Erkrankung fehlen.

Referenzen

AT (arznei-telegramm) (1995). Multiple Sklerose nach FSME-Impfung. *a-t, 3*, 32

AT (arznei-telegramm) (2002). Jetzt wieder ein FSME-Impfstoff für Kinder: Encepur Kinder. *a-t, 33*, 27

AT (arznei-telegramm) (2007). Zur FSME-Impfung. *a-t, 38*, 70

AT (arznei-telegramm) (2014). Frühsommer-Meningoenzephalitis. *a-t, 45*(36), 41 und *a-t 45*, 59–62

AT (arznei-telegramm) (2024). Netzwerk der gegenseitigen Information. Zugriff am 11. September 2024 unter https://www.arznei-telegramm.de/dbnetz/01xmed1.php3 (Bezahlschranke)

BAG (Bundesamt für Gesundheit und Eidgenössische Kommission für Impffragen) (2023). *Frühsommer-Meningoenzephalitis (FSME)*. Zugriff am 5. März 2024 unter https://www.bag.admin.ch/bag/de/home/krankheiten/krankheiten-im-ueberblick/fsme.html

BAG (Bundesamt für Gesundheit und Eidgenössische Kommission für Impffragen) (2024). *Schweizerischer Impfplan 2024*. Zugriff am 11. September 2024 unter https://www.bag.admin.ch/bag/de/home/gesund-leben/gesundheitsfoerderung-und-praevention/impfungen-prophylaxe/schweizerischer-impfplan.html

Beauté, J. et al. (2018). Tick-borne encephalitis in Europe, 2012 to 2016. *Eurosurv, 23*(45), 1800201, https://doi.org/10.2807/1560-7917.ES.2018.23.45.1800201

Bößenecker, W. (2007). Durch Zecken übertragene Krankheiten: FSME und Lyme-Borreliose. *Bayr Ärztebl, 4*, 182–186

ECDC (European Centre for Disease Prevention and Control) (2022). *Tick-borne encephalitis. Annual Epidemiological Report for 2020*. Stockholm, April 2022. Zugriff am 10. April 2024 unter https://www.ecdc.europa.eu/sites/default/files/documents/Tick-borne-encephalitis-annual-epidemiological-report-2022.pdf

Elbaz, M. et al. (2022). Systematic Review and Meta-analysis of Foodborne Tick-Borne Encephalitis, Europe, 1980–2021. *Emerg Infect Dis 28*(10), 1945–1954, https://doi.org/10.3201/eid2810.220498

Gatschet, R. (2022). *Diese Sprays schützen am besten vor Zecken. SRF Kassensturz vom 21. Juni 2022*. Zugriff am 11. September 2024 unter https://www.srf.ch/sendungen/kassensturz-espresso/tests/gesundheit/zeckenschutzmittel-im-test-diese-sprays-schuetzen-am-besten-vor-zecken

GBE (Gesundheitsberichterstattung des Bundes) (2007). *Sterbefälle 1980–1997*. Zugriff am 6. März 2024 unter http://www.gbe-bund.de

Heuverswyn, J. van et al. (2023). Spatiotemporal spread of tick-borne encephalitis in the EU/EEA, 2012 to 2020. *Euro Surveill, 28*(11), https://doi.org/10.2807/1560-7917.ES.2023.28.11.2200543

Hidalgo, H. et al. (2016). Post Tick-Borne Encephalitis Virus Vaccination Narcolepsy with Cataplexy. *Sleep, 39*(10), 1811–1814, https://doi.org/10.5665/sleep.6160

Höppe, P. et al. (2005). *Abschlussbericht des Forschungsvorhabens »Kind und Umwelt« – Teilprojekt »Umweltperzeption und reale Risiken«* (Bd. 12). Erlangen: Bayerisches Landesamt für Gesundheit und Lebensmittelsicherheit. Bd. 12, 2005. Zugriff am 3. April 2024 unter https://repository.publisso.de/resource/frl:3210247-1/data

Kaiser, R. et al. (2020). S1-Leitlinie Frühsommer-Meningoenzephalitis (FSME). 1. Januar. Zugriff am 6. März 2024 unter https://dgn.org/leitlinien/ll-030-035-fruehsommer-meningoenzephalitis-fsme-2020

Mayrhofer, F. (1997). FSME: Immuno setzt Ärzte unter Druck (Brief). *a-t*, *8*, 86

Pfizer (2021). *FSME-Immun. Fachinformation (Zusammenfassung der Merkmale des Arzneimittels).* Stand Juli 2021. Zugriff am 11. September 2024 unter https://labeling.pfizer.com/ShowLabeling.aspx?id=2390

Rabe, S. (2024). *FSME-Risikogebiete – weniger ist mehr? RKI vs. WHO* ... 8. März. Zugriff am 12. März 2024 unter https://www.impf-info.de/die-impfungen/fsme/311-fsme_who.html

Reimon, M. (2007). Wie gefährlich sind Zecken wirklich? *Der Standard*. 12. April. Zugriff am 6. März 2024 unter https://www.derstandard.at/consent/tcf/story/2839822/wie-gefaehrlich-sind-zecken-wirklich

Rezza, G. et al. (2015). Tick-borne encephalitis in north-east Italy: a 14-year retrospective study, January 2000 to December 2013. *Euro Surveill*, *20*(40), https://doi.org/10.2807/1560-7917.ES.2015.20.40.30034

RKI (Robert Koch-Institut) (2021). *Infektionsepidemiologisches Jahrbuch meldepflichtiger Krankheiten für 2020*. 1. März. Zugriff am 6. März 2024 unter https://www.rki.de/DE/Content/Infekt/Jahrbuch/Jahrbuch_2020.pdf?__blob=publicationFile

RKI (Robert Koch-Institut) (2022). RKI-Ratgeber Frühsommer-Meningoenzephalitis (FSME) und verwandte Virusenzephalitiden (TBE, tick-borne encephalitis*). Epid Bull*, *16*, 3–9

RKI (Robert Koch-Institut) (2024a). Anlage zum Epidemiologischen Bulletin 9/2024. *Epid Bull (Anlage), 1–14*, Zugriff am 5. März 2024 unter https://www.rki.de/DE/Content/Infekt/EpidBull/Archiv/2024/Ausgaben/09_24_Anlage.pdf?__blob=publicationFile

RKI (Robert Koch-Institut) (2024b). Frühsommer-Meningoenzephalitis (FSME) und verwandte Virusenzephalitiden (TBE, tick-borne encephalitis). *RKI-Ratgeber Stand 29. Februar 2024*. Zugriff am 6. März 2024 unter https://www.rki.de/DE/Content/Infekt/EpidBull/Merkblaetter/Ratgeber_FSME.html

Scharfetter, J. (2023). FSME-Alarm – Karte zeigt, wo Zeckengefahr am größten ist. *Heute*. 3. Juni. Zugriff am 5. März 2024 unter https://www.heute.at/s/life-gesundheit-fsme-alarm-karte-zeigt-wo-zeckengefahr-am-groessten-ist-100274549

Schelling, J. et al. (2023). Evidence for a 10-year TBE vaccine booster interval: an evaluation of current data. *Expert Review of Vaccines 23*(1), 226–236, https://doi.org/10.1080/14760584.2024.2311359

Steffen, R. (2019). Tick-borne encephalitis (TBE) in children in Europe: Epidemiology, clinical outcome and comparison of vaccination recommendations. *Ticks Tick Borne Dis*, *10*(1), 100–110, https://doi.org/10.1016/j.ttbdis.2018.08.003

StW (Stiftung Warentest) (2017). *Zecken und Mücken. Diese Mittel helfen gegen die Blutsauger. 14 Mittel gegen Zecken und Mücken 05/2017*. Zugriff am 2. Juni 2022 unter https://www.test.de/Mittel-gegen-Zecken-1672174-5172505

Süß, J. (2008). Tickborne encephalitis in Europe and beyond – the epidemological situation as of 2007. *Euro Surveill*, *13*(26), 18916, https://doi.org/10.2807/ese.13.26.18916-en

TGAM (Tiroler Gesellschaft für Allgemeinmedizin) (2011). FSME & FSME-Impfung. *TGAM-News April 2011*. Zugriff am 16. August 2023 unter https://www.tgam.at/userupload/editorupload/files/files/Forschung/Leitlinien/tgam_leitl_fsme_apr2011.pdf

WHO (World Health Organization) (2011). Tick borne encephalitis vaccines – Position paper. *WER*, *24*(86), 241–256

Reiseimpfungen

Immer mehr ältere Menschen fühlen sich gesund genug, um auch weitere und längere Reisen zu unternehmen. Bei außereuropäischen Reisezielen ist es für diese Gruppe besonders wichtig, sich über Erkrankungsrisiken zu informieren und darüber, wie man sich durch Verhaltensmaßnahmen oder Impfungen schützen kann.

Mehr als jeder zweite Reisende erkrankt während oder nach einem Aufenthalt in einem Schwellen- oder Entwicklungsland. Die häufigsten Beschwerden sind Durchfallerkrankungen, die meist gutartig, aber lästig sind. Ärztliche Hilfe ist ratsam bei Bettlägerigkeit, blutigem Stuhl und länger als drei Tage anhaltendem Fieber.

Das zweithäufigste Problem ist unklares Fieber. Oft lässt sich dafür keine Ursache finden, und es klingt von allein wieder ab. Zunehmend werden nach einem Aufenthalt in subtropischen oder tropischen Ländern Chikungunya- und Dengue-Erkrankungen diagnostiziert, die durch Stechmücken übertragen werden. Nach einer Afrikareise ist Malaria der häufigste Grund für Fieber.

Schwere oder lebensbedrohliche Gesundheitsstörungen bei Reisenden sind zum Glück sehr selten und meist durch vorbestehende Erkrankungen bedingt oder aber Folge von Unfällen (RKI 2022).

Den Hauptanteil an Reiseerkrankungen durch spezifische Erreger haben

- Denguefieber (2019: 1176 Fälle, vor allem nach Reisen durch Thailand, Indonesien, Brasilien und Indien),
- Malaria (999 Fälle),
- Lamblien-Diarrhö (1178 Fälle),
- Ruhr (302 Fälle),
- Chikungunya-Fieber (88 Fälle, vor allem erworben in Mittel- und Südamerika).

Die jährlich etwa 1000 gemeldeten Hepatitis-A-Erkrankungen haben ihren Gipfel nach Ende der Hauptreisesaison, beruhen also nur zum kleineren Teil auf dem Import aus Urlaubsländern.

Weniger Bedeutung haben Typhus (82), Brucellose (25), Paratyphus (30) und Cholera (3) – in Klammern jeweils die Meldungen in Deutschland im Jahr 2019 (RKI 2021).
Infektiöse Reiseerkrankungen werden hauptsächlich durch verseuchte Lebensmittel, unsauberes Trinkwasser oder Insektenstiche erworben. Hier setzt die Vorbeugung durch entsprechende Verhaltensmaßnahmen ein: Zu empfehlen sind bedeckende Kleidung, Moskitonetze und Einreiben mit Repellents gegen Moskitos. Beim Essen gilt die bekannte Vorsichtsmaßnahme »Cook it, peel it or leave it.« (»Koch es, schäl es oder lass es stehen.«) und das Meiden von nicht abgekochtem Trinkwasser und Eiswürfeln. Einen gewissen Effekt bei der Vorbeugung gegen Reisedurchfälle hat Bierhefe (zum Beispiel *Perenterol*).
In vielen tropischen Ländern sind diese Vorsichtsmaßnahmen jedoch nicht ausreichend. Vor allem darf die Malaria nicht unterschätzt werden, da insbesondere die Malaria tropica eine gefährliche Krankheit mit hoher Sterblichkeit ist und die Behandlung wegen der zunehmenden Resistenzen der Erreger immer schwieriger wird. Daher ist es empfehlenswert, sich in tropenmedizinischen Beratungsstellen genau über die Malariasituation im Reiseland zu informieren, möglichst detailliert entlang der geplanten Reiseroute. Eine wirksame medikamentöse Malariaprophylaxe ist nur durch schulmedizinische Arzneimittel möglich.
Des Weiteren sollte man mithilfe tropenmedizinischer Beratung überlegen, ob die eine oder andere Impfung angezeigt ist. Ein Impfschutz gegen Tetanus und Diphtherie ist für alle außereuropäischen Reiseländer zu empfehlen. Die Gelbfieberimpfung ist in Risikogebieten ein Muss. Weitere typische Reiseimpfungen richten sich gegen Hepatitis A, Japanische Enzephalitis, Tollwut, Meningokokken, Denguefieber, Chikungunya, Cholera und Typhus.
Bei vielen gesetzlichen Krankenkassen gehören Reiseimpfungen inzwischen zum Leistungskatalog, während Privatversicherungen Zurückhaltung üben.
Tropenmediziner sind meist kompromisslos pro Impfungen eingestellt. Sie fürchten die Verantwortung für Erkrankungen und

sichern sich für den Fall eines Impfschadens ab gegen Haftungsansprüche. Tropenmedizinische Fortbildungen werden in hohem Maß von Impfstoffherstellern gesponsert und bieten daher keine unabhängigen oder kritischen Informationen.

Im Prinzip muss sich der »Verbraucher« selbst um Auskünfte bemühen. Gute reisemedizinische Informationsquellen sind das Centrum für Reisemedizin mit tagesaktuellen Meldungen zu Tropenkrankheiten, Reiseimpfungen und Krankheitsausbrüchen in Reiseländern und die Deutsche Gesellschaft für Tropenmedizin, Reisemedizin und Globale Gesundheit e. V., vormals »Deutsche Tropenmedizinische Gesellschaft«. Detaillierte Informationen zu Malaria und Gelbfieber in allen Ländern der Erde finden sich auf der Website der US-amerikanischen Centers for Disease Control and Prevention.

Mindestens ebenso wichtig wie Impfungen sind folgende Vorsichtsmaßnahmen:

- Mückenschutz (Moskitonetz, Repellents),
- Vorsicht beim Essen und Trinken: nur Geschältes, Gekochtes und konfektionierte Getränke,
- Vorsicht vor Tieren wie Hunden oder Affen, da Tollwut in vielen Ländern noch verbreitet ist,
- gegebenenfalls (vor allem im tropischen Afrika) medikamentöse Malariaprophylaxe.

Hepatitis A

Es handelt sich um eine unangenehme und langwierige, aber gutartige Virusinfektion der Leber, die fäkal-oral übertragen wird, das heißt durch Verschlucken von infektiösem Stuhl oder damit verschmutztem Wasser. Dies geschieht entweder direkt von Mensch zu Mensch über kontaminierte Hände oder durch Trinkwasser und Nahrungsmittel. Mögliche Ansteckungsquellen sind Leitungswasser, Eiswürfel, rohe Muscheln und mit kontaminiertem Wasser gewaschene Gemüse, Obst (Datteln!) und Salate.
Die Erhitzung von Lebensmitteln oder Wasser auf 80 °C über mehr als eine Minute tötet das Hepatitis-A-Virus ab. Vorgebeugt werden kann der Infektion durch Befolgung der allgemeinen Ernährungsratschläge bei Tropenreisen (»Koch es, schäl es oder lass es stehen.«) und durch die Impfung.
Risikogebiete für Hepatitis A sind die Länder Afrikas, der indische Subkontinent sowie in geringerem Maße Mittel- und Südamerika, aber auch bestimmte Regionen in Süd- und Südosteuropa wie Rumänien oder die Türkei, die in Deutschland 40 Prozent aller »Importe« ausmacht.
Die Wahrscheinlichkeit für eine Infektion steigt mit der Reisedauer und bei Übernachtungen in Privathaushalten. Krankheitsausbrüche bei Städte- oder Pauschalreisen sind selten. Das Infektionsrisiko geht seit Jahren zurück und wird auf zwei Erkrankungsfälle unter 100 000 Reisenden geschätzt. In Deutschland werden jährlich 700 bis 1000, in Österreich 20 bis 70 und in der Schweiz etwa 60 Krankheitsfälle gemeldet.
Die Hepatitis beginnt mit allgemeinem Krankheitsgefühl, Fieber, Bauchschmerzen, Erbrechen und oft auch Durchfall. Nach wenigen Tagen kommt es zu einer spürbaren Leberschwellung und den typischen Symptomen der Gelbsucht (Ikterus): gelblich verfärbte Haut und Augenbindehaut, grauweiß entfärbter Stuhl und dunkelfarbiger Urin sowie oft ausgeprägter Juckreiz auf der Haut.
Eine Erkrankungsdauer von mehreren Wochen mit drastischer Gewichtsabnahme ist nichts Außergewöhnliches. Bei älteren Patienten mit vorgeschädigter Leber gibt es auch bedrohliche

Verläufe. Die Diagnose wird durch eine Blutuntersuchung gesichert.

Vor Fernreisen in Schwellen- und Entwicklungsländer ist die Impfung gegen Hepatitis A ratsam. Eine vorherige Testung auf bereits vorhandene Antikörper empfiehlt sich bei Personen, die schon Fernreisen unternommen haben. Die Impfung vermittelt innerhalb von zwei Wochen einen Schutz für etwa sechs Monate und kann daher auch kurz vor Reiseantritt erfolgen. Eine zweite Impfung schützt wahrscheinlich ein Leben lang.

Die verfügbaren Impfstoffe enthalten abgetötete Hepatitis-A-Viren. *Havrix* enthält als Wirkungsverstärker Aluminiumhydroxid, *Vaqta* Aluminiumhydroxyphosphat-Sulfat, eine besonders aggressive Substanz, die auch im HPV-Impfstoff *Gardasil 9* eingesetzt wird und für dessen schwere Nebenwirkungen mitverantwortlich gemacht wird. *Havrix* ist von diesem Aspekt her sicherer.

Die Impfung verursacht häufig Lokalreaktionen und Krankheitsgefühl. Allergische, neurologische oder immunologische Impfreaktionen sind sehr selten.

Tollwut

Tollwut ist eine praktisch immer tödlich endende Virusinfektion durch Biss oder Kratzer erkrankter Tiere. Überträger sind in den allermeisten Fällen Hunde, selten auch Füchse, Katzen, Affen oder Fledermäuse. Die wichtigste Vorsichtsmaßnahme ist Abstand zu Tieren, vor allem, wenn sie scheinbar zutraulich sind.
Europa, Nordamerika und Australien sind frei von Tollwut. Tollwut gibt es jedoch im Nahen und Mittleren Osten, in Süd- und Südostasien, Afrika und Mittel- und Lateinamerika. 1 von 250 Reisenden hat auf einer vierwöchigen Reise in diese Regionen einen potenziell gefährlichen Kontakt mit einem Tier, das Erkrankungsrisiko an Tollwut auf einer solchen Reise beträgt jedoch nur 1:5000000 (Wieten 2015, Bantjes 2022). Auf der Website der amerikanischen Gesundheitsbehörde CDC können die Tollwutsituation und die Verfügbarkeit von Impfstoff in den einzelnen Ländern abgefragt werden (CDC 2023).
Die Tollwutimpfung ist geeignet zur Vorbeugung und angezeigt vor Langzeitaufenthalten oder Abenteuerreisen in Afrika, Lateinamerika und vor allem Süd- und Südostasien. Im Handel sind zwei Impfstoffe, wobei *Verorab* (Sanofi) besser verträglich ist als *Rabipur* (Bavarian Nordic). Die Verfügbarkeit beider Impfstoffe ist nicht immer und überall gesichert.
Nach Empfehlung der WHO besteht die Grundimmunisierung aus zwei Injektionen innerhalb von sieben bis 28 Tagen in die Oberarmmuskulatur (WHO 2018). In der Schweiz ist dieses Schema Standard. Auch die Deutsche Gesellschaft für Tropenmedizin schließt sich dieser Empfehlung an, rät aber dem Impfarzt zur juristischen Absicherung durch eine Unterschrift des Patienten, da die STIKO – ebenso wie das österreichische Impfgremium – noch drei Impfungen empfiehlt (Tag 0, 7, 21–28). Laut Fachinformationen sind Tollwutimpfstoffe intramuskulär anzuwenden. Nach Angabe der WHO ist die Impfung auch mit einer geringeren Dosis (0,1 Milliliter) intrakutan, also in die Haut, möglich – ein in Deutschland nicht zugelassenes Verfahren.
Die Schutzwirkung beginnt zwei Wochen nach der zweiten Impfung und hält mindestens ein Jahr an. Danach sollte bei anhalten-

dem Risiko entweder eine Antikörperkontrolle oder eine Auffrischungsimpfung erfolgen. Nach einem Biss oder einer anderen möglichen Tollwutgefährdung ist zur Sicherheit eine einmalige Nachimpfung angeraten.

Bei Ungeimpften ist ein Impfschutz auch noch nach einem Tierbiss realisierbar. Dazu muss möglichst innerhalb von 24 Stunden eine Impfserie mit insgesamt vier Impfungen begonnen werden, bei einem blutigen Biss unterstützt durch die Gabe eines Tollwutimmunglobulins (RKI 2022b).

Die Impfung führt häufig zu Fieber und Krankheitsgefühl, sehr selten zu schweren allergischen oder neurologischen Impfreaktionen wie Nervenentzündungen, Hirnentzündung oder dem Guillain-Barré-Syndrom. Das sehr geringe Erkrankungsrisiko muss abgewogen werden gegen diese Nebenwirkungen.

Gelbfieber

Gelbfieber ist eine lebensbedrohliche Viruserkrankung, übertragen durch tagaktive tropische Stechmücken. Ein Risiko besteht vor allem bei Aufenthalt während der Regenzeit im tropischen Afrika und in den tropischen Regionen Südamerikas östlich der Andenkette (Brasilien, Kolumbien, Panama, Venezuela, Ecuador, Peru, Bolivien).

85 Prozent der Infizierten erkranken kaum merklich. Bei 15 Prozent kommt es zu einer schweren Erkrankung mit Gelbsucht, Eiweiß im Urin und Blutgerinnungsstörungen, in schweren Fällen innere Blutungen und Koma. Die Sterblichkeit durch Organversagen liegt bei 10 bis 20 Prozent. Im Alter ist das Risiko höher als bei jüngeren Menschen.

Die Impfung mit dem Lebendimpfstoff *Stamaril* ist in den Risikogebieten Afrikas Pflicht. Sie ist nur in einer zertifizierten Gelbfieberimpfstelle möglich. In Ländern mit nur gelegentlichem Gelbfiebervorkommen muss die eher schlecht verträgliche Impfung gegen das individuelle Erkrankungsrisiko abgewogen werden. Für Ungeimpfte, die sich mehr als zwei Wochen während der Regenzeit in einem Gelbfiebergebiet aufhalten, wird das Risiko einer schweren Erkrankung in Afrika auf 1:2000 und in Lateinamerika auf 1:20 000 geschätzt, das eines tödlichen Krankheitsverlaufs in Afrika auf 1:10 000 und in Lateinamerika auf 1:100 000 (Gershman und Staples 2024).

Für den Sofortschutz ist eine einmalige Impfung ausreichend. Eine Wiederholung der Impfung nach mindestens zehn Jahren ist derzeit empfohlen, aber in der Diskussion. Seit Einführung der Impfung gibt es kaum noch Gelbfiebererkrankungen bei Reisenden.

Die Gelbfieberimpfung ist schlecht verträglich. Sie kann in sehr seltenen Fällen (1:125 000 bis 1:330 000) schwere allergische und immunologische Nebenwirkungen hervorrufen: die Gelbfieber-Vakzine-assoziierte viszerale Erkrankung (YEL-AVD) und die Gelbfieber-Vakzine-assoziierte neurotrope Erkrankung (YEL-AND). Menschen im Alter von über 60 Jahren haben ein viermal höheres Risiko (RKI 2024). In der Fachinformation des Gelbfieberimpfstoffs heißt es: »[...] deshalb sollten Personen über 60 Jahre nur geimpft werden, wenn ein erhebliches und unvermeidbares Risiko einer Infektion mit dem Virus vorliegt.« Vermeidbar sind Reisen in Gelbfiebergebiete ohne Zweifel.

Japanische Enzephalitis

Es handelt sich um eine gefährliche Viruserkrankung des Nervensystems. Sie kommt nur in Süd- und Südostasien vor und wird durch nachtaktive Stechmücken übertragen. Diese gedeihen besonders in Gegenden mit Reisanbau und Schweinezuchtbetrieben. Detaillierte Angaben über die geografische Verbreitung machen die amerikanischen Gesundheitsbehörden (Hills 2024).

Das Risiko für Reisende ist extrem gering. Es wird von 1 schweren Infektion auf 1 000 000 Reisende ausgegangen (RKI 2024). Eine Schweizer Studie schätzte das Risiko für Asienreisende aus Europa sogar auf nur 1 : 13 000 000 (Hatz 2009).
Einen Schutz vor der Infektion bieten bedeckende Kleidung, Repellents und Mückennetze.

Ein erhöhtes Erkrankungsrisiko besteht bei längerem Aufenthalt (> zwei Monate) in ländlichen Regionen subtropischer und tropischer Länder während der Regenzeit oder gemäßigter Regionen während des Sommers.
Die allermeisten Infektionen verlaufen symptomlos oder mit unklarem Fieber. Etwa 1 Prozent der Infizierten entwickelt neurologische Beschwerden bis hin zu Krampfanfällen, Lähmungen und Koma. Nur etwa ein Drittel der Betroffenen wird wieder vollständig gesund, circa 20 Prozent sterben.
Der einzige verfügbare Impfstoff ist *Ixiaro*. Er enthält inaktivierte Viren und als Wirkverstärker Aluminiumhydroxid. Empfohlen sind zwei Injektionen im Abstand von vier Wochen. Eine Auffrischungsimpfung ist vor erneuter Exposition empfohlen, frühestens zwölf Monate nach der Grundimmunisierung.
Die Impfung erzeugt bei über 90 Prozent nachweisbare Antikörper. Es wird von einer Impfwirkung von 80 Prozent ausgegangen (Lau 2023).

Die Impfung ist ratsam bei einem längeren oder wiederholten Aufenthalt in ländlichen Gebieten mit Reisanbau während der Zeit der aktiven Übertragung (Regenzeit, Sommer).

Ein geringeres Infektionsrisiko besteht in den Monaten Dezember bis Mai, in höheren Lagen und gemäßigtem Klima. In touristisch erschlossenen oder städtischen Gebieten besteht praktisch keine Infektionsgefahr.

Das RKI empfiehlt die Impfung vor Aufenthalten in Endemiegebieten (Südostasien, weite Teile von Indien, Korea, Japan, China, Westpazifik, Nordaustralien) während der Übertragungszeit, insbesondere bei

- Reisen in aktuelle Ausbruchsgebiete,
- Langzeitaufenthalt (länger als vier Wochen),
- wiederholten Kurzzeitaufenthalten,
- voraussehbarem Aufenthalt in der Nähe von Reisfeldern und Schweinezucht (nicht auf ländliche Gebiete begrenzt).

Die Verträglichkeit der Impfung ist eher schlecht. Gerade bei älteren Menschen kommt es sehr häufig zu Lokalreaktionen, Kopfschmerzen und Müdigkeit.

Das Risiko schwerer unerwünschter Arzneimittelwirkungen liegt unter 0,13 Prozent (RKI 2020). Schwere neurologische Nebenwirkungen wie Krampfanfälle oder Enzephalitis werden in einer Häufigkeit von 1:100000 gemeldet (Rabe 2015). Das Nutzen-Risiko-Verhältnis der Impfung ist daher für die große Mehrzahl der Asienreisenden ungünstig.

Cholera

Cholera ist eine schwere Durchfallerkrankung in Ländern mit niedrigem Hygienestandard oder unter Katastrophenbedingungen. Sie ist vermeidbar durch Einhaltung hygienischer Vorsichtsmaßnahmen. Bei normalen Fernreisen besteht kein Ansteckungs- oder Erkrankungsrisiko.

Die orale Impfung mit *Dukoral* ist nur vor einem Aufenthalt in Katastrophengebieten mit Choleragefahr in Betracht zu ziehen.

Typhus

Typhus ist eine schwere hochfieberhafte Salmonellenerkrankung, übertragen durch unsauberes Wasser oder Speisen. Er geht im typischen Fall mit anhaltendem hohem Fieber, Benommenheit und Verstopfung oder Durchfall einher. Durch die Gabe von Antibiotika wird die Krankheitsdauer deutlich verkürzt, Komplikationen und tödliche Verläufe werden unwahrscheinlich.

Ein relevantes Infektionsrisiko besteht noch auf dem indischen Subkontinent. Bei Fernreisen in andere Regionen mit geringem Hygienestandard ist das Erkrankungsrisiko mit <1:100 000 sehr gering. Bei einer Reise von weniger als vier Wochen Dauer nach Lateinamerika, Südostasien oder ins tropische Afrika ist das Risiko vernachlässigbar (Suryapranata 2016).

Im Handel ist ein Schluckimpfstoff, in Deutschland unter dem Namen *Typhoral L*, in Österreich und der Schweiz als *Vivotif*. Außerdem gibt es den intramuskulären Impfstoff *Typhim Vi*. Alle Impfstoffe werden von Sanofi produziert. Wirksamkeitsstudien mit älteren Menschen und mit Reisenden liegen bisher nicht vor.

Die Schluckimpfstoffe enthalten abgeschwächte Lebendkeime. Sie haben eine vorübergehende relative Wirksamkeit von etwa 50 Prozent. Bei dem geringen Infektionsrisiko von Reisenden aus westlichen Ländern unterscheidet sich die absolute Wirksamkeit »nicht signifikant von null« (Hirschel 1985). Die Impfung kann zu Übelkeit, Erbrechen und Fieber führen

Der von der WHO empfohlene intramuskuläre Impfstoff *Typhim Vi* hat eine etwas bessere Wirkung, die allerdings auch nur bei unter 55-Jährigen untersucht ist (Milligan 2018). Wirkverstärker ist Aluminiumhydroxid. Der Inhaltsstoff Phenol ist toxisch. Häufig kommt es zu Beschwerden an der Impfstelle, Krankheitsgefühl, Kopfschmerzen und Fieber. Vereinzelt wurden allergische und neurologische Impfreaktionen registriert (WHO 2011, 2014).

Von beiden Impfstoffvarianten wird nur ein Teil der Typhussalmonellen abgedeckt. Resistente Bakterienstämme kommen unter anderem in Südafrika und Südostasien vor. Die Impfwirkung sinkt mit der Menge der aufgenommen Bakterien. Bei mehr als jedem fünften Reisenden mit einer Typhuserkrankung ist ein

Impfversagen dokumentiert (Baaten 2010). Das *arznei-telegramm* spricht von einem »dürftigen Nutzen« (AT 1996).

Die STIKO empfiehlt die Impfung vor Reisen in Endemiegebiete mit Aufenthalt unter schlechten hygienischen Bedingungen. Sie schreibt: »Da alle Typhusimpfungen nur einen begrenzten Schutz bieten, sollen alle Reisenden explizit auf die Einhaltung der hygienischen Vorsichtsmaßnahmen hingewiesen werden.« (RKI 2024)

Denguefieber

Denguefieber ist eine hoch fieberhafte Viruserkrankung, die durch die tagaktive ägyptische Tigermücke *Aedes aegyptii* übertragen wird und in allen subtropischen und tropischen Ländern vorkommt. Am stärksten betroffen sind Südostasien, Süd- und Mittelamerika sowie die westlichen Pazifikregionen. Mit Virusübertragung ist vor allem während der Regenzeit zu rechnen. Oberhalb von 1700 Metern Höhe kommen die übertragenden Mücken nicht vor. Zur Vorbeugung ist eine Mückenstichprophylaxe vor allem auch tagsüber empfohlen.

In den ersten zwei Jahrzehnten des neuen Jahrtausends haben sich die weltweiten Krankheitszahlen mehr als verzehnfacht. Gerade in Lateinamerika nehmen die Infektionszahlen rapide zu. Laut RKI wurden im Jahr 2023 »weltweit insgesamt >5 Millionen Fälle und >5000 Dengue-assoziierte Todesfälle aus 86 Ländern/ Regionen gemeldet« (RKI 2024).

Nur jeder vierte Infizierte entwickelt die typische Dengue-Krankheit mit hohem Fieber über mehrere Tage, starken Kopf- und Gliederschmerzen, Übelkeit und einem rötlichen Hautausschlag. Bei einer erneuten Infektion mit einem anderen der vier bekannten Virustypen kann es durch eine antikörpervermittelte Verstärkung (»ADE«) zu bedrohlichen Verläufen mit Schocksymptomen und Organversagen kommen. Das Risiko hierfür liegt bei 1 bis 5 Prozent.

Pro Reisemonat infiziert sich etwa 1 von 100 Reisenden in Risikogebieten. Schweres Denguefieber und dadurch bedingte Todesfälle sind bei Reisenden jedoch »sehr selten« (RKI 2024). In Deutschland gab es bei Reiserückkehrern vor der Coronapandemie jährlich zwischen 600 und 1200 Erkrankungen, wobei nur 0,3 Prozent einen schweren Verlauf hatten (AT 2023).

Seit 2023 ist in Europa der abgeschwächte Dengue-Lebendimpfstoff *Qdenga* (Hersteller: Takeda) zugelassen. Er muss zweimal im Abstand von mindestens drei Monaten subkutan geimpft werden. Die Wirkung von *Qdenga* ist unsicher und kurz (AT 2023). Bei Personen ohne Dengue-Erkrankung in der Vorgeschichte erhöht die Impfung möglicherweise das Komplikationsrisiko im Fall einer Infektion. Daher sollten sich nur Personen impfen lassen, die eine labordiagnostisch gesicherte Dengue-Virusinfektion durchgemacht haben, erneut in ein Dengue-Risikogebiet reisen und dort ein erhöhtes Expositionsrisiko haben (zum Beispiel längerer Aufenthalt, aktuelles Ausbruchsgeschehen; RKI 2024). *Qdenga* wurde bisher nicht an älteren Menschen, Schwangeren und chronisch Kranken geprüft.

Beschwerden an der Impfstelle sind häufig. In der zweiten Woche nach der Impfung kommt es oft zu Fieber, Kopf- und Gliederschmerzen oder Hautausschlag (»Impf-Dengue«). Die Symptome wurden in der Zulassungsstudie von 4 Prozent der Geimpften als »schwer« angegeben.

Chikungunya

Chikungunya ist eine fieberhafte Erkrankung durch Viren, die beim Stich der asiatischen Tigermücke oder der Gelbfiebermücke übertragen werden können. Verbreitungsgebiet sind das tropische Afrika, Süd- und Südostasien, Süd- und Mittelamerika sowie der Süden der USA. Einzelne Fälle gibt es in den letzten Jahren auch in Südeuropa: in Italien (Veneto, Toskana) seit 2007, in Frankreich (Rèunion) seit 2015 und in Spanien (Alicante) seit 2017. Ein bis zwölf Tage nach dem Stich kommt es zu Fieber und starken Schmerzen in Gelenken und Muskeln. Das Wort »Chikungunya« kommt aus der afrikanischen Sprache Chimakonde und bedeutet »der gekrümmt Gehende«, ein charakteristisches Symptom der Erkrankung. Nach ein bis zwei Wochen klingt das Fieber wieder ab. Bei 1 von 10 Erkrankten, vor allem bei älteren Menschen, bleiben die Gliederschmerzen über mehrere Monaten bestehen. Die Krankheit hinterlässt eine lebenslange Immunität.

Im Juni 2024 wurde in Europa der Chikungunya-Lebendimpfstoff *Ixchiq* (Valneva) für Erwachsene zugelassen. Nach einer einmaligen Impfung entwickelten in der Zulassungsstudie fast alle Geimpften hohe Antikörpertiter, die über zwei Jahre nachweisbar waren (PZ 2024). Inwiefern das einem tatsächlichen Schutz entspricht, ist noch unklar. Häufig kam es nach der Impfung zu Fieber, Müdigkeit, Muskel- und Kopfschmerzen. Schwerere Nebenwirkungen traten bei 1,5 Prozent der etwa 3000 Geimpften auf – darunter fünf Herzerkrankungen – im Vergleich zu 0,8 Prozent in der Placebogruppe (Schneider 2023).

Im Jahr 2024 wurde zudem ein Chikungunya-Totimpfstoff der Firma Bavarian Nordic ab dem Alter von 12 Jahren zugelassen. Auch bei diesem Impfstoff wurde der Anstieg von Antikörpern untersucht. Häufige Impfreaktionen waren Kopf- und Muskelschmerzen sowie Müdigkeit (Healio 2023).

Referenzen

AT (arznei-telegramm) (1996). Typhus: oral oder parenteral impfen? *a-t, 2*, 21

AT (arznei-telegramm) (2023). Dengue-Impfstoff Qdenga. *a-t, 54*(5), 37–38

Baaten, G.G. et al. (2010). Fecal-orally transmitted diseases among travelers are decreasing due to better hygienic standards at travel destination. *J Travel Med, 17*(5), 322–328, https://doi.org/10.1111/j.1708-8305.2010.00442.x

Bantjes, S.E. et al. (2022). Predictors of possible exposure to rabies in travellers: A case-control study. *Travel Med Infect Dis, 47*:102316, https://doi.org/10.1016/j.tmaid.2022.102316

CDC (Centers for Disease Control and Prevention) (2023). *Rabies Status: Assessment by Country.* 2. März 2023. Zugriff am 19. April 2024 unter https://www.cdc.gov/rabies/resources/countries-risk.html

Gershman, M. und Staples, J.E. (2024). *Yellow Fever. CDC Yellow Book 2024.* 1. Mai. Zugriff am 17. April 2024 unter https://wwwnc.cdc.gov/travel/yellowbook/2024/infections-diseases/yellow-fever#5302

Hatz, C. et al. (2009). Japanese encephalitis: defining risk incidence for travelers to endemic countries and vaccine prescribing from the UK and Switzerland. *J Travel Med 16*(3), 200–203, https://doi.org/10.1111/j.1708-8305.2009.00334.x

Healio (2023). *Bavarian Nordic's chikungunya vaccine candidate effective across age groups.* 17. Oktober. Zugriff am 11. September 2024 unter https://www.healio.com/news/infectious-disease/20231017/bavarian-nordics-chikungunya-vaccine-candidate-effective-across-age-groups

Hills, S. et al. (2024). *Japanese Encephalitis. CDC Yellow Book.* 28. November. Zugriff am 17. April 2024 unter https://wwwnc.cdc.gov/travel/yellowbook/2024/infections-diseases/japanese-encephalitis

Hirschel, B. et al. (1985). Inefficacy of the commercial live oral Ty 21a vaccine in the prevention of typhoid fever. *Eur J Clin Microbiol, 4*(3), 295–298, https://doi.org/10.1007/BF02013656

Lau, C.L. et al. (2023). A decision support tool for risk-benefit analysis of Japanese encephalitis vaccine in travellers. *J Travel Med, 30*(7), taad113, https://doi.org/10.1093/jtm/taad113

Milligan, R. et al. (2018). Vaccines for preventing typhoid fever. *Cochrane Database Syst Rev, 2018*(5), CD001261, https://doi.org/10.1002/14651858.CD001261.pub4

PZ (Pharmazeutische Zeitung) (2024). *Chikungunya – Zwei Impfstoffe in Sicht.* 11. März. Zugriff am 17. Juli 2024 unter https://www.pharmazeutische-zeitung.de/zwei-impfstoffe-in-sicht-146046

Rabe, I.B. et al. (2015). Adverse events following vaccination with an inactivated, Vero cell culture-derived Japanese encephalitis vaccine in the United States, 2009–2012. *Vaccine, 33*(5), 708–712, https://doi.org/10.1016/j.vaccine.2014.11.046

RKI (Robert Koch-Institut) (2020). *Schutzimpfung gegen Japanische Enzephalitis: Häufig gestellte Fragen und Antworten.* 30. April. Zugriff am 11. September 2024 unter https://www.rki.de/Sharedocs/FAQ/Impfen/JapanEnzephalitis/FAQ-Liste_JapanEnzephalitis_Impfen.html

RKI (Robert Koch-Institut) (2021). Reiseassoziierte Krankheiten 2020. *Epid Bull, 48*, 2–44

RKI (Robert Koch-Institut) (2022a). Empfehlungen der STIKO und der DTG zu Reiseimpfungen. *Epid Bull, 14*, 8–33. 7. April. Zugriff am 8. September 2024 unter https://www.rki.de/DE/Content/Infekt/EpidBull/Archiv/2022/14/Art_01.html

RKI (Robert Koch-Institut) (2022b): *Tollwut – RKI Ratgeber*. 29. September. Zugriff am 12. Juli 2024 unter https://www.rki.de/DE/Content/Infekt/EpidBull/Merkblaetter/Ratgeber_Tollwut.html

RKI (Robert Koch-Institut) (2024). *Epidemiologisches Bulletin. Empfehlungen der Ständigen Impfkommission (STIKO) und der Deutschen Gesellschaft für Tropenmedizin, Reisemedizin und Globale Gesundheit e. V. (DTG) zu Reiseimpfungen, 14*. Verfügbar unter https://www.rki.de/DE/Content/Infekt/EpidBull/Archiv/2024/Ausgaben/14_24.pdf?__blob=publicationFile

Schneider, M. et al. (2023). Safety and immunogenicity of a single-shot live-attenuated chikungunya vaccine: a double blind, multicentre, randomised, placebo-controlled, phase 3 trial. *Lancet, 401*(10394), 2138–2147, https://doi.org/10.1016/S0140-6736(23)00641-4

Suryapranata, F. S. T. et al. (2016). Low and declining attack rates of imported typhoid fever in the Netherlands 1997–2014, in spite of a restricted vaccination policy. *BMC Infect Dis, 16*(1), 731, https://doi.org/10.1186/s12879-016-2059-0

WHO (World Health Organization) (2011). *The immunological basis for immunization series: module 20: salmonella enterica serovar Typhi (typhoid) vaccines*. Oktober 2011. Zugriff am 19. April 2024 unter https://iris.who.int/handle/10665/44752

WHO (World Health Organization) (2014). *Observed rate of vaccine reactions. Typhoid vaccine*. April 2014. Zugriff am 19. Juni 2022 unter https://cdn.who.int/media/docs/default-source/pvg/global-vaccine-safety/typhoid-vaccine-rates-information-sheet.pdf?sfvrsn=706de51b_4&download=true

WHO (World Health Organization) (2018). Rabies vaccines: WHO position paper. *WER, 16*(93), 201–220

Wieten, R. W. et al. (2015). Risk of rabies exposure among travelers. *Neth J Med, 73*(5), 219–226

Tabellen

Tabelle 1: Verfügbare Impfstoffe gegen Tetanus, Diphtherie, Keuchhusten und Polio

Impfstoff	Tetanus	Diphtherie	Polio	Keuchhusten
Td-pur	×	×		
Revaxis	×	×	×	
Boostrix, Triaxis (A)	×	×		×
Boostrix Polio Repevax (D, A)	×	×	×	×

Tabelle 2: Gehalt an Aluminium (Al^{3+}) in Impfstoffen

Prevenar 13, Prevenar 20	0,125 mg
Vaqta (Aluminiumphosphatsulfat!)	0,225 mg
Havrix, Ixiaro	0,25 mg
Covaxis, Repevax	0,33 mg
Revaxis, Encepur, FSME-Immun	0,35 mg
Td-pur, Boostrix, Boostrix Polio	0,50 mg

Dr. Martin Hirte

Impfen Pro & Contra

Das Handbuch für die individuelle Impfentscheidung

Alles, was man über Impfungen wissen muss – komplett aktualisiert und überarbeitet

Dr. Martin Hirte, renommierter Facharzt für Kinderheilkunde, bietet mit diesem aufschlussreichen Ratgeber eine fundierte und praktische Orientierungshilfe bei der Impfentscheidung. Unter Einbeziehung der neuesten Forschungsergebnisse setzt er sich mit der Notwendigkeit und den Risiken von Impfungen auseinander. Anhand des umfassenden Überblicks über alle Impfmöglichkeiten kann man schnell und pragmatisch entscheiden, welche Impfungen man für sich selbst oder seine Kinder als sinnvoll erachtet. Der komplett aktualisierte Impfklassiker für Deutschland, Österreich und die Schweiz hilft jedem bei der persönlichen Impfentscheidung.

KNAUR
MENSSANA

Dr. Martin Hirte

Impfen kurz & praktisch

Nutzen, Risiken und Alternativen der Gebärmutterhalskrebs-Vorsorge

Kompaktausgabe des Bestsellers
»Impfen – Pro & Contra«

Impfen: ja oder nein? Immer häufiger wird die Notwendigkeit verschiedener Impfungen kritisch diskutiert. Dr. Martin Hirte, renommierter Facharzt für Kinderheilkunde, berät auf der Grundlage jahrelanger Erfahrung in diesem kompakten Ratgeber. Die Vor- und Nachteile der gängigsten Impfungen und deren Nebenwirkungen werden kurz und knapp besprochen. Den Eltern wird eine praktische Entscheidungshilfe an die Hand gegeben, die immer wieder zu Rate gezogen werden kann.

Franziska Rubin

Magic Midlife

Wie die zweite Halbzeit zur besten Ihres Lebens wird

»Mit Wind unter den Flügeln spürt
man die schmerzenden Knie nicht mehr.«
– Dr. med. Franziska Rubin

Die beliebte Ärztin und Spezialistin für Frauengesundheit weiß: Die Lebensmitte kann für Frauen zur besten Zeit ihres Lebens werden, denn noch nie waren sie erfahrener, selbstbewusster, mutiger und cooler als jetzt. Franziska Rubin erklärt, was Frauen brauchen, um noch einmal richtig durchstarten zu können: Dazu gehören die richtige innere Haltung, ein Grundwissen an vitaler Ernährung und Bewegung, eine gute Portion Lebensklugheit, Strategien für ein gesundes Selbstbewusstsein und natürlich Courage!

Es ist nie zu spät, gut auf sich zu achten und auf das eigene Herz zu hören – um endlich entspannt und glücklich so zu leben, wie wir es uns schon immer wünschen. Wenn nicht jetzt, wann dann?

KNAUR
MENSSANA